Rebekka Sommer

Miteinander im System

Psychiatrie Verlag

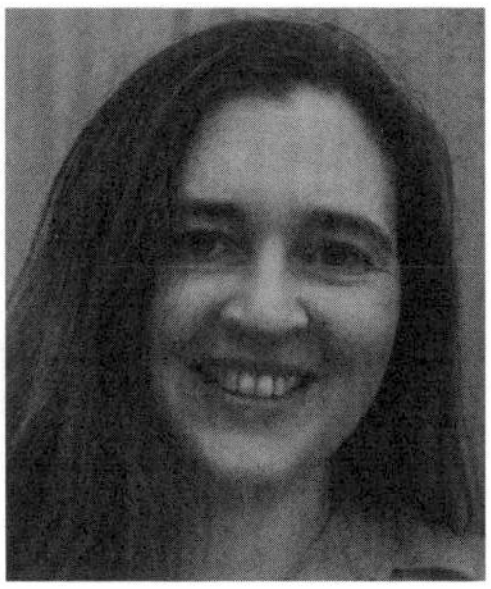

Rebekka Sommer hat Soziologie (B. A) und Soziale Arbeit (M. A.) studiert und arbeitet als Referentin für Öffentlichkeitsarbeit und Texterin mit Schwerpunkt auf Soziale Arbeit. Außerdem hat sie als Angehörige die Genesung einer (Tochter mit) Anorexie begleitet.

Rebekka Sommer

Miteinander im System

Zusammenarbeit mit Angehörigen in der Kinder- und Jugendpsychiatrie

Psychiatrie
Verlag

inklusive
Download-
material

Rebekka Sommer
Miteinander im System
Zusammenarbeit mit Angehörigen in der Kinder- und Jugendpsychiatrie

1. Auflage 2026
ISBN: 978-3-96605-323-5
ISBN E-Book (PDF): 978-3-96605-352-5

Bibliografische Information der Deutschen Nationalbibliothek
Die Deutsche Nationalbibliothek verzeichnet diese Publikation in der Deutschen Nationalbibliografie; detaillierte bibliografische Daten sind im Internet über https://portal.dnb.de abrufbar.

Psychiatrie Verlag GmbH
Ursulaplatz 1
50668 Köln
info@psychiatrie-verlag.de

Umschlagkonzeption und -gestaltung: Michael Schmitz, www.grafikschmitz.de, Arnbruck, unter Verwendung eines Bildes von Steve Johnson/unsplash.com
Lektorat: Lara Janssen, Leipzig

Illustrationen: Angela Fremmer, Piktom.de (Seiten 89, 91);
Josephine Mark, puvoproductions.com (S. 107)
Alle weiteren Illustrationen und sämtliche Porträts: Alle Rechte vorbehalten.

Satz: Alexander Klar, Jessen
Druck und Bindung: Zimmermann Druck, Balve

Inhalt

Abbildungsverzeichnis

Tabellenverzeichnis

Downloadmaterialien zum Buch finden Sie unter:
https://psychiatrie-verlag.de/product/miteinander-im-system/
Das Passwort für die Materialien finden Sie auf S. 105

1 Einleitung: Wo begegnen wir uns?

1.1 »Da sind sie, ›die‹ Eltern«

Annalena – eine Mutter erzählt

Frühling 2022, mitten in der Pandemie. Ich fahre im ICE quer durch Deutschland. Meine Tochter ist in einer kleinen Kinder- und Jugendpsychiatrie (KJP) untergebracht, die nicht auf ihr Krankheitsbild spezialisiert ist. Irgendwas fühlt sich da komisch an. Ich kann ihre Behandlung nicht nachvollziehen, habe außer den Hausregeln nichts Schriftliches bekommen und finde keine Gelegenheit, meine Fragen zu stellen. Die Familiengespräche wirken seltsam aggressiv. Ein Jahr später wird sich der Klinikleiter bei mir entschuldigen, dass Missverständnisse oder Fehler passiert sind und »etwas in der Gegenübertragung schiefgelaufen« sei, also vielleicht jemand frühere Erfahrungen oder schlicht Vorurteile auf mich übertragen hat.
Doch jetzt ist nur wichtig, dass meine Tochter ihren Bezugsmitarbeiter mag und wir nicht länger allein mit der Krankheit sind. Ich halte mich mit Fragen zurück, um nicht zu nerven – schließlich arbeiten die Mitarbeiterinnen und Mitarbeiter der Klinik seit Beginn der Pandemie durch, während Büromenschen wie ich ihre Kurzarbeit nutzen, um Balkone und Gärten aufzuhübschen. Ich möchte aufatmen, Freunde besuchen, deshalb sitze ich im Zug. Meine Sitznachbarin spricht am Telefon lautstark über die Inhalte ihrer Therapie. Wenn es besonders intim wird, murmeln andere Fahrgäste irritiert. Hinter uns entspannt sich ein Gespräch über ähnliche Themen, eine der Reisenden ist Pädagogin in einer großen Kinder- und Jugendpsychiatrie. Und irgendwann sagt sie den Satz, der mir bis heute nachhängt: »Die Eltern wissen ja heute nicht mehr, wie sie mit ihren Kindern umgehen sollen, weil sie am liebsten alles in einem Erziehungsratgeber nachlesen wollen.«
BÄM. Da sind sie, »die« Eltern. Die Helikopter, die Widerständigen, die Unsicheren. Die, die besser erst mal einen Elternführerschein gemacht hätten, und die man vermeintlich »einbeziehen«, aufklären und motivieren muss, etwas bei sich zu verändern. Auch, wenn man sich gegenseitig nicht kennt und – Hand aufs Herz – in einer Klinik oft nicht die Zeit hat, sich kennenzulernen. Aber es sind auch die, die das Kind anruft, wenn es sich in der Klinik unverstanden fühlt. Und die auch dann noch verantwortlich bleiben, wenn die Helfer sich längst anderen Fällen zugewandt haben.

Inzwischen kenne ich viele Eltern, die ähnliches erlebt haben, wie ich. Darunter einige, die sich wundern: Wieso erklärt ein Therapeut meiner Zwölfjährigen, dass sie keine Essstörung habe, obwohl er sie erst zweimal gesehen hat? Und warum reagiert er patzig, wenn ich sage, dass ich als Mutter bei dem Gespräch gern dabei gewesen wäre? Wie kommen Mitarbeiterinnen und Mitarbeiter des Jugendamts auf die Idee, mir psychiatrische Diagnosen zu stellen, obwohl es doch eigentlich mal darum ging, dass mein Sohn mit Autismus eine Schule besuchen kann? Warum steht im Arztbericht meiner Tochter »keine Vorerkrankungen«, wieso hat mich keiner gefragt? Liegt es an mir? Mache ich was falsch? Ist es, weil ich alleinerziehend, lesbisch oder nicht deutsch bin? Werde ich ausgeklammert, weil ich selbst psychisch krank bin und mein Kind in einem Heim lebt? Oder weil ich durch das lange Warten auf Hilfe inzwischen selbst ziemlich am Anschlag bin und man das spürt?

Wenn Kinder oder Jugendliche in einer Krise stecken oder sich eine psychische Erkrankung anbahnt, sind es oft Eltern, die ein ungutes Bauchgefühl haben und rätseln: Was passiert hier gerade? Ist das noch normal? Wie verhalten wir uns richtig? Wenn der Sohn bei geschlossenen Rollläden im Zimmer sitzt und sagt, er wolle sterben, wenn die Tochter immer dünner wird und statt ihrer Lieblingsbücher die Körperwaage mit im Urlaubsgepäck hat – dann ist ein guter, erster Reflex, sich professionelle Unterstützung zu suchen. Und die gibt es auch. Zwar nicht gerade jetzt, aber vielleicht in einem halben Jahr.

Die Wartelisten therapeutischer Praxen sind lang. An Klinik denkt man erst mal nicht. Die nimmt auch kurzfristig nur Notfälle – also die Söhne, die sich den Arm schon aufgeschlitzt, die Töchter, die bereits lebensbedrohlich viel Gewicht verloren haben. Social-Media-Plattformen wie TikTok und Instagram sind voll von Recovery-Kanälen, auf denen die Kids sich gegenseitig darüber aufklären, wie Heilung gelingt. Ausgeklügelte Präventionstage an Schulen bepacken Zwölfjährige mit Wissen darüber, wie sich Sucht, Depression oder Essstörungen äußern und dass man sich lieber professionelle Hilfe suchen soll, statt auf TikTok zu gucken. Doch wer an den Tagen schwänzt, weil er die peinlichen Blicke der Freundin vermeiden will, deren Papa gesagt hat, Depression sei bloß erfunden oder Borderliner wollten sich wichtig machen, steckt wahrscheinlich schon mittendrin in der Erkrankung. Dann sind nicht Zwölfjährige gefragt, sondern Erwachsene, und zwar möglichst gemeinsam.

1.2 Warum Sie dieses Buch lesen sollten

Wer dieses Buch in den Händen hält, fragt sich vielleicht: Warum soll ich als Fachperson ausgerechnet die Ratschläge einer mitbetroffenen Mutter lesen? Darauf gibt es viele Antworten. Eine ist, dass es schon ausreichend Bücher gibt, in denen Profis über Familien oder Angehörige sprechen. Dieses Buch will die Perspektive nicht einfach nur umdrehen, sondern die Frage stellen: Was können wir voneinander lernen und füreinander tun? Hierfür werden die Perspektiven von drei Seiten aufgegriffen: Eltern, Fachkräften und Betroffenen.

Das Buch versteht sich nicht als wissenschaftliche Publikation, sondern als fachjournalistische Arbeit. Anstelle von objektivierbaren Daten stehen subjektive Erlebnisse im Zentrum. Diese sind von verschiedenen Haltungen gerahmt, die zum Nachdenken und Diskutieren anregen sollen.

Fast alle der befragten Eltern sind Mütter, und fast alle arbeiten in sozialen und helfenden Berufsfeldern der Pädagogik, Sozialen Arbeit, Therapie oder Pflege. Das kann als Verzerrung wirken, bietet aber auch einen besonderen Reiz: Sie alle bringen ein grundsätzliches Wissen über Kommunikation und Wahrnehmung mit und haben oft schon selbst unklare Situationen mit den Angehörigen ihrer Adressat*innen erlebt. Mit der neuen Erfahrung, selbst Angehörige zu sein, bewerten sie diese nun teilweise neu. Wenn man bedenkt, dass rund ein Drittel aller berufstätigen Frauen in Gesundheits- und Sozialwesen, Lehre und Erziehung arbeiten (Statistisches Bundesamt, 2025), und gleichzeitig annimmt, dass in der Kinder- und Jugendpsychiatrie häufig die Mütter mit Fachkräften kommunizieren, ist die Zielgruppe möglicherweise einen eigenen Blick wert.

Von diesen Verzerrungen abgesehen beleuchtet das Buch aus möglichst vielen Blickwinkeln das Zusammenspiel der Erwachsenen, wenn Kinder und Jugendliche psychisch erkranken. Es geht um das, was die jeweils Beteiligten fühlen und denken, als hilfreich oder störend erleben. Die verschiedenen Sichtweisen werden bewusst nicht wertend eingeordnet: Fachkräfte kommentieren nicht, was Eltern sagen, Eltern nicht, was Fachkräfte sagen. Jede Perspektive soll ihre eigene Logik entfalten können. Aussagen bleiben auch dann stehen, wenn ihre wissenschaftliche Evidenz fraglich ist. Es geht nicht um »Wahrheit«. Vielmehr soll eine Perspektivenvielfalt gezeigt werden, die es in der Realität ebenfalls gibt und die – gerade in schwierigen Lebenssituationen – sehr schwer auszuhalten sein kann. Die Lesenden sind eingeladen, sich selbst zu positionieren.

Allerdings wurde manchmal zirkulär gearbeitet. Das heißt: Ein von einer interviewten Person aufgeworfenes Problem wurde an eine andere Interviewperson weitergegeben. Die Gespräche wurden meist leitfadengestützt geführt, aber mit

leicht veränderten Fragen, denn diese entwickelten sich im Laufe der Recherche weiter. Wenn Interviewpersonen schnell und ausführlich ins Erzählen kamen, wurden die Fragen nicht vollständig »abgehakt«. Vielmehr ging es darum, das jeweilige Gegenüber seinen eigenen Sinnhorizont entfalten zu lassen.
Sie finden in diesem Buch keinen abgeschlossenen (Fach-)Diskurs und keine konkreten Anleitungen. Es ist eine Einladung, sich in die Lebenswelten anderer hineinzubegeben – ohne direkt Antworten und Lösungen anbieten zu können. Sie können beim Lesen Perspektiven entdecken, auf die Sie gern reagieren oder die Sie gern korrigieren möchten. Um das zu ermöglichen, gibt es am Ende einiger Kapitel Impulse oder Übungen, die Sie entweder allein, in Teambesprechungen, bei Supervisionstagen oder gemeinsam mit Eltern nutzen können. Die Impulse und Übungen wurden häufig gemeinsam mit den Interviewten entwickelt, aber nicht ausführlich getestet. Die Übungen und Arbeitshilfen finden Sie zusätzlich im **Downloadbereich** des Buchs.
Melden Sie sich gerne mit einem Feedback, was für Sie hilfreich ist oder wie es von Ihnen weiterentwickelt wurde. Dies gilt natürlich auch, wenn Sie merken, dass Sie nach dem Lesen des Buches mehr Fragen haben als vorher. Damit wären Sie übrigens in einer Situation, die viele Eltern psychisch kranker Kinder und Jugendlicher sehr gut kennen: Manchmal bleiben aus einer Zusammenarbeit Dinge zurück, die verwirrend und unklar sind. Das muss ausgehalten werden. Und oft füllen wir unsere Wissenslücken mit Deutungen, die immer auch falsch sein können.

1.3 Wie das Buch entstand

Das Buch basiert auf Gesprächen mit sieben betroffenen Jugendlichen, die mittlerweile größtenteils erwachsen sind, zwölf mitbetroffenen Müttern, einem Vater und einem Bruder sowie siebzehn Fachkräften aus der Kinder- und Jugendpsychiatrie, Sozialen Arbeit und Erwachsenenpsychiatrie. Die Gespräche fanden überwiegend 2024 statt, häufig zu zweit, manchmal aber auch mit mehreren Personen. Sie wurden in der Regel aufgezeichnet, transkribiert und die daraus entstandenen Texte von den Interviewten autorisiert, also korrigiert und freigegeben.
Manche der Interviewten sprechen aus Doppel- oder Dreifachperspektiven: etwa als Angehörige, Fachkräfte und als (ehemals) Betroffene einer psychischen Krise oder eines Psychiatrieaufenthalts. Neun Angehörige und Betroffene berichten von Erfahrungen mit Anorexia nervosa, sechs von Borderline, auch Suchterkrankungen, Depression oder Psychosen kommen vor. Drei der Interviewten haben eine komplexe posttraumatische Belastungsstörung.

Die Auswahl der Interviewten ergab sich oft aus dem Prozess heraus. Es ging nicht darum, eine repräsentative Stichprobe abzubilden. Vielmehr um die Frage: Wer hat Interesse am Thema und bringt noch eine ergänzende, kontrastierende oder weiterführende Perspektive ein? Die ersten Kontakte entstanden durch Anfragen im persönlichen Netzwerk der Autorin, ergänzt durch Anfragen an Selbsthilfegruppen, Aus- und Weiterbildungseinrichtungen sowie berufliche Vereinigungen von Fachkräften in therapeutischen oder psychiatrischen Berufen. Wenn eine Perspektive dominierte oder zu fehlen schien, wurde gezielt ein Ausgleich gesucht – also etwa jemand, der in einem Kontext besonders gute Erfahrungen gemacht hatte, nachdem mehrere Interviewte von besonders schlechten Erfahrungen erzählt hatten. Wenn sich im Lauf der Recherche relevante Aspekte auftaten, wurde gezielt dazu nach Interviewpersonen gesucht. Etwa zu Traumaarbeit, Partizipation oder Trialog.

Manche Aussagen klingen zugespitzt, provokativ, irritierend oder verletzt. In Absprache mit den Interviewten wurden diese Sätze nach Möglichkeit bewusst wörtlich stehen gelassen oder nur marginal »entschärft« und verändert, aber oft anonymisiert. Damit soll nicht skandalisiert, sondern aufgezeigt werden, was oft zwischen den Zeilen verschwände: Wenn Fachkräfte über Eltern sprechen, schwingt oft Irritation, Frust, Erschöpfung, Respekt und Erstaunen mit. Manches, was sie sagen, klingt widersprüchlich, wenn es erst einmal aufgeschrieben ist, hier und da sogar unpassend zu dem positiven Gesundheitsverständnis, das wir heute eigentlich haben (wollen). Umgekehrt schwingt in den Aussagen von Eltern Hilflosigkeit, Ohnmacht, Enttäuschung, Hoffnung und Dankbarkeit mit. Die Annahme ist, dass das weniger über den Einzelfall aussagt als vielmehr über die strukturellen Bedingungen der Fachkräfte-Eltern-Zusammenarbeit in der Kinder- und Jugendpsychiatrie sowie über hohe Erwartungen an die eigene Professionalität. Eine Fachkraft zog sich aus der Autorisierung ihrer Zitate zurück, weil ihr die Auseinandersetzung als zu kritisch erschien. Eine andere Fachkraft erkannte sich in den entstandenen Texten nicht wieder. In Absprache mit ihnen wurden Zitate anonymisiert, die zum Verständnis bestimmter Situationen besonders hilfreich erscheinen.

Folgende Namen in diesem Buch sind zum Schutz persönlicher Daten Pseudonyme: Annalena, Anne Mayer, Annika, Aurelia Langhans, Benni, Frau C., Frau W., Julia, Leonie Kindle, Yuri, Martina, Mira, Sarah, Stella, Tabea, Tom, Vanessa. Auch eine Person, die Zeichnungen beisteuerte, möchte anonym bleiben.

Ich, die Autorin, bin selbst Mutter einer inzwischen genesenen Jugendlichen, die an Anorexia nervosa erkrankt war. In der Zusammenarbeit mit Fachkräften habe ich zuletzt viel Gutes erlebt, aber vor allem zu Beginn auch einiges, was schwer verdaulich war. Auch mein Erleben ist an einigen Stellen in dieses Buch eingeflossen. Jedes Kapitel untersucht einen der möglichen Gründe, der zu dem beigetragen haben könnte, was bei uns schwierig war, ohne es abschließend klar sagen zu können. Schon als

Jugendliche – und später in meinem Studium der Soziologie und Sozialen Arbeit – hat mich immer wieder ein Widerspruch fasziniert: »Wann und warum scheitert, verletzt oder enttäuscht Hilfe, obwohl alle das Beste wollen?« Erklärungen wie »Es ist komplex« oder »Es muss menschlich passen« haben mich nie hinreichend überzeugt. Ich habe insofern gezielt auch nach schlechten Erfahrungen gefragt. Diese Arbeit spiegelt somit nicht die Mehrheit der Erwachsenenbeziehungen in der Kinder- und Jugendpsychiatrie wider, sondern will für Schwachstellen und kritische Momente sensibilisieren und zeigen, was hilft, anschließend wieder zusammenzukommen.

1.4 Was Sie in dem Buch erwartet

Die meisten Kapitel beginnen mit Erfahrungsberichten von Eltern. Manche haben einen klaren Bezug zum Thema des Kapitels, andere nicht oder man findet ihn erst, wenn man länger darüber nachdenkt. Der Grund ist, dass die Erfahrungsberichte zuerst da waren. Sie zu schreiben oder davon zu erzählen, hatte für viele der Eltern eine entlastende Funktion. Es geht also weniger um die Dramaturgie, sondern darum, diesen Erfahrungen einen Raum zu geben.
Auf die Erfahrungsberichte folgen Fachartikel bzw. Features, die meist mehrere Perspektiven auf ein Thema zusammenbringen. Außerdem gibt es Interviews, die meist mit Fachkräften geführt wurden. Ein Kapitel beinhaltet drei Interviews mit (ehemals) betroffenen Jugendlichen, die darüber sprechen, wie sie die Auseinandersetzung der Erwachsenen miteinander und mit ihren Erkrankungen wahrnahmen. Eine Besonderheit sind zwei Gespräche zwischen jeweils zwei Personen. Diese wurden nur leicht sprachlich geglättet, aber ansonsten im O-Ton dargestellt. Eine wissenschaftliche Autorin steuerte außerdem einen Fachbeitrag bei.
Am Ende vieler Kapitel finden Sie Übungen und Impulse. Diese sind im kreativen Austausch mit interviewten Betroffenen, Eltern und Fachkräften entstanden oder wurden anhand von Interviewpassagen erstellt, die jeweils um ein ähnliches Problem oder Thema kreisten. Die Idee ist, echte Erfahrungen als Lernmöglichkeit zur Verfügung zu stellen. Zudem fließen hier Erfahrungen ein, von denen die Interviewten sagten, sie hätten sie erst rückblickend sortieren und benennen können. Sich damit auseinanderzusetzen, könnte also eine Chance sein, Dinge zu hören, die im Behandlungssetting oft ungesagt bleiben.
Die meisten Übungen richten sich an Teams, die sich für die Zusammenarbeit mit Familien sensibilisieren möchten. Es wäre wünschenswert, wenn möglichst viele Berufsgruppen (einschließlich Verwaltungskräften und Leitung) gemeinsam daran arbeiteten. Einige Übungen können Sie aber auch einzeln für sich bearbeiten.

1.5 Wie Sie das Buch lesen können

1. **Denken Sie an die Positive-Negative-Ratio**
   Starke Emotionen wie Schuld, Scham oder das Gefühl, nicht verstanden zu werden, wirken intensiver und bleiben länger im Gedächtnis als positive Erfahrungen. Unser Gehirn ist evolutionär darauf programmiert, Gefahren und negative Eindrücke stärker zu gewichten. Das können Sie beim Lesen spüren, wenn eigene, belastende Erfahrungen berührt werden. Vielleicht lesen Sie hier etwas, das Ihnen auch hätte passieren können. Oder Sie merken, dass Sie andere Fachkräfte gern entschuldigen oder verteidigen würden. Nehmen Sie sich Zeit, Ihre Gefühle wahrzunehmen. Und richten Sie Ihren Blick bewusst auch auf das, was als hilfreich, freundlich oder klärend beschrieben wird.

2. **Achten Sie auf Ihre Assoziationen zu Schuld und Verantwortung**
   Schuldgefühle entstehen oft dort, wo unklar ist, wer wofür Verantwortung trägt – oder wenn jemand Verantwortung übernimmt, die eigentlich nicht die eigene ist. Wenn Sie beim Lesen Unbehagen spüren, kann es hilfreich sein, einen Moment innezuhalten und zu prüfen, woher diese Gefühle kommen. Einige Interviewte berichten, dass Fachkräfte erschrocken wirkten, wenn sie damit konfrontiert wurden, unbeabsichtigt verletzende Dinge gesagt zu haben. Andere berichten von Abwehr. Nehmen Sie solche Reaktionen als Hinweise auf eigene innere Prozesse ernst. Sie können helfen, zwischen persönlicher Betroffenheit und den Erfahrungen der Interviewten zu unterscheiden und Verantwortung dort zu verorten, wo sie tatsächlich liegt.

3. **Verstehen Sie Beispiele als Beispiele**
   Alle Berichte in diesem Buch sind einzelne Erfahrungen, keine allgemeingültigen Wahrheiten. Sie können dazu anregen, eigene Sichtweisen zu hinterfragen oder neue Perspektiven zu entdecken. Manche Leserinnen und Leser werden sich darin wiederfinden, andere nicht.

4. **Begreifen Sie Angebote für Angehörige als erfolgreich, wenn sie existieren, nicht wenn sie perfekt sind**
   Angebote für Angehörige gelten in diesem Buch bereits dann als »erfolgreich«, wenn sie existieren – auch wenn sie (noch) nicht optimal ausgelastet oder bekannt sind oder wenn sie noch verbessert werden könnten. Nutzen Sie die beschriebenen Wünsche in diesem Buch als Grundlage, um Angehörige bestmöglich darüber zu informieren, was sie bei solchen Angeboten erwartet und was von ihnen erwartet wird und was nicht. Diese Offenheit und Transparenz kann in schwierigen Lebenssituationen sehr entlastend sein.

5. **Ermöglichen Sie Familien die Rückkehr ins System**
Auch, wenn es paradox klingt: Überlegen Sie beim Lesen, was Familien helfen könnte, nach einer ersten Erfahrung im KJP-System wieder zurückzukehren – eventuell auch an anderer Stelle. In vielen Fällen folgt auf einen stationären Aufenthalt mindestens eine ambulante Therapie und die bisherigen Erfahrungen wirken nach, auch in die Öffentlichkeit.

6. **Erkennen Sie lösungs- vs. prozessorientiertes Denken**
Achten Sie beim Lesen darauf, wo lösungsorientiert oder prozessorientiert gedacht und gearbeitet wird. Wie wirkt beides auf Betroffene, Eltern und Fachkräfte? Was wird wann gebraucht? Was sind die jeweiligen Vor- und Nachteile für wen in welcher Phase einer Krise, Erkrankung oder Behandlung?

7. **Testen Sie eine trialogische Supervision**
Lassen Sie sich von Menschen beraten, die jeweils eine Betroffenen-, Angehörigen- und Fachkräfteperspektive mitbringen. Eine erste Übung dazu kann sein, dass Sie die Geschichten in diesem Buch zu dritt lesen. Die Aufgabe dazu lautet: Jede, jeder von Ihnen nimmt eine bestimmte Rolle ein, liest den Text also aus der Perspektive von Betroffenen, Angehörigen oder Fachkräften. Dann tauschen Sie sich aus: Worum geht es aus der mir zugeordneten Perspektive? Welche Chancen bietet mir der Perspektivwechsel? Was stört mich, was ist hinderlich am Perspektivwechsel?

8. **Machen Sie gute Erfahrungen mit der »anderen Seite«**
Manche Eltern beschreiben in diesem Buch eine Konfrontation mit schwierigen familiären Zuschreibungen oder »Diagnosen«, die sich nicht entkräften lassen, wenn sie nicht offen ausgesprochen werden. Solche Situationen sind besonders schwierig, wenn die Zuschreibungen auf Annahmen darüber beruhen, was die Fachkraft meint, dass die Eltern denken. Fachkräfte beschreiben ebenfalls eine Form von Ohnmacht, die damit einhergeht, dass sie vieles über »ihre« Familien nicht wissen, nur sehr begrenzt Einfluss nehmen können und manchmal das Gefühl haben, immer wieder von vorn zu beginnen. Wenn Sie beim Lesen des Buches merken, dass diese Gefühle oder Gedanken Sie besonders beschäftigen, könnten Sie gezielt Kontakt zur anderen Seite suchen: Etwa bei einem Trialog, bei genesenen Patientinnen und Patienten, bei Angehörigen-Initiativen oder Fortbildungen, in denen verschiedene Perspektiven nebeneinanderstehen dürfen. In solchen Begegnungen wird erfahrbar, dass wir unsere Sicht aufeinander – und auf das, was schon geschehen ist – im Nachhinein korrigieren können.

2 Elternarbeit in der KJP: selbstverständlich, zusätzlich belastend oder überall anders?

Eltern und Fachkräfte erleben die Herausforderungen psychischer Erkrankungen von Kindern aus unterschiedlichen Perspektiven. Dieses Kapitel beleuchtet, wie beide Seiten zusammenwirken, welche Missverständnisse auftreten können und wie sie darauf reagieren. Es zeigt, welche Sicht- und Handlungsweisen hilfreich sind und wie Zusammenarbeit gelingen kann.

2.1 »Was Sie zu sagen haben, spielt jetzt keine Rolle«

Vanessa – eine Mutter erzählt

> *Ich will mich nicht aufregen, weil ich an viele nette Menschen gekommen bin. Mich wühlt eher die Gesamtsituation auf. Dass man sich immer rechtfertigen muss. Wenn man für sein Empfinden oder Verhalten eine Begründung hat, ist es gut, aber manchmal sucht man die ja selbst noch. Ich habe das Gefühl, dass ich am besten immer sofort meinen Schulabschluss, meine Arbeit, meine Weiterbildungen und vor allem, meine Heiratsurkunde auf den Tisch legen sollte – wenn überall ein Häkchen dran ist, wird man ernst genommen. Bei uns bestanden die Elterngespräche meist aus Gesprächen über die Vergangenheit. Was war wann. Es ging um das Vor und Nach der Klinik. Dadurch kamen andere Themen zu kurz. Das Systemische hat mir gefehlt.*
> *Was ich sehr schade fand, war folgende Erfahrung: Yuri erzählte in der Klinik, dass ihr Vater böse zu ihr gewesen sei, deshalb hätte sie sich beim Besuchswochenende zu Hause geritzt und versucht, sich das Leben zu nehmen. Am nächsten Tag rief mich die Therapeutin an und berichtete mir davon. Ich wollte etwas dazu sagen, aber die Ärztin sagte zu mir: »Wir sind in erster Linie für das Kind da, was Sie zu sagen haben, spielt jetzt keine Rolle.« Das war sehr krass. Yuri hat gelogen. Und wir durften uns nicht rechtfertigen. Wir hatten dann ein Elterngespräch. Weil ich von Yuri enttäuscht war, hatte ich gehofft, dass die Therapeuten erst mit uns allein*

sprechen würden. Aber dem war nicht so. Yuri saß dabei. Ich konnte sie nicht anschauen und sagte, dass ich das Gespräch nicht mit meiner Tochter im Raum führen würde. Erst da haben sie gemerkt, was für ein Bruch gerade entstanden war. Sie schickten Yuri raus und vereinbarten einen neuen Termin. Das war wichtig, weil ich und mein Mann uns ordnen mussten, weil wir fachliche Unterstützung brauchten, auch wenn Yuri die Hauptperson war. Uns ging es auch nicht gut.
In der zweiten Klinik sagte mal eine Psychologin zu mir, ich solle »meine Bedürfnisse jetzt mal zurückstellen«. Ich hatte ihr gesagt, dass das vorgeschlagene Heim mit sechs Autostunden zu weit weg ist. Ihr Kommentar war so heftig, dass ich danach völlig weg war. Bei einer solchen Aussage hätte ich nicht die Gefühlsebene gebraucht, sondern die Kognition. Hätte sie mir erklärt, warum dieses Heim gut gewesen wäre, hätte ich darüber nachdenken können. Aber den Spruch hätte sie sich stecken können. Ich habe ihr beim nächsten Gespräch mit viel Mut gesagt, dass ich nie gelernt habe meine Bedürfnisse zu spüren und danach zu handeln, und dass ich das von ihr scheiße fand. Mit einem kranken Kind stellst du als Elternteil sowieso ständig deine Bedürfnisse zurück. Sie hat sich entschuldigt. Ihr war nicht bewusst, was sie gesagt hatte.

2.2 Wie Fachkräfte die Zusammenarbeit beschreiben

Fachkräfte in der Kinder- und Jugendpsychiatrie beschreiben sich selbst in der Rolle, ihre fachliche Haltung mit der emotionalen Realität ihres Gegenübers ausbalancieren zu müssen. Dieses Ausbalancieren erscheint Eltern gegenüber oft besonders anspruchsvoll: »Das ist für Kinder- und Jugendpsychiater manchmal schwer, weil sie nicht für eine Gesprächsführung mit Erwachsenen ausgebildet sind«, sagt Dr. Andrea Stippel, die Chefärztin der Oberberg Fachklinik Konraderhof war. Sie selbst sei früh in diese »Sonderrolle« gelangt, weil sie beides sei: Fachärztin für Erwachsenen- und Kinderpsychiatrie und Psychotherapie. So habe sie gelernt, »mit Erwachsenen auf Augenhöhe im System zu sein.«
Ein anderer Kinder- und Jugendpsychiater berichtet, dass er – zur Erleichterung seiner Kollegen – schon als junger Facharzt stellvertretend für andere Fachkräfte Elternsprechstunden durchgeführt habe. Er sei dafür bewusst ausgewählt worden, weil er »so diplomatisch« sei. Auch für ihn sei diese Arbeit bisweilen anstrengend, etwa, wenn er die Reaktion der Eltern auf eine psychische Krise (kulturell) nicht einordnen könne.

Ein Sozialarbeiter bringt eine ergänzende Perspektive aus einer intensivtherapeutischen Wohngruppe ein. Er erlebe bei jungen Kolleginnen, »dass die total Bock haben auf die Arbeit mit Jugendlichen und ganz, ganz große Scheu, mit Eltern zu arbeiten.« Er erklärt sich das mit Hilfe seiner eigenen Berufsbiografie: »Mit 21 Jahren habe ich angefangen, Betroffene zu beraten, da war ich gerade mit dem Studium fertig und selbst noch mehr in der Kind-Rolle. Übertrieben gesagt, in der Haltung: ›Ja, meine Eltern nerven auch!‹ Ich glaube, es ist total wichtig, das zu reflektieren: Was bringe ich aus meinem eigenen Ablöseprozess in die Arbeit mit Eltern mit ein, gerade dann, wenn sie mir besonders fordernd erscheinen?«

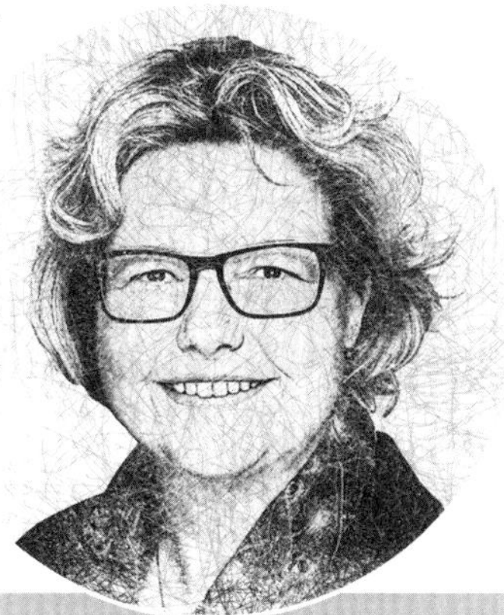

Porträt von Dr. Andrea Stippel

Auf die Frage, wie im Team über die Eltern der jungen Patienten und Patientinnen gesprochen werde, antwortet eine KJP-Pflegerin: »Immer weniger abschätzig, weil wir gemerkt haben, dass wir sie brauchen.« Sie nehme wahr, dass sich durch die Zusammenstellung ihres Teams für eine neu gegründete Station etwas in der Haltung der Fachkräfte gegenüber Eltern verändert habe. Im Gegensatz zu ihrem vorherigen, langjährig eingespielten Team sei die Sprache und das Auftreten der Fachkräfte hier nun wohlwollender und kooperativer. Auch andere Fachkräfte beschreiben die Gründung neuer Kliniken oder Stationen als hilfreich, um im Team die Haltung gegenüber Eltern und anderen Bezugspersonen zu reflektieren. »Das ist immer eine Chance, Strukturen von vornherein zu etablieren – und einfacher, als sie zu reformieren«, so eine Kinder- und Jugendpsychiaterin.

Andere Fachkräfte beschreiben die Zusammenarbeit mit den Eltern ihrer jungen Patientinnen und Patienten wiederum als Selbstverständlichkeit. Ihre Haltung scheint oft von der impliziten Norm geprägt zu sein, dass eine zeitgemäße KJP die Eltern der Patienten »einbezieht«. Prof. Dr. Renate Schepker, Chefärztin der Abteilung für Kinder- und Jugendpsychiatrie Weissenau, beschreibt hierzu eine klar strukturierte Vorstellung von elterlicher Mitwirkung: »Die Eltern müssen am Wochenende kommen, die Kinder abholen, sofern die nicht so krank sind, dass sie die Klinik nicht verlassen können. Sonst müssen sie am Wochenende zu Besuch kommen. Und sie müssen mindestens einmal alle 14 Tage zum Familiengespräch kommen – dann, wenn die Therapeuten Zeit haben, und nicht nach Arbeitsschluss der Eltern.« Diese Anforderungen seien kein Selbstzweck, sondern Teil eines Konzepts: Eltern sollen nicht nur informiert, sondern aktiv in den Klinikalltag einbezogen werden – durch gemeinsames Tun, Spielen, Interagieren. Dabei gehe es auch darum, zu beobachten, wie Kinder mit ihren Eltern agieren und umgekehrt: »Ein krankes Kind verändert seine Umgebung, das darf man nicht vergessen«, so Schepker. Eltern werden bei ihr in das therapeutische Setting mit einbezogen. Durch eine klare und respektvolle Kommunikation sei das Mit-Beobachtet-Sein den Angehörigen in der Regel auch bewusst. »Ich denke, dass die Mehrzahl der Kinder- und Jugendpsychiatrien inzwischen so arbeite, auch wenn es leider immer noch welche« gibt, die nicht nach aktuellen fachlichen Standards handeln.«

Dr. Renate Schepker empfiehlt Eltern, nicht zu vergessen, dass sie bei der Kliniksuche eine Wahl sowie Auskunftsrechte haben und auch die Einrichtung wechseln können. Dafür müsse man sich »ein bisschen querlegen, ein bisschen aktivieren, aber das geht und wir vermitteln das auch relativ oft in Baden-Württemberg«, sagt sie. Wer nicht gerade als Notfall in das psychiatrische System gelange, könne sich vorab beim Gemeinsamen Bundesausschuss die Qualitätsberichte der Kliniken ansehen. Die seien zwar »relativ standardmäßig formuliert«, doch auch Laien könnten daraus das Diagnosespektrum, die Personalausstattung und über die Anzahl der Fachärzte auch das Profil und die Versorgungsqualität einer Klinik entnehmen: »Wenn man mit ein bisschen Verstand rangeht, sieht man da alles Mögliche.«

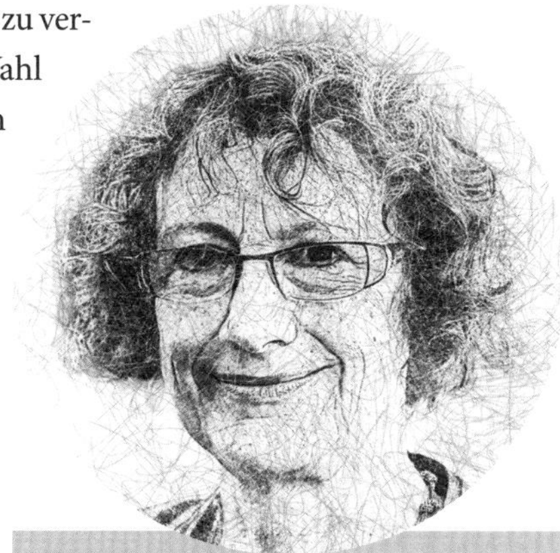

Porträt von
Prof. Dr. Renate Schepker

Doch nicht überall scheint klar zu sein, was das »Einbeziehen« von Eltern konkret bedeutet. Diskutiert wird unter Fachkräften etwa, ob Eltern grundsätzlich mit ihrem Erfahrungswissen als erwachsene Gesprächspartner ernst zu nehmen seien oder ob ihre Nähe zum Kind sowie ihre Mitbetroffenheit durch krisenhafte Familiensituationen eher als Risikofaktor gelte, der eine Zeit lang professionell abgegrenzt werden müsse. Doch wer entscheidet darüber: Fachleute allein oder Jugendliche, Eltern und Fachleute im Team? Und sind Klinikstrukturen flexibel genug, um solche Dinge von Fall zu Fall zu handhaben?

»Ich habe meine erfahrenen Kollegen gefragt, ob ich auch mehr Elterngespräche machen kann, als von der Klinik vorgesehen ist«, erzählt etwa eine Kinder- und Jugendtherapeutin in Ausbildung. »Die Antwort war: ›Du darfst, aber du wirst es nicht schaffen, weil du eine bestimmte Zahl an Fällen bearbeiten musst.‹« Eine KJP-Chefärztin wiederum wägt ab, »ob es für die Kinder immer gut ist, was sich die Eltern wünschen.« Manchmal sei aus ihrer Sicht »Distanz auch ganz gut und die Kinder dürfen es nicht sagen, weil sie merken, dass ihre Eltern so bedürftig sind.« Die größere Hürde sei für sie allerdings, Familien-Kontakte innerhalb ihrer Klinik logistisch zu handhaben. Sie hätte sehr gerne ein Eltern-Kind-Zimmer, jedoch sei der Antrag für einen Neubau vom Land abgelehnt worden. Das bestehende Besuchszimmer reiche kaum aus, um den notwendigen Rahmen zu bieten.

Zeitmangel, Kostendruck, das Fehlen von Fachkräften und Supervision sowie gesetzliche Vorgaben und strukturelle Herausforderungen werden in rund jedem dritten Gespräch als mögliche Ursachen für das Nicht-Zustandekommen oder Scheitern von Eltern-Kind-Fachkräfte-Beziehungen benannt, jedoch verschieden gedeutet. Fachkräfte beschreiben die strukturellen Hürden eher als Begrenzung professionellen Handelns und weniger als Problem, das Familien betrifft oder das Familien durch entsprechende Strukturen mit eigenen Ressourcen ausgleichen könnten. Parallel zu dem öffentlichen Sprechen über begrenzte Ressourcen erscheint aber in den Interviews auch ein Bild der KJP als überlastetes, ineffektives, wenig standardisiertes oder missbrauchsanfälliges System. Medial verstärkt und in Verbindung mit eigenen Erfahrungen oder Erfahrungsberichten anderer kann das zu Misstrauen bei Familien führen. So entsteht für Fachkräfte wiederum ein Dilemma mit der Frage: Wie viel Offenheit ist nötig, um unrealistischen Erwartungen vorzubeugen und nicht den Eindruck zu erwecken, es werde etwas verschwiegen – und wieviel Zurückhaltung und Selbstschutz braucht es, um die eigene Fachlichkeit nicht zu untergraben?

Nahezu alle interviewten Fachkräfte betonen, wie sensibel man sein müsse, um Vertrauen zu ermöglichen – etwa, wenn sich Eltern im Gespräch zurückziehen und für Fachkräfte nicht greifbar wirken. Das deutet daraufhin, dass nicht authentisch gesprochen werden kann, sondern erst Vertrauen und »Erlaubnis zur Rolle« geschaffen werden muss. »Es wird zum Beispiel dann ein Thema, wenn wir Gespräche mit jemandem führen, der sich selbst nicht emotional regulieren kann«, sagt eine Kinder- und Jugendpsychiaterin, die auch zertifizierte Fachärztin für Dialektisch-Behaviorale Therapie (DBT) ist. »Das kann sich in emotionalen Ausbrüchen äußern oder durch Nicht-Kommen oder, indem sich der- oder diejenige der Situation geistig entzieht. Wir versuchen dann, den Eltern Werkzeuge an die Hand zu geben, damit sie an den Gesprächen teilnehmen können. Aber das sind Grenzbereiche zur Erwachsenenpsychiatrie. Man kann ja nicht einfach sagen: Sie wirken so abwesend, wollen Sie mal zum Psychiater gehen? Das kann furchtbar für jemanden werden, der vielleicht denkt: Die nehmen mir mein Kind jetzt weg.« Einen Fall hat die Psychiaterin noch gut in Erinnerung, bei dem eine Sozialarbeiterin aus der Eltern-Kind-Arbeit ihrer Klinik sie darum bat, eine Mutter »in die Elternsprechstunde zu nehmen.« Die Mutter habe dann offen darüber gesprochen, dass es für sie wichtig sei, sich an bestimmten Stellen herauszuziehen, weil vieles sie in ihrer eigenen Geschichte triggere. Oft habe sie Angst um ihr Kind, weshalb es ihr schwerfalle, bestimmte Entwicklungsschritte zuzulassen. Über die Trauma-Arbeit mit der Mutter sei es möglich geworden, sie Schritt für Schritt in die Familiengespräche hereinzuholen. In Fällen wie diesen sieht die Psychiaterin die Aufgabe der Fachkräfte darin, Eltern behutsam »mitzuentwickeln«.

Eine Kinder- und Jugendtherapeutin wünscht sich als »kleinsten Nenner«, bei den Eltern ihrer Patienten und Patientinnen »diese Mitwirkungsbereitschaft«, also zu sehen oder spüren: »Ich habe Interesse, ich stehe hinter meinem Kind und hinter dem Prozess, ich möchte mitarbeiten – das ist eine super Grundhaltung«, sagt sie. Gleichzeitig rege es sie selbst auf, wenn sie zum Arzt oder zur Ärztin gehe und sofort ein Gefälle spüre. »Ich kenne mich vielleicht nicht mit Krankheiten aus, aber ich kenne meinen Körper und deswegen versuche ich immer im Gespräch auf Augenhöhe zu kommen. Aber das ist etwas, was ich selbst leisten muss. Man kriegt das nicht automatisch von der anderen Seite zugestanden.« Sie wünsche sich, dass Eltern selbstbewusst sehen, dass ihre Autorität genauso viel wert sei wie die der Profis. Und wenn sie sich abgekanzelt fühlen, sagen können: »Moment mal, Sie haben schon sehr viele Kinder hier behandelt, Sie haben das hundertmal gemacht. Aber ich bin zum ersten Mal mit meinem Kind hier, für mich wackelt hier gerade alles und ich möchte Sie besser verstehen und auch meine Sicht einbringen.«

Während es manche Fachkräfte als Herausforderung beschreiben, einer sozialstrukturell oder kulturell sehr heterogenen Zielgruppe gerecht zu werden, erscheinen Familien in anderen Gesprächen sehr homogen. »Wir sind hier in einem sozialen Brennpunkt«, schildert eine Kinder- und Jugendtherapeutin, »viele Eltern wollen sich engagieren, sagen aber, dass sie sich hilflos fühlen und wirken auf uns auch so.« Eine andere berichtet, Elternarbeit sei schwierig zu gestalten, weil die Familien oft mehrere Jobs hätten oder weit fahren müssten, um zur Klinik zu kommen. Zusammenarbeit sei außerdem schwierig, weil die Eltern »meistens ihre Kinder verteidigen«. Sie halte es eigentlich für nötig und gleichzeitig für fast unmöglich, Eltern in ihrer Elternrolle zu stärken. Ein anderer Kinder- und Jugendpsychiater reflektiert hingegen: »Unsere Angebote für Eltern sind sehr auf die Mittelschicht ausgerichtet. Eltern sind aber eine sehr heterogene Gruppe. Manchmal verfolgt jemand eine eigene Agenda – etwa zu zeigen, dass seine Ehefrau spinnt – und manchmal müssen wir Eltern ausschließen, weil ein Paarkonflikt so dominiert, dass er alle anderen in der Gruppe blockiert. Aber vor allem glaube ich, wir müssen von den Institutionen aus stärker nach Ursachen fragen, warum Leute nicht kommen. Obwohl wir so ein reiches Land sind, geht es dabei oft um Armut und mangelnde Ressourcen.«

Eine Ärztin deutet ihre Wahrnehmung, dass es in der KJP nur selten Selbsthilfebewegungen von Eltern gebe und diese sich bedauerlicherweise von professioneller Seite auch kaum anstoßen lasse, vor dem Hintergrund möglicher »Schamgründe«. »Wir haben zum Beispiel viele Jahre immer wieder versucht, eine Elterngruppe in unserer Klinik zu etablieren, parallel zur stationären oder zur ambulanten Behandlung. Wenn das mal funktioniert hat, dann war das total hilfreich für Eltern und hatte Selbsthilfecharakter. Aber diese Elterngruppe war nie so voll, dass es sich gelohnt hätte, eine langfristige Elterngruppe zu machen.« Schlussendlich sei es ihrer Meinung nach so, dass Kinder, die stationär behandelt würden, »eigentlich ein Familienproblem veröffentlichen«. Manchmal sei viel »im Argen, von regelmäßiger Misshandlung der Mutter bis zu Eltern, die einen Swingerclub betreiben, und das Kind bekommt alles mit«. Zudem könnten Eltern, die mit unterschiedlichen Störungsbilder konfrontiert seien, miteinander oft »nicht so viel anfangen«. Als positives Beispiel für Selbstorganisation nennt sie den Verband ADHS Deutschland, den sie als »powervoll und mächtig« wahrnimmt, und auch ein Anorexie-Netzwerk sei beim vergangenen Kongress der Deutschen Gesellschaft für Kinder- und Jugendpsychiatrie aktiv gewesen. Sie könne sich vorstellen, dass »wir jetzt eine andere Elterngeneration haben.«

2.3 Wie Eltern die Zusammenarbeit beschreiben

Nicht nur Fachkräfte reflektieren ihre Rollen, auch Eltern erleben sich in einem Spannungsfeld zwischen Anpassung, Sorge und Selbstbehauptung. Viele der Interviewten sind sich ihrer Rolle bewusst und handeln teils bewusst performativ. Sie zeigen Dankbarkeit, Gesprächsbereitschaft oder Kooperationssignale, um den Erwartungen der Fachkräfte zu entsprechen. Dennoch lösen sie damit nicht immer die erhofften Reaktionen aus. Manche Eltern berichten, dass sie sich über Medikation, Behandlungskonzepte oder neuere wissenschaftliche Erkenntnisse informieren. Einige erlebten, dass dies von Fachkräften als irritierend empfunden wurde. In Einzelfällen wurde solches Verhalten sogar in Entlassbriefen erwähnt und damit scheinbar pathologisiert, ohne dass den Beteiligten klar wurde, weshalb.
Um nicht als »störend« zu gelten, passen manche Eltern ihr Verhalten an. Sie wollen ihr Bild als engagierte und unterstützende Bezugspersonen aufrechterhalten. Dazu nutzen sie verschiedene Strategien: Sie setzen sich rational mit Behandlungskonzepten auseinander, organisieren aktiv den Übergang ins ambulante Setting, gleichen emotional schwierige Situationen ihres Kindes während des Klinikaufenthaltes aus oder verteidigen unglückliche Entwicklungen (»Die Fachkräfte sind überlastet und manche Familien machen es ihnen schwer«). Teilweise grenzen sie sich von anderen Eltern ab, die sie als weniger konstruktiv erleben.

Beide Seiten – Eltern wie Fachkräfte – thematisieren die prozesshafte Suche nach dem richtigen Maß an Struktur, Halt und Autonomie für die jugendlichen Betroffenen. Manche Fachkräfte schildern, wie schwierig es sei, Eltern zu verantwortlichem Handeln zu bewegen. Umgekehrt erzählen Eltern, wie viel Überzeugungskraft nötig sein kann, um als Erwachsene gemeinsam klare Vorgaben zu machen und gemeinsame Entscheidungen zu treffen, immer abhängig von der Reaktion und Entwicklung des Kindes. Ein Beispiel ist das »Blindwiegen«, das manche Akteurinnen und Akteure bei Anorexia nervosa als hilfreiche Praxis beschreiben, um Jugendliche nicht ständig mit dem eigenen Gewicht zu konfrontieren. Andere sehen es kritisch oder setzen voraus, dass dies gegen den Willen der betroffenen Jugendlichen geschehe. Untergräbt es die Autonomie der teils noch sehr jungen Betroffenen, wenn sie nicht zu jeder Behandlungsentscheidung gefragt werden? Oder könnten diese Entscheidungen auch erst dann diskutiert werden, wenn sie sich selbst dazu positionieren?

Ein Gegenüber, das transparent, vertrauensvoll und kooperativ erscheint, kann den Suchprozess für beide Seiten erleichtern. Während in krisenhaften Situationen ein lösungsorientiertes Vorgehen notwendig erscheint, bei dem Fachkräfte klar auftreten, Regeln vorgeben und fachlich begründen, scheint im Verlauf von Beziehung und Genesung eine prozessorientierte Haltung wichtiger zu werden, die es erlaubt, Dinge zu hinterfragen. Dem gegenüber steht die Erfahrung mancher Interviewten, dass Klinikaufenthalte bereits dann enden, wenn sich das Kind oder die Eltern selbst gerade stabilisiert oder mit den Fachkräften so weit angenähert haben, dass Gespräche auf Augenhöhe möglich wären.

»Mein Kind ist der Inbegriff eines coolen queeren Jugendlichen«, erzählt eine Mutter. »Die anderen Jugendlichen auf seiner Station waren auch fast alle queer. Ich dachte, das könnte ja Thema der Therapie sein, das hat doch was mit Selbstfindung zu tun. Aber es wurde ausgeklammert. So, als dürften sie darüber nicht reden. Ganz zuletzt, nach der Entlassung, kam eine junge Pädagogin auf mein Kind zu: ›Darf ich dir noch eine persönliche Frage stellen? Kann es sein, dass das ein Thema für dich ist? Willst du da dranbleiben? Ich habe eine Idee, was für dich interessant sein könnte.‹ Alles in allem sind das schon gute Leute, aber es wirkte auf mich so antiquiert.« Angesprochen habe sie ihre Beobachtungen nicht, um ihrem Kind nicht zu schaden. Queerness erlebe sie als politisch aufgeladenes Thema und sie habe den Eindruck gewonnen, dass die Klinik dazu noch keine Haltung entwickelt habe oder keine soziale Ansteckung unter den Jugendlichen fördern wolle. Aber solche »blinden Flecke« sollten ihrer Meinung nach möglichst benannt sein, dann könnten alle Seiten besser damit umgehen.

Eine andere Mutter erzählt: »Bis meine Tochter in einer Klinik aufgenommen wird, muss sie ein Drittel ihres Körpergewichts verlieren. Immer wieder klopfen wir an die Tür der KJP. Immer wieder heißt es, die Warteliste habe sich kein Stück bewegt. Immer wieder hört meine Tochter mit ihrem Anorexie-Ohr: ›Du bist nicht dünn genug, sonst würden sie dich schließlich aufnehmen.‹ Ich frage mich, ob sie das ihr gegenüber nicht wenigstens anders formulieren könnten? Das sind doch Profis, die wissen doch, wie die Gehirne unserer Kinder in dieser Phase ticken. Später lese ich ein Interview mit einer KJP-Chefärztin, die sagt, es finde keine pandemiebedingte Triage statt. Und ich frage mich: Sagt sie das nur, um dem System keine Blöße zu geben – oder weiß sie wirklich nicht, was sich auf den Gängen abspielt? Warum hängt die Klinikaufnahme am BMI, nicht am Gewichtsverlust? Ist die Aufnahmeärztin durch den Stress, ständig entscheiden zu müssen, zynisch geworden und behauptet das einfach? Kontrolliert das jemand? Was ist, wenn ich morgen zusammenklappe? Andere Eltern sind wenigstens zu zweit. Ich war immer ein positiver Mensch, aber langsam sehe ich schwarz-weiß und kriege bei vollem Bewusstsein mit, wie sich mein Denken verändert. Seither kann ich Menschen verstehen, die sich in Verschwörungstheorien hineinsteigern, sich diskriminiert oder sich von ›denen da oben‹ hintergangen fühlen. Ich kann es wirklich nachfühlen.«

Auch verschiedene therapeutische Grundeinstellungen thematisieren die Eltern in den Interviews – und diskutieren, ob diese bereits bei der Klinikwahl sichtbar gemacht werden könnten, um Enttäuschungen zu vermeiden. Eine Mutter, die selbst Therapeutin ist, erzählt etwa: In ihrer Ausbildung habe sie Berichte gelesen, die von Verhaltenstherapeut*en, Tiefenpsycholog*en und systemischen Therapeut*innen geschrieben wurden. Je nach Ansatz sei das beschriebene Kind vor ihren Augen »in einem völlig anderen Licht erschienen«. Sie habe sich deshalb vorgenommen, in ihren Elterngesprächen zu thematisieren, wer sie sei, woher sie komme und was ihre therapeutische Philosophie sei. Bei der aktuellen Suche nach einem Therapieplatz für ihr eigenes Kind achte sie als Mutter primär darauf, »welchen Ausbildungshintergrund ein Therapeut hat.«

Aus einer Eltern-Selbsthilfegruppe wird berichtet, es gebe Austausch darüber, dass Klinikaufenthalte schwierig werden können, wenn bestimmte Deutungen oder Konzepte erst einmal im Raum stehen. Dazu zählt etwa »Überfürsorglichkeit«, »zu enge Bindung« oder »Kontrolle« durch Eltern sowie die Idee eines »Verdrängens«, »nicht Wahrhaben-Wollens« oder von elterlichen »Allmachtsphantasien«. Letztere helfen – aus Sicht der Behandelnden – den Eltern, familiäre oder innere Konflikte des Kindes nicht verstehen zu müssen und sich auf die greifbare Alltagspraxis zu fokussieren. Umgekehrt können solche psychologisierenden Deutungen ohne den dazugehörigen therapeutischen Rahmen von Eltern als Versuch der Behandelnden wahrgenommen werden, einer echten Begegnung auszuweichen. Die Deutungen treffen besonders dann auf Unverständnis, wenn Eltern eine gute Beziehung zu ihrem Kind in der Krise als hilfreich oder stabilisierend empfinden und die professionelle Skepsis gegenüber dieser Beziehung als störend, abwertend oder sogar schädlich wahrnehmen. Die eigene Betroffenheit von Fachkräften – sei es persönlich oder berufsbiografisch – wird unter Eltern diskutiert und es scheint hier und da ein Bedürfnis zu geben, sie offenzulegen.

2.4 Voraussetzungen für eine gelingende Fehlerkultur

Viele Fachkräfte kennen aus der Arbeit mit Familien Missverständnisse, Konflikte oder auch Unruhe, die entstehen kann, wenn Familien von unterschiedlichen Fachkräften – auch Vor- und Nachbehandelnden – sehr widersprüchlich wahrgenommen werden. In den Gesprächen erscheinen solche Situationen häufig als Ausnahmen oder Erfahrungen anderer Teams, über die sich die Interviewten eher wundern. Gleichzeitig betonen viele, wie wichtig eine offene Fehlerkultur sei, um aus missglückten Beziehungen lernen zu können; auch klinikübergreifend, innerhalb des KJP-Systems. Das folgende Unterkapitel versucht, solche Situationen anhand der in den Interviews geschilderten Erfahrungen zu systematisieren. Dabei stehen Gedanken von Kinderschutz und Fehlerkultur im Fokus. Fehlerkultur meint hier die Annahme, dass Fehler in einem komplexen Umfeld wahrscheinlich sind, aber professionell aufgefangen werden können, wenn in einer Organisationskultur das entsprechende Bewusstsein da ist.

Konkurrenz zwischen Erwachsenen vermeiden

Ein häufig genannter Erklärungsversuch für schwierige Erfahrungen ist, dass zwischen den beteiligten Erwachsenen eine Konkurrenz entstehe: Wer sind die besseren Eltern? »Ich habe bei Supervisionen sehr häufig in Kliniken festgestellt, dass gerade junge Teams in Konkurrenz zu Eltern gehen«, berichtet etwa Prof. Dr. Jörg M. Fegert, der die Klinik für Kinder- und Jugendpsychiatrie/-psychotherapie und Psychosomatik der Uniklinik Ulm leitet.
»Für uns Fachkräfte ist es auch seltsam zu beobachten, dass etwas, das zu Hause gar nicht mehr ging, bei uns relativ schnell wieder läuft. Dann kommt die Idee auf: ›Wenn man mit dem Kind nur ganz normal umgeht, läuft es doch. Also, was machen die Eltern falsch?‹«, sagt er. Im schlechtesten Fall komme es zu einer Allianz zwischen Fachkräften und Kind gegen ein Elternteil. »Und das ist fatal, weil wir keine Elternfiguren sind, sondern nur quasi ein Milieu bieten sollen, in dem Veränderung möglich ist.«

Kai von Klitzing, der Ombudsmann der Deutschen Gesellschaft für Kinder- und Jugendpsychiatrie (DGKJP), beschreibt es ähnlich: »Selbstverständlich kennen die Eltern ihr Kind am besten. Aber sie kennen ihr Kind eben nicht zu 100 Prozent, glücklicherweise, sonst könnte das Kind sich gar nicht unabhängig entwickeln. Wenn sich aber relevante psychische Symptome entwickeln, gibt das Kind den Eltern – und manchmal auch sich selbst – Rätsel auf, was sie zu den Profis führt, mit der Erwartung, dem Kind zu helfen, aber auch zum Verstehen beizutragen.«

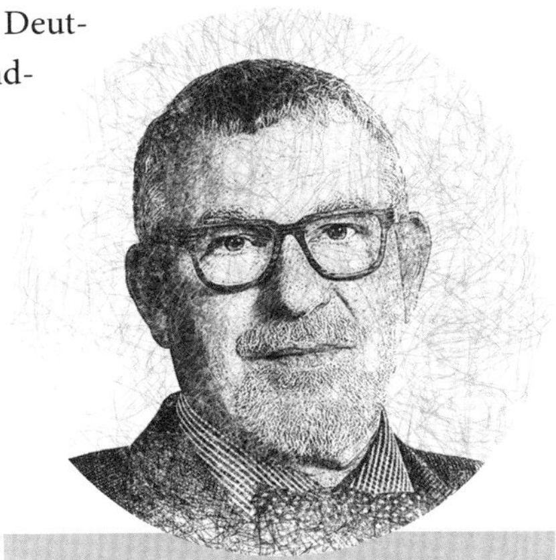

Porträt von Prof. Dr. Jörg M. Fegert

Profis könnten aber auch nicht alles verstehen, vor allem kennen sie das Kind viel weniger als die Eltern. Aber mit Fachwissen und einem guten Zugang zum Kind könnten sie Hypothesen zum Verständnis einer Störung entwickeln. Im optimalen Fall gelinge es, dass alle Seiten – betroffene Jugendliche, Eltern, Fachkräfte – sich mit ihrem Wissen, ihren Hypothesen aber auch ihren Unsicherheiten begegnen und kooperativ an der Verbesserung der Situation arbeiten.
Problematisch werde es seiner Erfahrung nach dann, wenn beide Seiten ihre Hypothesen als feste Überzeugungen unangreifbar machen oder gar um das bessere Verständnis des Kindes konkurrieren. »Das hilft dem Kind nicht«, so Kai von Klitzing. »Gute Kriterien für eine Zusammenarbeit wären: die Bereitschaft zum gegenseitigen Zuhören, Offenheit, Akzeptanz der eigenen Begrenztheit und Bereitschaft, die eigenen Hypothesen immer wieder im Dialog mit Eltern und Kind zu überprüfen. Leider gelingt das nicht immer, obwohl beide Seiten nur das Beste für das Kind wollen.«

Allianzen im Blick behalten

Eltern und Fachkräfte beschreiben gleichermaßen, dass zwischen beteiligten Parteien Dynamiken entstehen können, die jeweils eine andere Partei aus der Beziehung ausschließt. Mit »Allianzen« sind in diesem Zusammenhang keine bewussten Bündnisse gemeint, sondern implizite, oft unausgesprochene Näheverhältnisse oder Koalitionen. Dieses Erleben beginnt bereits mit der Idee von solchen Allianzen und dem Wunsch, sie zu vermeiden.

Beispiel: *Ein Vater beschreibt es als glückliche Fügung, dass sein Sohn nach einem Belastungserprobungswochenende für einige Tage mit einer Erkältung zu Hause geblieben sei. Das habe ein Gefühl von Normalität zurückgebracht. Eine durch den Klinikaufenthalt entstandene Distanz habe sich aufgelöst und die Familie konnte besser gemeinsam über den weiteren Weg entscheiden, als es durch WhatsApp-Kontakte und Familiengespräche möglich gewesen wäre. Diese hätten in der Klinik meist in größerem Rahmen stattgefunden und sich eher fremd, manchmal irritierend angefühlt. Hier war im Erleben des Vaters eine Allianz zwischen dem betroffenen Jugendlichen und Fachkräften im Entstehen begriffen, die sich durch persönlichen Kontakt im vertrauten Umfeld wieder auflösen konnte.*

Beispiel: *Der Chefarzt einer KJP beschreibt, dass – früher noch stärker als heute – KJP-Aufenthalte manchmal als pädagogische Intervention wahrgenommen werden, im Sinne von »Strafe« oder »Besserung«. Eine solche Haltung könne »vergiftete Aufträge« an Fachkräfte mit sich bringen. Wenn Behandlung als Strafe erlebt werde, belaste das die Beziehung zwischen Fachkräften und Jugendlichen. Zudem könne eine Allianz zwischen Eltern und Fachkräften entstehen und das Kind als »Problemträger« isoliert werden.*

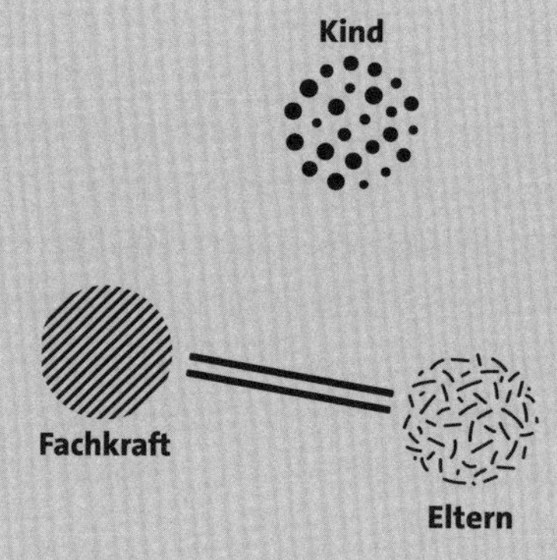

ABBILDUNG 1: Fachkraft-Eltern-Allianz

In weiteren Erzählungen beschreiben Eltern Therapeut-Kind-Allianzen in einem frühen Genesungsstadium bei Anorexia nervosa als riskant. Hier äußern Eltern die Sorge, dass die therapeutische Seite eine Allianz mit der »kranken Seite« des Kindes eingehe.

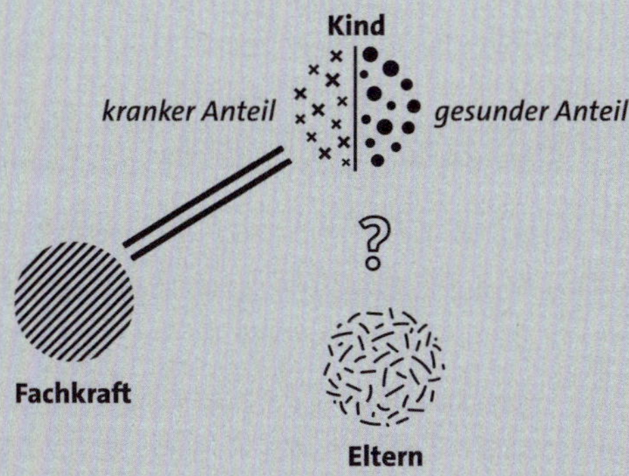

ABBILDUNG 2: Fachkraft-Krankheit-Allianz

Beispiel: *Eine Mutter berichtet: »Ich hätte einen Raum gebraucht, um offen über meine Gedanken zu sprechen, ohne dass mein Kind jede Unsicherheit spürt.» Sie schildert, wie eine Hausärztin ihr im Beisein der Tochter empfahl, Fettpulver in deren Essen zu geben, was die Anorexie »erst so richtig angestachelt« und innerhalb der Familie zu Misstrauen geführt habe. Wenig später habe die ambulante Therapeutin noch in der Probatorik ein geplantes Elterngespräch abgesagt, weil die Tochter dabei sein und die Therapeutin kein »heimliches« Gespräch führen wollte. Die Mutter meint, bei der noch jungen Patientin wäre es besser gewesen, Erwachsenengespräche als selbstverständlich vorzusehen, ohne dies (moralisch) zu werten. In ihrem Erleben ist aus dem gut gemeinten Versuch der Therapeutin, eine Allianz unter Erwachsenen zu vermeiden, eine belastende Situation für die Mutter bzw. Familie entstanden, die der Erkrankung zusätzlich Macht verlieh – in ihren Augen eine ungewollte Allianz der Therapeutin mit dem kranken Anteil der Jugendlichen.*

Tipp: An dieser Stelle ist wichtig zu verstehen, dass Anorexia nervosa im Erleben mehrerer Interviewter dazu führen kann, dass Jugendliche tricksen, Grenzen austesten und Erwachsene – meist unbewusst – gegeneinander ausspielen, um krankheitsbedingte Ziele zu erreichen (z. B. Vermeiden von Gewichtszunahme, Kontrolle, Aufrechterhalten von Autonomiegefühlen). Die Erkrankung wirke wie ein eigenständiger Akteur im Raum. Wo kein geschützter Raum für elterliche Sorgen, Ambivalenzen oder strategische Absprachen ist, kann genau diese Leerstelle von der Erkrankung genutzt werden. Für Jugendliche bedeutet das nicht zwingend mehr Handlungsspielraum, sondern möglicherweise geraten sie entwicklungs- und krankheitsbedingt in eine überfordernde Situation. Die Mutter erlebt eine Verschiebung von Allianzen also nicht deshalb, weil die Therapeutin bewusst Partei ergreift, sondern weil das Fehlen klarer Erwachsenengespräche der Erkrankung Raum gibt, sich zu stabilisieren.

Umgekehrt erleben Fachkräfte mögliche Eltern-Kind-Allianzen als Herausforderung, manchmal sogar als Dilemma.

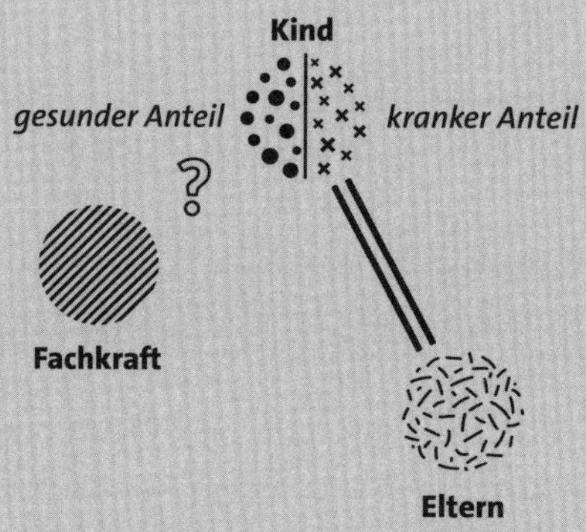

ABBILDUNG 3: Eltern-Krankheit-Allianz

Beispiel: *Eine systemische Therapeutin, die Eltern berät, schildert: »Kinder erzählen zu Hause ihre Sicht, also: ›Ich muss in der Therapie dies und jenes tun.‹ Das ist nicht falsch, es kann mehrere Sichtweisen geben. Aber ich sage Eltern auch manchmal: ›Das ist jetzt die Wahrnehmung eines kranken Kindes‹.« Sie versuche, neutral zu bleiben und Eltern zu helfen, mehr Transparenz und hilfreiche Informationen zu erhalten. Selten spreche sie mit dem Einverständnis der Familie (Schweigepflichtentbindung) direkt mit Behandelnden der zugehörigen Kinder oder Jugendlichen. Dabei erlebe sie auch, dass manche Behandelnde sagen: »Es ist im Sinne der Therapie, die Eltern nicht einzubinden. Mit 16 Jahren geht es um Abgrenzung, die Eltern mischen sich zu sehr ein.«*

Auch von Fachkräfte-Fachkräfte-Allianzen berichten Betroffene in den Interviews. Die wahrgenommene Allianz kann damit beginnen, dass Rollenerwartungen unklar werden: Wer ist zuständig, wenn Konflikte zwischen Jugendlichen und Klinikpersonal auftreten oder wenn ein Klinikaufenthalt für längere Zeit ins Stocken gerät? Gibt es Regeln für Besuchswochenenden, wer legt sie fest und wer übernimmt die Verantwortung, wenn dabei etwas schiefläuft?

Beispiel: *Manche Eltern beschreiben die Beobachtung, dass Beziehungen besonders dann ins Wanken geraten können, wenn Klinikaufenthalte nicht linear verlaufen. »In der Klinik passiert etwas, das nicht vorgesehen ist«, schildert eine Mutter, die sich in der Selbsthilfe engagiert. »Das kann sein, dass das Kind nicht zunimmt, abnimmt, die Sonde nicht mehr dort sitzt, wo sie sollte – oder es gibt sogar einen Rückfall, mit erneutem Klinikaufenthalt.« Dann können Eltern erleben, dass ranghöhere Fachkräfte den Fall übernehmen oder weitere Fachkräfte sichtbar werden, zu denen noch kein Kontakt oder keine tragfähige Beziehung bestand. Die Kommunikation verändert sich und wird etwa als ruppig, rigide, unklar oder schuldzuweisend empfunden. Und manchmal entsteht nun Druck auf die Eltern durch das diffuse Gefühl, etwas lösen zu sollen, das aber nicht in der eigenen Handlungsmacht liegt, weil es in der Klinik stattfindet. Supervision und kollegialen Austausch zwischen Fachkräften nehmen Eltern grundsätzlich als Qualitätsmerkmal wahr. Doch in solchen Behandlungskrisen erscheint beides auch als mögliche Gefahr: Unpassende Hypothesen können sich verfestigen oder neue unpassende Hypothesen hinzukommen. Wenn dieses Geschehen für Eltern verborgen bleibt, erzeugt es Ohnmacht.*

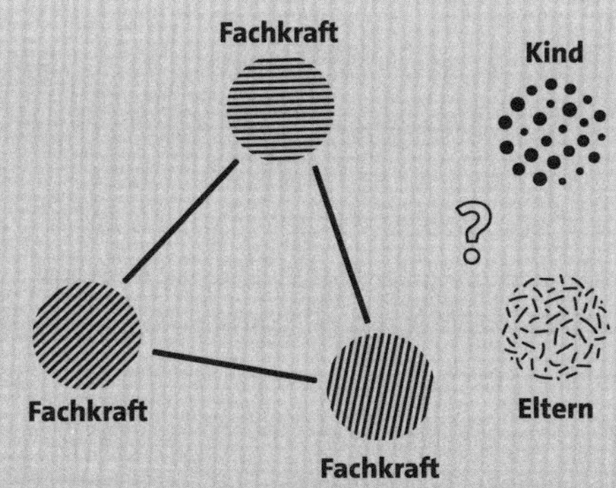

ABBILDUNG 4: Fachkraft-Fachkraft-Allianz

Vermeidendes Verhalten von Fachkräften kann den Erzählungen der Eltern zufolge in familiären Krisen dazu führen, dass wesentliche Aspekte des Kinderschutzes nicht ausgesprochen oder übersehen werden.

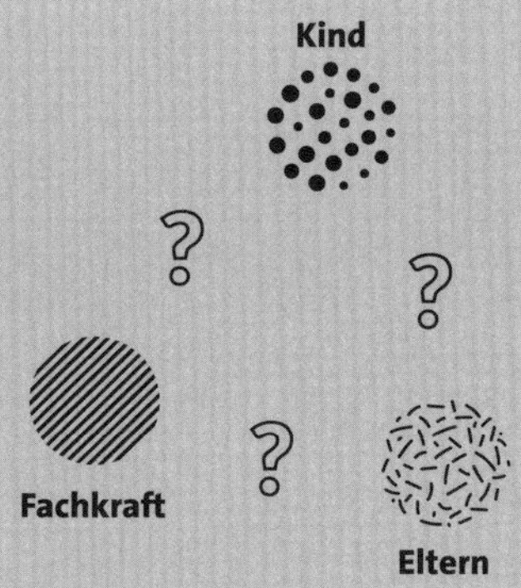

ABBILDUNG 5: Vermeidung von Allianzen

Beispiel: *Eine Mutter berichtet, dass der Vater ihres Kindes sich wegen eigener Traumatisierung gegen die von ihr vorgeschlagenen Behandlungsoptionen für das gemeinsame Kind gewehrt habe. Ihr sei es nicht gelungen, sein krankheitsförderliches Verhalten zu benennen, da ihr dafür zunächst die fachlichen Konzepte unbekannt gewesen seien und ein ungutes Bauchgefühl nicht ausgereicht habe, um ernst genommen zu werden. Im Versorgungssystem sei die Idee eines Ex-Paar-Konflikts und fehlender Triangulierung entstanden und das Kind sei zu Kontakten mit dem Vater animiert worden, die schwierig verliefen, aber nicht offen besprochen worden seien. Sie hätte sich gewünscht, dass jemand an ihrer Stelle dem Vater klar gesagt hätte, dass »zum Beispiel ein Snowboardkurs mit einem Body-Mass-Index von 15 einfach nicht geht, zumal das Kind auch gar nicht will.« Stattdessen sei ihre Anliegen als Hinweise auf Überfürsorglichkeit und »verzerrte intrafamiliäre Kommunikation« gelesen und entsprechend diagnostiziert worden. Gespräche über die familiäre Situation habe es nicht gegeben. Sie führt es darauf zurück, dass das Klinikpersonal sich gescheut habe, das Thema zu öffnen – vielleicht, um sich nicht in den vermeintlichen Konflikt der Eltern einzumischen. So sei das Kind in Situationen ungeschützt geblieben, in denen eine Intervention oder ein klarer fachlicher Rat an die gesamte Familie geboten gewesen wäre.*

Dr. Andrea Stippel, ehemalige Chefärztin der Oberberg Fachklinik Konraderhof in Hürth, beschreibt Eltern-Kind-Arbeit als etwas, das grundsätzlich als wichtig angesehen werde, sich aber weder in den Abrechnungszahlen widerspiegle noch vom System vorgegeben sei: »Man kann auch Kinder- und Jugendpsychiatrie machen, ohne die Eltern als wichtige informierte Personen eng mit einzubeziehen.« Das ergebe sich auch aus der Situation, weil »gerade Jugendliche in der Pubertät

oft in der Ablösung von den Eltern sind und manche Themen auch gar nicht mit den Eltern besprechen wollen, wenn sie furchtbare Erfahrungen gemacht oder irgendwelchen Mist gebaut haben. Die Kinder wollen ihre Eltern meist nicht belasten. Dann gilt in gewisser Weise manchmal die Schweigepflicht. Das kann sich auf ungute Weise komplett verselbständigen, so dass zwischen Fallführenden und Patienten Allianzen zustande kommen und die Eltern denken: Was ist denn hier los, so war unser Kind ja noch nie.«
Solche »Störaspekte« zu besprechen und die Perspektiven immer wieder zusammenzubringen, sei »fachlich sehr schwer« und erfordere »eigentlich viel Gespräch und viel Abstimmung, die tatsächlich oft in der Zeitregulation abgeschnitten wird. Zack, zack, zack geht man dann manchmal gerade in Kliniken mit hohem Aufnahmedruck vor.« Sie habe oft miterlebt, dass Eltern »wie sprachlos davorstehen und nicht mehr mitkommen«. Besonders häufig während der COVID19-Pandemie, als Eltern teils sehr andere Vorstellungen davon hatten, was mit den vorgeschriebenen Schutzmaßnahmen verbunden sei, und es der Klinik nicht immer gelang, darauf einzugehen, »weil natürlich bestimmte Vorschriften und ein bestimmtes Vorgehen vorgegeben waren.«

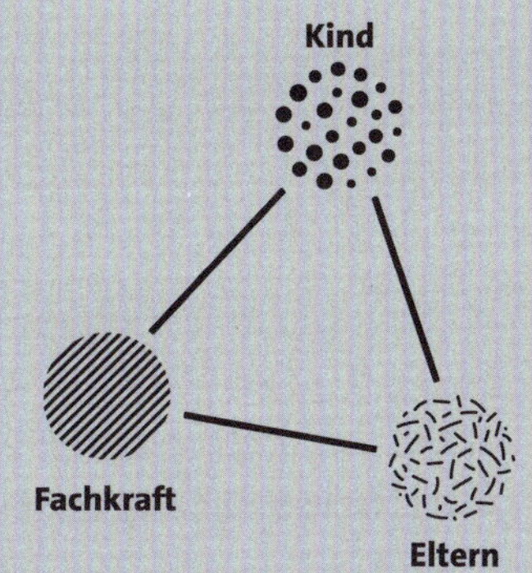

ABBILDUNG 6: Ideelle Allianz

Solche möglichen »Allianzen« im Hinterkopf zu behalten kann hilfreich sein, um Zusammenarbeit gezielt zu gestalten und gegebenenfalls mit einem Blick darauf nachzusteuern, wenn die Zusammenarbeit hakt oder schwierig erscheint.

Multiperspektivische Sicht stärken

Aus der Sicht von Dr. Andrea Stippel braucht es klare und klar kommunizierte Standards, um die multiperspektivische Sicht auf Fälle zu stärken. »Wir haben zum Beispiel ein Vier-Augen-Prinzip«, berichtet sie, »Pflegedienst und fallführender Arzt arbeiten zusammen. Jeder kann jederzeit sagen: ›Da ist etwas nicht gut gewesen, was war oder was gesagt worden ist. Und dann wird gemeinsam besprochen, wie gehen wir jetzt damit um?‹« Einmal pro Woche ist in der Klinik Konraderhof eine multiprofessionelle Visite, bei der alle am Fall Beteiligten zusammenkommen. Diejenigen, die mehr Kontakt zu den Eltern haben, bringen deren Perspektiven ein. »Weil Therapeuten manchmal ganz schön in einen Fall verwickelt sind, hilft ihnen die Vogelperspektive der Außenstehenden«, so Stippel. »Natürlich ist das manchmal so, dass sich manche sehr angegriffen oder emotional betroffen fühlen, wenn jemand etwas kritisiert oder hinterfragt. Aber dadurch, dass es von allen Seiten beschrieben wird, kann man den Ereignissen sehr nah kommen.« Wichtig sei dann »immer zu fragen, was es braucht, damit es auf andere Weise gelöst werden kann. Es geht nicht um Schuldfragen, sondern darum, dass wir vielleicht strukturell noch was anderes einführen müssen oder dass noch eine Schulung stattfinden muss. Dahin kommen wir nur, wenn wir drüber sprechen.«

Diese Standards zu etablieren, habe einige Zeit gebraucht. Besonders die Entwicklung eines organisationalen Kinderschutzkonzepts habe in der Klinik Konraderhof dazu beigetragen, eine offene Fehlerkultur zu stärken. Stippel sagt: »Ein Kinderschutzkonzept beinhaltet ganz sensible Themen: Was mache ich, wenn sich ein Kind bei mir über einen Mitarbeiter oder ein anderes Kind beschwert? Wie gehe ich damit um? Wie ist das Vorgehen, ohne Überreagieren?«

Klarheit in Kommunikationssettings bringen

Die kommunikativen Angebote in Kinder- und Jugendpsychiatrien werden von Eltern sehr unterschiedlich wahrgenommen. Einige fühlen sich gut einbezogen in Aufnahme, Anamnese, Therapieverlauf und Entlassplanung. In vielen Kliniken gibt es feste Standards, etwa Elterngespräche alle 14 Tage vor Ort oder online. Zusätzlich können Familiengespräche stattfinden. Manche Kliniken bieten Multifamilientherapie an, entweder diagnosespezifisch oder -übergreifend. Oft gibt es ergänzend Gespräche zwischen Tür und Angel oder telefonisch mit dem Pflegepersonal oder Bezugstherapierenden. Andere Kliniken bieten einzelne dieser Gesprächssettings an – also etwa nur Elterngespräche oder nur Familiengespräche –, die sich zudem in ihrer Häufigkeit und Intensität unterscheiden. Im Rahmen der Anamnese kann es ausführliche, hochstrukturierte, empathische oder gar keine Elterngespräche geben. Die Gründe dafür bleiben für Eltern oft unklar. Als mögliche Erklärungen erscheinen in den Gesprächen: Zeit- und Ressourcenknappheit, die Organisationskultur (etwa, dass eine Klinik die Selbstbestimmung von Jugendlichen stärken möchte und daher auf Einzelgespräche zwischen Erwachsenen verzichtet) oder dass (spezialisierte) Kliniken ein weites Einzugsgebiet haben und sich Familiengespräche daher nie etablieren konnten.

Übersicht möglicher Reflexionssettings

Das Projekt »Systemtherapeutische Methoden psychiatrischer Akutversorgung« (SYMPA) hat ab dem Jahr 2002 sieben Jahre lang systematisch untersucht, wie bewährte Praktiken der systemischen Therapie und Organisationsentwicklung in ein gut praktizierbares und lehrbares Behandlungspaket gefasst werden können (Schweizer & Nicolai, 2010). Im Fokus standen alle drei Gruppen, die für den Prozess und die Ergebnisse psychiatrischer Behandlung wichtig sind: Patientinnen und Patienten, Angehörige sowie Mitarbeitende. Dabei wurden unter anderem die folgenden fünf Reflexionssettings systematisch dargestellt, in deren Rahmen Angehörige eingebunden, informiert und beraten werden.

Der Blick auf diese Reflexionssettings könnte helfen, auch in der Kinder- und Jugendpsychiatrie die Anliegen, Voraussetzungen und Methoden der bestehenden Angebote für sich selbst zu klären und nach außen zu vermitteln. Möglicherweise könnten so für Angehörige Unsicherheiten reduziert werden, wie: »Wann werde ich beobachtet oder mitbehandelt und wann habe ich den Raum, eigene Anliegen einfließen zu lassen oder meine Erfahrung vertraulich einzubringen?«

Familiengespräche: Diese dienen zuerst der Auftragsklärung und Entlassplanung. Das Setting wurzelt in einer familientherapeutischen Tradition, wird aber heutzutage nicht mehr als »Familientherapie« bezeichnet, um einer allgemeinen Pathologisierung von Familien entgegenzuwirken. Dennoch können solche Gespräche den Autoren zufolge therapeutische Wirkung haben, etwa wenn erwachsene Patientinnen und Patienten bei engen familiären Bindungen nach Autonomiespielräumen suchen oder eigentlich wichtige Auseinandersetzungen mit Familienangehörigen lange Zeit vermieden wurden.

Angehörigenvisiten: Diese zielen in jeweils 20-minütigen Zeiteinheiten auf ein pragmatisches Aushandeln der nächsten Schritte im konkreten Fall. Betroffene und Angehörige können sich nach Bedarf freiwillig für Termine eintragen lassen.

Reflecting Familys: In diesem Setting holen sich Stationsmitarbeitende die Expertise von Eltern ein. Ursprünglich ging es um die Handhabung disziplinarischer Krisen, später wurde das Setting außerhalb von Krisen erprobt. Zunächst spricht eine

Therapeutengruppe über eine Situation auf der Station, anschließend setzen sich die Eltern zusammen, um über ihre Eindrücke öffentlich »zu tratschen«. Wichtig für das Gelingen sei eine »lösungsorientierte Eingangsrede« der Therapierenden, die den Ton vorgebe.

Kooperations- oder Netzwerkgespräche: In diesen versteht sich das behandelnde Team als Subsystem innerhalb des Patienten-Angehörigen-Fachkräfte-Systems und lässt sich von »Dialogprofis« mitmoderieren, die nicht selbst behandeln. Mitarbeitende und Angehörige werden mit ihren Perspektiven gehört, anschließend reflektiert das moderierende Team offen über das Gehörte, zuletzt kommen noch einmal die beiden Seiten der Angehörigen und Fachkräfte zu Wort.

Systemische Gruppentherapie oder Multifamilientherapie: In diesem Setting haben Patientinnen und Patienten die Gelegenheit, eine Außenperspektive einzunehmen, indem sie an Gesprächen anderer Betroffener teilnehmen und deren Betrachtungen, Lösungen und Erfahrungen auf ihre eigene Situation beziehen können.

Stabsstelle für Familienberatung: Sie hilft Angehörigen, sich zu vernetzen, Selbsthilfegruppen zu gründen, vermittelt systemische Grundannahmen an Mitarbeitende und bietet Kooperationsgespräche, um etwa konfliktreiche Situationen zwischen Mitarbeitenden und Angehörigen zu bewältigen.

Berufs- und Lebenserfahrung reflektiert nutzen

Die eigene Krankheits-, Krisen- und Lebenserfahrung wird von Fachkräften als Möglichkeit eingebracht, um sich selbst oder das eigene Team für Situationen zu sensibilisieren, in denen abhängige oder kranke Menschen sich nicht gut selbst vertreten können – und um die Perspektive der Angehörigen zu verstehen. »Ich habe meine hochbetagten Eltern, bis sie gestorben sind, bei jedem Besuch in die Uniklinik begleitet, damit keine unsinnigen Untersuchungen oder gefährlichen Sachen gemacht werden mit den alten Leuten, die sich nicht wehren können«, berichtet ein KJP-Chefarzt. »Und es hat sich mehrfach gezeigt, dass es richtig ist, das so zu machen.«
Auch andere Fachkräfte sprechen in diesem Kontext über Fehleinschätzungen oder Behandlungspannen, die sie bei sich selbst oder Angehörigen miterlebt hätten. Eine Therapeutin erzählt, wie ihr Partner aufgrund eines Hirninfarkts ins Koma gefallen sei, was erst beim dritten Kontakt mit einem Notdienst erkannt worden sei. »Heute würde ich schon beim ersten Mal nicht lockerlassen, wenn ich ein komisches Gefühl habe«, sagt sie. »Und da möchte ich die Eltern unterstützen, wirklich Gespräche auf Augenhöhe zu führen und sich nicht davon abbringen zu lassen, ihr Kind frühzeitig zu unterstützen, auch wenn Kinderärzte oder Psychologen vielleicht erst mal sagen: Das ist nur eine Phase, warten Sie mal ab.«

Eine Sozialarbeiterin beschreibt, wie sich ihre Perspektive auf Eltern-Kind-Konstellationen veränderte, sobald sie selbst Mutter wurde. Bei Supervisionstagen übe sie mit jungen Kolleginnen und Kollegen den Perspektivwechsel: »Stell dir vor, deine Mutter, dein Partner oder dein Kind erkrankt und jetzt geht es darum, die richtige Einrichtung zu suchen. Was würdest du brauchen? Was würdest du von der Einrichtung erwarten? Und nach einer halben Stunde sagen die schon: Ich würde das Beste wollen und mir alles genau anschauen. Wenn sie dann Eltern am Telefon als fordernd erleben, können sie besser die Gefühle ansprechen, die sie bei den Eltern und auch bei sich selbst spüren.«
Eine Mutter, die selbst mit einer komplexen posttraumatische Belastungsstörung in Behandlung ist und als leitende Pflegekraft in einer großen Klinik arbeitet, reflektiert darüber, wie sich unter Kollegen und Kolleginnen der Unmut über Angehörige Bahn brechen kann: »Ich kam zur Schicht und die Kollegin meinte schon gleich, boah, die Angehörige auf Zimmer drei, die geht gar nicht. Wenig später stand die Frau in der Tür, stemmte die Hand in der Hüfte und sprach in einem fordernden Ton, bei dem mir durch die Rahmung der Kollegin gleich das Adrenalin hochkam. Als ich später mit der Angehörigen im Gespräch war, verstand ich, dass die Familie heute entscheiden musste, ob sie die sterbende Mutter nach Hause holen oder in der Klinik lassen wollen. Meine Wahrnehmung hat sich völlig verändert.«
Umgekehrt habe sie mit ihren Kindern in der KJP Situationen erlebt, die sie an die Grenzen von Belastung und Verständnis brachten. Etwa eine junge Fachkraft, die beim Anblick starker Selbstverletzungen so verstört wirkte, dass sie gern gesagt hätte: »Komm, das versorge ich lieber schnell selbst«. Oder wie eine Spezialsprechstunde ihres Sohnes auf unbestimmte Zeit verschoben wurde und sie im Gespräch mit der Oberärztin zufällig erfuhr, dass es das Angebot nicht mehr gebe, weil der zuständige Kollege die Klinik verlassen habe. Ein andermal sei sie im Gespräch mit einem Jugendamtsmitarbeiter dissoziativ weggetreten und erst wieder zu sich gekommen, als dieser sagte: »So lasse ich mit mir nicht reden!«, was sehr unangenehm gewesen sei. Über die Jahre seien ihre Beziehungen zu leitenden Fachkräften dadurch geprägt worden, wie diese ihre Gefühle kanalisieren und benennen und sie habe ein Gespür dafür entwickelt, »mit wem man reden kann, wenn es mal heikel wird, oder wenn man Entscheidungen getroffen hat, die vielleicht nicht klug waren, aber die Dinge gerade einfach so sind, wie sie sind.«

Fachlichkeit zur Geltung bringen

Fachleute wie Eltern beschreiben als Vorteil von professioneller Distanz, dass diese einen klaren Blick ermögliche, während Eltern ihren Kindern emotional rund um die Uhr zur Verfügung stünden. Doch während Fachleute die eigene Professionalität oft über ihr Fachwissen definieren, messen Betroffene oder Angehörige diese auch an anderen Kriterien – etwa daran, wie gut ihnen das Fachwissen erläutert wird oder wie sehr es dabei hilft, Symptome zu verstehen, in der eigenen Lebenswelt damit umzugehen oder sich auf weitere Behandlungsphasen vorzubereiten.

Beispiel: *Viele Eltern informieren sich über mögliche Nebenwirkungen von Psychopharmaka, Vor-, Nachteile und Kosten von Jugendhilfemaßnahmen sowie soziale Ansteckungseffekte, sprich das Phänomen, dass sich Jugendliche bei einem KJP-Aufenthalt gesundheitsschädigende Ausdrucksweisen von anderen Jugendlichen abschauen können. Einige Eltern bringen durch ihren Beruf sowie eigene Psychiatrie-, Jugendhilfe- oder Lebenserfahrung bereits Wissen dazu mit. »Die Gespräche sind oft ›nebenwirkungsgeleitet‹«, erklärt die ehemalige KJP-Chefärztin Dr. Andrea Stippel. »Denn während jeder zum Beispiel die gewünschte Wirkung eines Medikaments haben will, entscheiden die möglichen Nebenwirkungen darüber, ob es wirklich zur Anwendung kommen beziehungsweise toleriert werden kann.« Die Sichtweise der Angehörigen sei stark von deren Alltag und ihren Erfahrungen geprägt. Deshalb sei es fast unvermeidlich, dass sie Vorbehalte oder kritische Fragen mitbrächten. Diese ernst zu nehmen und in einen Dialog zu bringen, sei entscheidend. Sie rät Eltern, eigene Erfahrungen und Sorgen um das Wohl ihres Kindes klar von der fachlichen Sicht zu trennen. Fachwissen entwickle sich schließlich ständig weiter: »Früher dachte man, Magengeschwüre seien psychosomatisch bedingt«, bringt sie gern als Beispiel an. »Heute wissen wir, dass ein Bakterium dahintersteckt.«*

Gleichzeitig beschreiben beide Seiten elterliches Wissen als bedeutsam. »Besonders, wenn Eltern sehr klare Vorstellungen haben, was für ihr Kind richtig ist und was nicht, hat es immer einen Grund«, so Dr. Andrea Stippel. »Vielleicht wurde etwas übersehen oder Eltern sind so tief in der Beziehungsebene verankert, dass sie fachliche Inhalte, die ihnen fremd sind, nicht nachvollziehen können.« Es brauche Zeit, gegenseitiges Annähern und den Mut der Behandelnden, Unklarheiten offen zu benennen, also sich auch sagen zu können: »Ich verstehe gerade nicht, was hier passiert.« Eltern bringen ihre eigenen Geschichten mit. Das können Traumata oder autistische Züge sein oder auch ein bestimmtes Vorverständnis von Psychiatrie, Gesundheit, Krankheit, Familie, Bindung oder Entwicklung. Genau hinzusehen sei entscheidend. Natürlich könne es dabei zu Missverständnissen kommen. Deshalb hält sie Anlaufstellen wie Beschwerdestellen oder ↗ Ombudsleute für wichtig, um als gesamtes KJP-System neues Wissen zu generieren.

Umgekehrt beschreiben auch Eltern die Auseinandersetzung mit wissenschaftlichen Erkenntnissen. Eine Mutter erzählt: »Sehr viele Eltern, denen ich begegnet bin, waren begeistert von familienbasierter Behandlung. Erst mal, weil die in den ↗ S3-Leitlinien mit hoher Evidenz empfohlen wird. Vor allem aber, weil das Gefühl da ist, bei Familienbasierter Therapie wirft man zumindest mal einen Blick darauf, was im Gehirn passiert. Das ist für viele Eltern hilfreich. Sie setzen sich damit auseinander, was ›metabolischer Stoffwechsel‹ bedeutet. Und dann verstehen sie, dass ihr Kind nicht mit Essen um sich wirft, weil es trotzig ist, sondern weil es Angst hat. Das macht es leichter, zu reagieren.« Das bedeute ihrer Meinung nach nicht, dass familienbasierte Methoden immer und für jede Familie passend seien. Manche Menschen verbänden damit, dass zu wenig therapeutisch gearbeitet werde, während andere die Erfahrung machen, dass die betroffenen Kinder zeitweise dafür nicht erreichbar seien. Es wäre in jedem Fall hilfreich, wenn Behandelnde verstünden, was Eltern und Betroffene daran als positiv empfinden.

»Wir haben heute mit Eltern zu tun, die alles Mögliche über Medikamente oder Behandlungskonzepte lesen«, sagt auch Chefärztin Dr. Renate Schepker. »Manche haben Vorurteile und andere wissen mehr als unsere Weiterbildungsassistenten. Mit diesen Eltern muss man sich messen, manchmal muss man sie überzeugen und manchmal muss man auch sagen: ›Die Frage kann ich jetzt wirklich gerade nicht beantworten‹ und noch mal nachlesen.« Das sei für sie weniger eine rechtliche Frage als eine der Nachhaltigkeit: Sie habe im Rahmen der ↗ stationsäquivalenten Behandlung immer wieder erlebt, dass Medikamente oder Behandlungspläne sich für die betroffenen Kinder und Jugendlichen nur sinnvoll in den Alltag integrieren ließen, wenn Eltern von deren Wirkung überzeugt sind.

Für fachlich problematisch hält sie »diese ganze Pädagogisierung als Gegenläufiges zum Biologischen«. Gemeint sei, dass sich durch neurobiologische Erkenntnisse psychische Phänomene heute besser verstehen ließen, die früher tendenziell als Nicht-Wollen, fehlende Mitwirkungsbereitschaft, Erziehungsdefizite oder genetisch bedingte Dispositionen gelesen worden seien und manchmal immer noch würden. So ließen sich »Störungen des Sozialverhaltens« auch durch stoffwechselbedingte Impulsivität erklären oder Bewegungsdrang bei Anorexia nervosa durch einen niedrigen Leptinspiegel. Es werde intensiv dazu geforscht, wie Informationen bei schwer traumatisierten Kindern neurobiologisch verlaufen. »Alles, was Psyche ist, manifestiert sich im Gehirnstoffwechsel«, so Schepker. »Das darf man nicht mit Genetik verwechseln, aber es gibt heute vielversprechende Behandlungsmethoden, die sich aus biologischen Erkenntnissen heraus entwickeln.« Deshalb halte sie es ab einem bestimmten Punkt für einen Fehler, Patientinnen und Patienten Medikamente vorzuenthalten und »nur Psychotherapie zu machen«. Das bedeute aber nicht, dass Ärzt*innen den Weg vorgeben sollten. »Wenn die Eltern partout nicht wollen, dann kriegt das Kind die Medikamente halt nicht, denn sonst wird das im Alltag sowieso kaum funktionieren«, sagt sie. Und es bedeute in ihrer Klinik auch nicht, dass Kinder entlassen werden oder Familien nicht wiederkehren dürften, wenn sie sich einmal gegen eine Behandlung wie die Gabe von Psychopharmaka

entschieden hätten. »Es gibt Eltern, die brechen die Behandlung ab und wähnen dann, sie dürften mit ihren Kindern niemals wiederkommen«, sagt Renate Schepker. »Ich sage: Natürlich können Sie wiederkommen. Sie können Ihre Meinung auch nach zwei Jahren noch ändern. Dann gucken wir, ob es irgendwie weitergeht und ob es zu dem Zeitpunkt noch indiziert ist.«
Kolleginnen und Kollegen rät sie in solchen Fällen zur Gelassenheit. Mit Therapierenden sei es wie mit Eltern: »Man muss nicht perfekt sein, man muss nur ›gut genug‹ sein «, sagt sie. »Wenn man Leute hat, die noch üben, retten die sich manchmal in diese apostolische Arztfunktion: ›Ich bin der Doktor, ich weiß, wo es langgeht, und ich dulde keinen Widerspruch.‹ Aber bei aller Selbst- und Berufserfahrung hat man weiter blinde Flecken. Mal hat man einen schlechten Tag, mal vergreift man sich im Ton, mal ist man zu müde. Man kann Patienten kränken oder Eltern kränken. Man kann völlig falsche oder deplatzierte Interventionen machen. Und dann würde ich mir wünschen, dass ich das wieder zurückbekomme. Zum Berufsleben gehört, dass man das aushalten kann.«

2.5 Eine Klinikpädagogin über transparente Kommunikation

Jutta Benz arbeitet seit 33 Jahren in der Kinder- und Jugendpsychiatrie. Sie hat Erfahrungen mit allen Altersgruppen, verschiedenen Stationsformen und besonders mit Essstörungen und Sucht. Derzeit baut sie in Gütersloh eine neue Klinik mit auf, in deren Konzept der ↗ Offene Dialog eine wichtige Rolle spielt.

Frau Benz, wie sind Sie zum Offenen Dialog gekommen?
Jutta Benz: Ich habe selbst eine Tochter, die eine Intelligenzminderung hat. Da bin ich immer wieder daran gescheitert, mit Fachkräften zu sprechen. Das ist meine persönliche Erfahrung und als ich 1991 als Erzieherin in die Kinder- und Jugendpsychiatrie kam, dachte ich im Verlauf meiner Dienstjahre: »Mensch, es muss doch noch was anderes geben! Es kann ja nicht sein, dass wir Fachleute immer glauben, wir könnten Dinge besser als die, die von einer Erkrankung betroffen sind.« 2013 habe ich in Bielefeld ein Studium zur Psychiatrischen Pflege begonnen und da gab es zwei Professoren, die sehr trialogisch ausgerichtet sind. Wir hatten beispielsweise eine Vorlesung mit Elke Prestin, einer bekannten Psychiatrieerfahrenen. Sie ist Kommunikationswissenschaftlerin und nach dem Gespräch mit ihr war mir noch mal klarer: »Die erste große Schwierigkeit, die wir immer miteinander haben, ist, dass wir nicht die gleiche Sprache sprechen.« Meine Bachelorarbeit

habe ich dann über Trialog und Partizipation in der Kinder- und Jugendpsychiatrie geschrieben und mein Zweitprüfer war Professor Holtmann, der ärztlicher Direktor der LWL-Kinder- und Jugendpsychiatrie Hamm ist, wo ich jetzt arbeitete.

Sie hatten einen Aha-Moment und haben begonnen, Dinge zu verändern. Was war der erste Schritt?
JUTTA BENZ: Erst mal bin ich froh, zu sehen, dass sich in der Kinder- und Jugendpsychiatrie manches verändert. Aber ich verrate wohl kein Geheimnis, wenn ich sage, dass es schwierig war, mit Partizipation oder Offenem Dialog durchzustarten. Man stößt schnell auf bestimmte Themen oder Realitäten. In den Konzepten von Kinder- und Jugendpsychiatrien steht zum Beispiel oft: »Wir arbeiten systemisch«. Schaut man genauer hin, ist damit aber keine wirkliche systemische Arbeit gemeint, sondern lediglich, dass Eltern zu Familiengesprächen eingeladen werden, an denen mehrere Menschen beteiligt sind, wie etwa Therapeut, Pflege- und Erziehungsdienst, vielleicht noch jemand aus der Jugendhilfe. Es kann selbst für Erwachsene recht überfordernd sein, plötzlich unter lauter Experten zu sitzen. Und dabei ist es nicht einmal überall selbstverständlich, die betroffenen Jugendlichen hinzuzuziehen. Wenn aber das schon als »systemisch« oder »sozialpsychiatrisch« reklamiert wird, ist es nicht leicht zu begründen, weshalb es noch etwas anderes braucht.
In unserer Klinik kamen zudem viele Therapeuten aus unterschiedlichen Therapieschulen zusammen. Für sie galt hauptsächlich, das Verhalten des Kindes oder Jugendlichen während des Klinikaufenthalts zu verändern. Die Sicht war also eher eindimensional auf die Betroffenen ausgerichtet. Wenn man den Fokus erweitert, weiß man, dass auch die Erwachsenenpsychiatrie bis tief in die 90er-Jahre ausschließlich mit ihren erwachsenen Betroffenen gearbeitet und nicht mitbetrachtet hat, dass die auch Familien und Kinder haben. In der Kinder- und Jugendpsychiatrie hat es noch mal zehn Jahre länger gedauert, bis sich der Blick öffnete. Weil unser ärztlicher Direktor, Professor Holtmann, sehr aufgeschlossen ist und einen tiefen systemischen Blick hat, konnten wir ab 2020 auf unserer Essstörungsstation offene Visiten implementieren.

Wie genau kann ich mir das als Mutter vorstellen? Also, was hätte ich erlebt, wenn meine Tochter in Ihrer Klinik gewesen wäre?
JUTTA BENZ: Ich frage mal zurück: Was stellen Sie sich darunter vor?

Ich denke an unklare Situationen zurück. Etwa, wenn Eltern vor dem Zimmer einer Therapeutin auf ein Familiengespräch warten und mitbekommen, dass deren Tag schon sehr stressig gewesen ist und sie sich jetzt noch schnell mit dem Team besprechen will. Da fragt man sich: Lesen sie jetzt, wer was in der Akte notiert hat? Oder legen sie sich eine Gesprächstaktik zurecht? Bei einer offenen

Visite würde ich erwarten, dass wir gemeinsam sprechen. Also etwa: Gucken Sie mal, in der Akte steht dieses oder jenes, haben Sie das wirklich so gesagt? Oder: Entschuldigung, aber ich hatte wirklich den ganzen Tag keine Zeit, mich vorzubereiten, wollen wir gemeinsam gucken, was gerade wichtig ist? Das wäre damit vergleichbar, wenn ein Arzt seinen Bildschirm so dreht, dass man sehen kann, was er gerade tippt. Es schafft Vertrauen. Und man könnte Missverständnisse ausräumen, etwa, dass eine Hypothese eigentlich bereits ad acta gelegt wurde, sich aber in der Akte trotzdem weiter hält.

JUTTA BENZ: Genauso! Allerdings haben wir erst mal damit begonnen, das Team zu schulen. Da ging es viel um Fehlerkultur. Es gab zum Beispiel die Angst, dass multiprofessionelle Teams und Eltern plötzlich in einer Konkurrenzsituation stecken könnten. Es gehörte schon sehr viel dazu, das überhaupt zu reflektieren und zu erkennen, dass wir uns nicht ersetzen, sondern ergänzen müssen. Eine große Sorge des Teams war, dass nicht mehr über kritische Dinge gesprochen werden könne, wenn Patienten oder Eltern immer zuhören. Es braucht ein Bewusstsein für Sprache, um über jemanden zu sprechen, der anwesend ist. Dann können kritische Dinge auch gesagt werden – wertschätzend, ohne Vorwurf und als Hypothese.

Zum Beispiel?

JUTTA BENZ: »Mir ist aufgefallen, dass Sie nicht zur Familientherapie kamen. Mir wäre wichtig, mit Ihrem Kind darüber sprechen zu können. Lag es vielleicht an der Atmosphäre oder haben Sie bestimmte Befürchtungen?« Vielleicht stellt sich dann heraus, dass einfach nur das Geschwisterkind krank oder das Auto kaputt war. Solche Gespräche sind auch für uns Fachkräfte entlastend, weil sonst sehr schnell dieses Kopfkino entsteht, die Eltern seien nicht interessiert oder motiviert. Der Vorteil einer offenen Fehlerkultur ist, dass es weniger Beschwerdemanagement braucht. Wenn es ein Agreement gibt, dass alle Seiten Fehler machen und sich auch entschuldigen dürfen, schaukeln sich Situationen seltener zu Konflikten hoch.

Welche Methoden haben Sie konkret eingeführt?

JUTTA BENZ: Begonnen haben wir mit Sichtvisiten. Das heißt, es wurde nichts vorbesprochen, sondern eine kleine Mitarbeiterzahl kam direkt mit dem Patienten zusammen. Das braucht eine beschützende Atmosphäre, damit der Patient oder die Patientin etwas von sich preisgeben kann und spürt, da sind Menschen, die ihm oder ihr zuhören. Etwas, das Betroffene jeden Alters oft sagen, ist: »Ihr versteht mich nicht.« Und das stimmt. Ich kann zwar immer versuchen, etwas nachzuempfinden, aber ich bin selbst nie in der Position des anderen. Der zweite Schritt war, dass die Betroffenen sich im Vorfeld der Sichtvisiten mit ihrem Bezugsbetreuer oder ihrem Therapeuten vorbereiteten. Diese beiden Fachkräfte haben wir als fallführendes Tandem verstanden, das mit dem Patienten zusammen in

einem Trialog ist. So konnte der Patient oder die Patientin selbst den Auftakt in der Visite machen: Wie es ihm oder ihr geht, was bisher gut funktioniert, was er oder sie verändern möchte. Und an bestimmten Tagen konnten die Eltern an der Visite teilnehmen. Da gab es auch immer einen Part, bei dem wir ↗ Reflecting Teams genutzt haben.
Zusätzlich haben wir Fallkonferenzen eingeführt, bei denen der Patient aussuchen konnte, welche für ihn wichtige Person aus seinem sozialen Umfeld er dabeihaben möchte. Das konnten die Eltern sein, andere Verwandte oder Freunde. Und zur Vorbereitung auf diese Fallkonferenz haben die Eltern Fragen bekommen. Etwa: Haben Sie bemerkt, was sich schon verändert hat? Was soll aus Ihrer Sicht bleiben?

Was hat sich für Ihr Team positiv verändert?
JUTTA BENZ: Das Team darf Fehler machen und dazu stehen, dass das menschlich ist. Jeder kann ansprechen, wenn ihm selbst in der Zusammenarbeit mit Eltern etwas fehlt oder stört. Wir haben gemeinsam gelernt, unsere eigenen Wahrnehmungen als Hypothesen zu formulieren, nicht als Wahrheiten.

Merken Sie trotz allem manchmal, dass Eltern für Sie irgendwie nicht greifbar sind?
JUTTA BENZ: Absolut. Gerade die Multifamilientherapie, die bei uns verbindlich zum Kliniksetting gehört, bietet die Chance, das anzusprechen. Und eben nicht zu bewerten, dass etwa jemand kein Interesse habe, sondern nachzufragen, was gerade spürbar im Raum steht. Wir kennen aber auch das Gegenteil, also dass jemand viele Fragen stellt und oft anruft. Das empfinden viele Mitarbeiter als überprotektiv, solange sie selbst noch keine Kinder haben. Natürlich kann es sein, dass jemand im falschen Moment anruft. Dann verabredet man eine Telefonzeit miteinander. Ich sage Ihnen, das war ein langer Weg.

Kennen Sie Situationen, wo Sie sich fragen: Versteht die Person mich überhaupt? Also zum Beispiel, wenn jemand gebrochen Deutsch spricht oder aus einer Kultur kommt, in der man mit Autoritäten anders umgeht, als Sie es gerade nahelegen?
JUTTA BENZ: Ja, das ist superschwierig. Ich erinnere mich an ein türkisches Mädchen, dessen Mutter sehr gern in der Therapie mitarbeiten wollte. Sie hat viele Lebensmittel mit in die Klinik gebracht. Der Vater kam nie mit. Trotz aller Bemühungen hat das Mädchen lange Zeit nicht zugenommen. Wir hatten auf einer anderen Station eine Mitarbeiterin, deren Eltern ebenfalls aus der Türkei kamen. Sie konnte uns ein wenig erklären, was wir vielleicht anders wahrnehmen als die Betroffenen und welches Bild von Familie oder Beziehung wir aufgrund unserer Kultur voraussetzen. Durch das Wissen der Mitarbeiterin konnte der Vater in die Therapie eingebunden werden.

Ich höre oft, dass man in der KJP die Menschen »an einen Tisch bringen« möchte. Was aber, wenn es zwischen zwei Elternteilen nicht funktioniert? Oder wenn eine Seite sich gar nicht einbringt oder auf eine Weise, die für die andere Seite, das Kind oder die Therapie belastend ist?
JUTTA BENZ: Das ist sehr häufig. Man kann unterschiedlich damit umgehen. Wenn man vermutet, es wäre gut, alle an einem Tisch zu haben, könnte man erst mal mit jedem einzeln sprechen. Wenn ein Elternteil gar nicht zur Klinik kommen möchte, fahren wir auch mal zu ihm. Je nach Situation gemeinsam mit dem Kind oder ohne. Einfach als Angebot, um sich persönlich kennenzulernen. Wenn jemand gar nicht kann, muss man eben damit arbeiten. Also konkret schauen, wie das Kind damit umgeht, welche Gefühle und Erwartungen es hat, wie man seinen Umgang mit der Verhaltensweise des Elternteils so verändern kann, dass es ihm damit gut geht. Es gibt irgendwann den Moment, wo man sagen muss: Das ist ein erwachsener Mensch, er muss für sich einen Weg finden. Widerstände sind Schutzfunktionen unserer Seele, die wir ernst nehmen müssen. Man kann auch sagen: »Wir hätten Sie gerne mit einbezogen, aber Sie können sich auch jederzeit an uns wenden« oder »Wäre es in Ordnung, wenn wir Sie in Intervallen noch mal kurz kontaktieren?«

Wie gehen Sie damit um, wenn Eltern das Bedürfnis haben, Dinge ohne ihr Kind zu besprechen – etwa, wie sie mit bestimmten Fragen bezüglich eines Essensplans umgehen sollen oder um sich selbst auf ein Familiengespräch vorzubereiten? Widerspricht es der Partizipation des Kindes, wenn Erwachsene untereinander reden?
JUTTA BENZ: Die Möglichkeit müsste es eigentlich immer geben. Bedürfnisse sind immer legitim, das gehört genauso in ein Konzept wie die Partizipation der Jugendlichen. Wichtig ist das Mittel der Hospitation. Das heißt, Eltern kommen auf die Station oder man geht zusammen mit den Eltern und dem Kind ein Eis essen. Da könnte man etwa die Fragen zum Essensplan auch gemeinsam besprechen und zusammen erarbeiten, wer welche Sorgen und Befürchtungen hat.

Sie haben Reflecting Teams erwähnt. Ich mag diese Methode sehr. Wenn ich jedoch an eine frühere Zeit zurückdenke, waren zur Zeit der Pandemie viele Familien mit den Essstörungen ihrer Kinder sehr allein. Auch der Klinikaufenthalt meiner Tochter war im Grunde ihre erste professionelle Behandlung und vielleicht hätte ich es als entlastend und validierend empfunden, wenn jemand offen gesagt hätte: »Diese Mutter wirkt auf mich gerade sehr belastet.« Wenn ich jedoch gehört hätte, was später im Bericht stand, wäre es mir nicht gut gegangen. Ich hätte vieles korrigieren, grundsätzlich hinterfragen müssen und ich frage mich, ob Menschen das überhaupt können, wenn sie akut belastet sind. Was meinen Sie?
JUTTA BENZ: Ich weiß, was Sie meinen. Ich habe festgestellt, dass viele Menschen Reflecting Teams schon kannten und sehr kritisch sahen. Wenn ich dann fragte,

wie es gemacht wurde, habe ich mich erschrocken. Oft schien die eigentliche Grundhaltung zu fehlen. Ich hätte bei Ihnen zum Beispiel die Frage gestellt: »Diese Mutter hat es geschafft, trotz ihrer Belastung mit ihrer Tochter Unterstützung zu bekommen. Wie hat sie das hingekriegt?« In der ↗ dialektisch-behavioristischen Therapie sagen wir: Jeder tut zu jeder Zeit sein Bestes. Und in der Systemik sagen wir: Jedes Verhalten hat seinen Sinn. Es geht immer um die Grundannahmen und die Grundhaltung, die ich als Mitarbeiterin oder Mitarbeiter, egal welcher Berufsgruppe, habe. Wenn jemand die nicht hat, ist alles, was er den Patienten und seiner Familie gegenüber zum Ausdruck bringt, unauthentisch. Und das spüren die Beteiligten. Zu Reflecting Teams gehört, alles transparent zu machen. Wenn ich die Bezugsmitarbeitende Ihres Kindes wäre und ich hätte irgendwie ein ungutes Gefühl, so eine Enge in der Brust, dann würde ich es thematisieren: »Mensch, ich habe hier ein komisches Gefühl, aber ich weiß nicht, woher es kommt. Ist das jetzt mein Empfinden oder gehört es zu jemand anderem?« So kann man Übertragungsphänomene sichtbar machen. Wenn ich meine Wahrnehmung nicht verbalisiere, passiert kognitiv etwas bei jedem Einzelnen. Dann denkt einer nach dem Gespräch: »Mensch, das ist ja klasse gelaufen« und der nächste denkt: »Das war ganz schlimm.« Gerade meine vier Jahre auf einer Station für Essstörungen haben mich dafür sehr sensibel gemacht.

Inwiefern?
JUTTA BENZ: Weil Angehörige und Betroffene wirklich alles kritisch hinterfragt haben, die Regeln, die Strukturen. So haben sie mich dazu gebracht, mich selbst zu hinterfragen. Oft ging es um Ernährungsprotokolle und Essenspläne. Da gab es Wünsche und die Profis haben immer erst mal gesagt: Tut uns leid, wir können unser Konzept nicht für jeden Einzelnen anpassen. Irgendwann dachte ich: Warum denn nicht? Warum müssen Patientinnen und Patienten Butter auf ihr Brötchen schmieren, wenn sie zu Hause immer Frischkäse essen? Wo liegt der Therapieerfolg, wenn wir wissen, dass sie zu Hause nie wieder Butter essen werden? Stattdessen durften Patienten sich etwas mitbringen und Lebensmittel ersetzen. Die Therapie geht ja oft zu Hause weiter und Familien müssen lernen, von den anfangs starren Regeln wieder abzuweichen. Das sind die kleinen Erfolge, bei denen sie merken: Da klappt etwas wieder. Und gleichzeitig fühlen sie sich ernst genommen.

Wenn ich über Fehlerkultur und Beschwerdemanagement nachlese, stoße ich auf Fachartikel, die kleinteilig differenzieren zwischen Fehlern, Missständen, Grauzonen, et cetera. Bei Ihnen höre ich heraus, dass es um eine Haltung geht?
JUTTA BENZ: Fehlerkultur heißt, dass man ein klares Agreement hat, dass Fehler passieren dürfen. Und dass wir darüber sprechen, damit nicht eine Partei gekränkt herausgeht. Außerdem sind Konzepte organisch. Wenn man sich stur an einem

Konzept festhält, suggeriert das schnell: Ich habe etwas falsch gemacht. Dann beschweren Eltern sich, es wird thematisiert, eskaliert und bei allen Seiten bleibt etwas zurück. Die nächste Sache, die Sie dann besprechen möchten, klappt nicht, weil jeder aus seiner Kränkung heraus reagiert. Wenn man aber die Rückmeldung bekommt: Wir machen das beim nächsten Mal anders, ist es nicht mehr so schlimm und alle können daraus lernen.
Es kann zum Beispiel sein, dass Eltern etwas wissen wollen, aber sich die Therapie des Kindes gerade an einem ganz vulnerablen Punkt bewegt. Hier können Fachkräfte durchaus sagen: »Wir machen das gerade lieber zu zweit.« Dennoch empfehle ich Eltern immer, sich nicht in Ruminieren zurückzuziehen, sondern immer wieder das Gespräch zu suchen. Vielleicht sagt der oder die Jugendliche nach vier Wochen: Jetzt können meine Eltern dazukommen. Oder der Therapeut merkt, dass er selbst Vorbehalte hatte, die gar nicht notwendig sind. Partizipativ zu arbeiten, ist manchmal unglaublich schwierig. Und gleichzeitig die erfolgreichste Behandlungsform, weil alle Verantwortung tragen und ihre Ziele und Lösungen selbst kreieren.

Arbeiten Sie mit Genesungsbegleiterinnen und -begleitern?
JUTTA BENZ: Ja. Wir sind meines Wissens die erste KJP in Nordrheinwestfalen, die eine Genesungsbegleiterin angestellt hat. Da gibt es viele Hürden und es ist unglaublich wertvoll, weil sie dieselbe Sprache spricht wie die Betroffenen. Da ist dieses: »Ich verstehe dich, weil ich es selbst erlebt habe«. Eine weitere zukünftige Mitarbeiterin, hat selbst Zwangsmaßnahmen in der Psychiatrie erlebt und arbeitet gerade aktiv an den Leitlinien zur Verhinderung von Zwangsmaßnahmen mit. Wir haben sie eingeladen, in unseren Teams Workshops zu geben, über Partizipation zu sprechen und die Erfahrungen von Betroffenen darzulegen. Man muss beachten, dass die Altersunterschiede immer größer werden, je mehr Erfahrung jemand sammelt. Patientinnen und Patienten geben uns ganz unbewusst eine Rolle oder Funktion, je nachdem, wie alt wir sind. Als ich jung war, war ich oft die Schwester, erst für Betroffene, dann für Angehörige. Inzwischen ist mein Rollenbild gekippt. Jetzt bin ich schon späte Mutter. Wenn man das versteht, ist die Beziehungsgestaltung mit weniger Hürden belegt.

Gibt es eine Art Checkliste, die eine KJP abhaken könnte, wenn sie partizipativer arbeiten möchte?
JUTTA BENZ: Das Schwierigste ist immer, alle Akteure an einen Tisch zu bekommen. Und es ist das Wertvollste überhaupt. Wenn das gelungen ist, fruchtet es auch. Dafür muss man im Team Partizipation leben. Das heißt, dass jemand aus dem Pflege- und Erziehungsdienst oder der Verwaltung genauso sagen kann »Ich fühle mich nicht gut, beim Thema XY«. Die Mitarbeiter müssen viel Gestaltungsspielraum haben und Dinge selbst erarbeiten.

Ist Partizipation teuer?

JUTTA BENZ: Überhaupt nicht. Was Geld kostet, sind vielleicht Experten-Workshops für das Team, oder wenn man Mitarbeitende in dialektisch-behavioraler oder systemischer Therapie schulen möchte. Aber da sprechen wir nicht von Millionenbeträgen. Die Grundhaltung liegt im Konzept und in der Annahme, Menschen in ihrem ganzen Sein anzunehmen. Wir haben bei unserer neuen Klinik den Vorteil, dass wir Mitarbeiter rekrutieren können, die genau diese Grundhaltung haben.

2.6 Zur Notwendigkeit von Machtsensibilität

Gastbeitrag von Melanie Misamer

> ***»Hier liegt die Aufgabe […] einen Sinn des Wertes der Dinge zu vermitteln, der nicht in der Beherrschung anderer liegt, kluge Bürger einer freien Gemeinschaft hervorbringen zu helfen, und die Menschen […] in persönlich-schöpferischem Sinne zu befähigen, dem menschlichen Leben die Größe zu verleihen, die einige wenige durch ihr Dasein als möglich erwiesen haben.«***
> — *Russell 1947, S. 255*

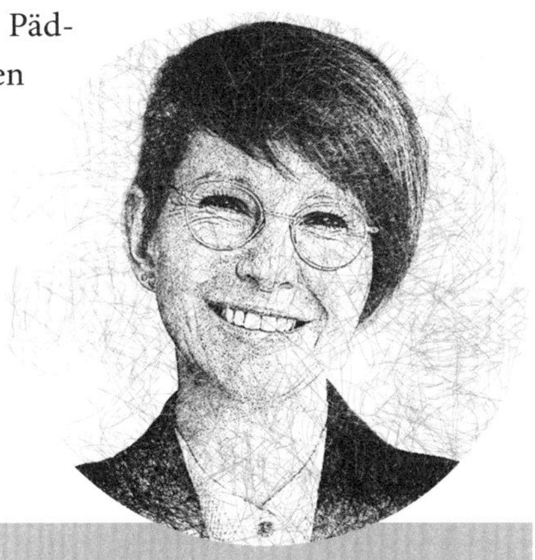

Porträt von
Prof. Dr. Melanie Misamer

Fachkräfte – besonders Sozialarbeitende, Pädagog*innen und Therapierende in Kliniken oder therapeutischen Einrichtungen, aber auch in anderen Bereichen wie psychosozialen Beratungsstellen oder Schulsozialarbeit – haben durch ihre institutionelle Rolle eine gewisse Macht. Wenn sie Machtsensibilität als wichtigen Teil ihrer (inter-)professionellen Arbeit sehen, können sie noch verantwortungsvoller und vorausschauender handeln. Gerade in pädagogischen, therapeutischen und sozialarbeiterischen Begegnungen ist es wichtig, sich der Machtverhältnisse bewusst zu sein. So können Fachkräfte ihren eigenen Status bewusster nutzen und konstruktiv sowie partizipativ auf

andere einwirken. Dieser Gastbeitrag zeigt, wie sie Eltern von psychisch und psychosomatisch erkrankten Kindern in asymmetrischen Situationen noch besser unterstützen und stärken können.
Um den sensiblen Umgang mit der eigenen Macht für den Arbeitskontext besser zu verstehen, sind folgende Grundinformationen wichtig:

Begriffsklärung: *Machtsensibilität* bedeutet, sich der eigenen Macht und ihrer Auswirkungen auf andere bewusst zu sein. Sie umfasst:

- Wissen um den eigenen Status
- Wissen um das Eigenwirkpotenzial von Macht
- Wissen um mögliche Korrumpierungsmechanismen[1] von Macht
- Kenntnis sozialpsychologischer Wahrnehmungsverzerrungen
- Verständnis, dass Macht je nach Position unterschiedlich wahrgenommen wird (Misamer, 2023a, 2023b)

Verantwortung durch Berufsethik: Fachkräfte tragen eine hohe Verantwortung gegenüber ihren Adressierten. Berufsethische Prinzipien – z. B. die des Deutschen Berufsverbands für Soziale Arbeit (DBSH) – verlangen, dass sie die Verantwortung, die mit Macht einhergeht, erkennen. Dieses Bewusstsein ist die Voraussetzung dafür, die eigene Machtanwendung auf einem Kontinuum zwischen konstruktiv und destruktiv einordnen zu können. Es ermöglicht vorauszusehen wie die eigene Art, Macht anzuwenden, sich auf Adressierte auswirkt.

Konstruktive vs. destruktive Machtanwendung: Macht kann konstruktiv eingesetzt werden, z. B. zur Unterstützung, Partizipation und zum Empowerment von Adressierten. Sie kann aber auch destruktiv wirken, z. B. durch Machtmissbrauch oder Informationsverschweigen. Fachkräfte sollten ihre Macht entsprechend ihrer Werte und Rolle reflektiert nutzen. Das stärkt die eigene Praxis und ermöglicht es, Interventionen bewusst anzupassen (Misamer, 2023a, 2023b).

1 Korrumpierung bedeutet in diesem Zusammenhang, dass Macht Personen dazu verleiten kann, weniger mächtige Menschen ungerecht zu behandeln oder auszubeuten. Nach Kipnis (1972) lassen sich drei Ausprägungen von durch Macht hervorgerufener Korrumpierung unterscheiden: 1) Verzerrte Selbstwahrnehmung: Macht kann zu einer Überhöhung des eigenen Selbstbildes führen. Dies äußert sich in Überheblichkeit oder Selbstverherrlichung und hemmt das Mitgefühl gegenüber anderen. 2) Machtstreben als Selbstzweck: Eine Person gilt als korrumpiert, wenn sie Macht ausschließlich dazu einsetzt, diese zu erhalten oder auszubauen und das unabhängig von ursprünglichen Zielen oder dem Nutzen für andere. 3) Macht als Mittel zum Zweck: Macht wird korrumpierend, wenn sie rücksichtslos und eigennützig eingesetzt wird, um persönliche Vorteile zu erlangen. Die Verlockung, die eigene Macht zum individuellen Nutzen zu gebrauchen, steht hierbei im Vordergrund (Misamer, 2023a, 2023b).

Kritische (Selbst)Reflexion und Handlungssicherheit: Eine ständige Reflexion der eigenen Rolle, Machtposition und der daraus resultierenden Handlungen ist essenziell. Durch regelmäßiges Überprüfen der eigenen Einstellungen und Verhaltensweisen gegenüber Adressierten wird die Professionalität gestärkt. Es schafft Sicherheit, um beispielsweise in Grauzonen[2] fragliche Interventionsansätze bei sich selbst und anderen frühzeitig zu erkennen und gegebenenfalls zu korrigieren. Bewusstsein für Machtdynamiken erhöht die Handlungssicherheit und erleichtert es, Entscheidungen und Handlungen gezielter steuern und Reaktionen von Adressierten besser einschätzen (Misamer, 2023b).

Partizipation und Empowerment: Machtsensibilität legt den Fokus auf konstruktive Machtanwendung. Dadurch wird die Partizipation und Selbstermächtigung der Adressierten gefördert (Empowerment). Besonders in prekären Lebenslagen, die oft mit Ohnmachtsgefühlen verbunden sind, ist es wichtig, die Stimmen und Bedürfnisse der Betroffenen zu hören und sie aktiv in Entscheidungen einzubeziehen (Misamer, 2023c).

Vorbild- und Multiplikator*innenfunktion: Menschen lernen von Rollenvorbildern, besonders von denen in Machtpositionen (Bandura, 1965). Fachkräfte wirken automatisch als Vorbilder. Ein reflektierter Umgang mit dieser Rolle kann dazu beitragen, dass Adressierte sich für ihre Lebenswelt etwas von Fachkräften »abschauen« und konstruktive Handlungsweisen übernehmen. Gleichzeitig können Sozialarbeitende auch für (neue) Kolleg*innen als Multiplikator*innen fungieren, ihr Wissen weitergeben und so eine Kultur des verantwortungsvollen Umgangs mit Macht fördern (Misamer, 2023a, 2023b).

Interdisziplinäre Synergien: Macht wirkt in allen Disziplinen und Bereichen ähnlich – in Sozialer Arbeit, Pädagogik, Therapie, psychosozialen Beratungsstellen oder Schulsozialarbeit. Sensibler Umgang mit Macht ist deshalb nicht nur für die eigene Disziplin wichtig, sondern auch in der Zusammenarbeit mit anderen. Ein interdisziplinärer Blick kann synergetische Effekte für Adressierte schaffen und das Verständnis von Macht und ihren Auswirkungen erweitern.

(Selbst)Schutz vor Machtmissbrauch: das Bewusstsein für eigene, fremde und institutionelle Macht hilft Fachkräften, sich vor möglichen Korrumpierungsmechanismen der Macht zu schützen[3].

---

2 Grauzonen zwischen konstruktiver und destruktiver Machtanwendung können sich in uneindeutigen Situationen auftun, in Spannungsfeldern durch Mehrfachmandate oder bei Zielkonflikten (Misamer, 2023c).

3 Dass Macht korrumpieren kann, wurde vielfach empirisch nachgewiesen (Keltner, 2016; Kipnis, 1972 oder Scholl, 2007, 2012).

Es hilft,

- ethische Standards einzuhalten,
- das Vertrauen der Adressierten zu wahren und
- nützlich statt schädlich zu handeln.

Machtbewusstsein und umweltbezogenen Machtsensibilität ermöglichen, machtmissbräuchliche Strukturen oder Handlungen frühzeitig erkennen zu können und bei Bedarf zu intervenieren (Misamer, 2023a, b).

Ein arbeitspraktisches Handlungskonzept

Machtsensibilität ist ein interdisziplinär fundiertes Konstrukt, aus dem ein arbeitspraktisches Handlungskonzept abgeleitet wurde. Ziel ist es, zunächst ein Bewusstsein für Machtverhältnisse zu schaffen, um konstruktiv im Sinne und zum Nutzen der Adressierten agieren zu können. Das Handlungskonzept betrachtet Macht universell – sie ist in allen Lebensbereichen (Mitchell et al. 1998) und fachlichen Kontexten vorhanden. Im Folgenden wird Abbildung 7 erläutert:

(Voraussetzung) Macht als neutrales Potenzial: Macht ist weder »gut« noch »schlecht«, sondern zunächst neutral. Sie kann in den Händen von Personen auf die eine oder andere Weise genutzt werden. Entscheidend ist das Wissen über das Instrument »Macht« sowie auch das Bewusstsein und die professionelle Haltung zur eigenen Macht.

1. **Macht als menschlicher Wesenszug:** Der Wunsch nach Macht ist in jedem Menschen mehr oder weniger zu finden (Russell, 1947). Dieses Eingeständnis hilft, das negativ konnotierte Thema »Macht« zu enttabuisieren. Es ermöglicht einen ehrlichen Blick auf die eigene Machtausübung und legt die Basis für kritische (Selbst)Reflexion.
2. **Machtspezifische und sozialpsychologische Wahrnehmungsverzerrungen:** Unsere Wahrnehmung wird von Annahmen über soziale Rollen, Personen und Gruppen geprägt. Diese Annahmen helfen uns zwar, die Umwelt zu verstehen, können aber auch zu Verzerrungen führen, wie z. B. Schubladendenken oder Vorurteilen (Jonas et al., 2014). Machtspezifische Verzerrungen können sein:
   - **Status:** Der legitimierte Status von Fachkräften erlaubt es ihnen, teils schwerwiegende Entscheidungen für Adressierte zu treffen. Gleichzeitig gehen mit einer Machtposition positive Gefühle einher und die Neigung, die eigenen Machtanwendung etwas zu positiv einzuschätzen (Misamer, 2023b).
   - **Korrumpierungsmechanismen:** Macht kann Menschen negativ verändern, indem sie beispielsweise härtere Mittel ohne Notwendigkeit einsetzen, sich ihre Empathie für andere mit der Zeit verringert oder die Kommunikation

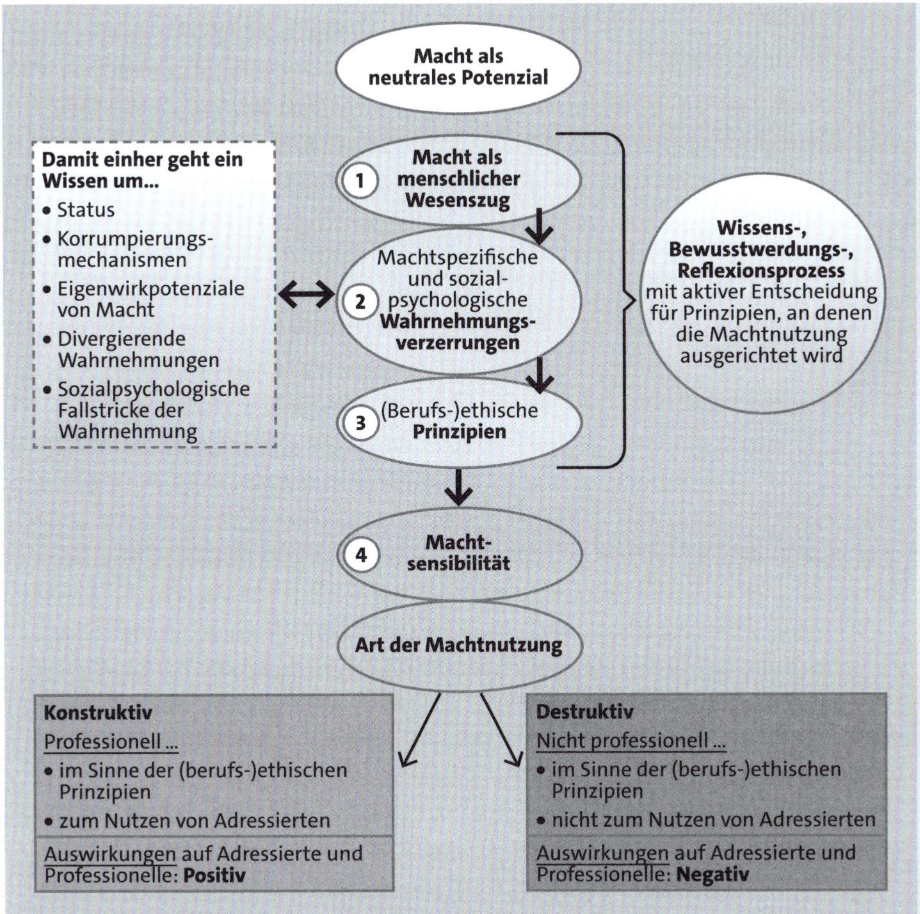

ABBILDUNG 7: Entwicklung einer Machtsensibilität

Quelle: Misamer, 2023b, S. 119

und Interaktion mit ihnen ins Negative umschlägt (Keltner, 2016; Kipnis, 1972; Scholl, 2007, 2012).

- **Eigenwirkpotenzial von Macht:** Macht hat nach Keltner, Gruenfeld und Andersen (2003) ein nicht zu unterschätzendes Eigenwirkpotenzial. Das heißt, Macht wirkt bereits vor ihrer Anwendung.
- **Divergierende Wahrnehmungen:** Macht und ihre Anwendung wird unterschiedlich wahrgenommen, je nachdem, ob man die Person ist, auf die Macht angewendet wird, oder die Macht anwendet. Das kann die Verzerrung bei Machtausübenden verstärken, indem sie ihre eigene Machtanwendung konstruktiver einschätzen als die Personen, auf die sie angewendet wird (Keltner et al., 2003; Misamer, 2019; Misamer, 2025).

- **Sozialpsychologische Fallstricke:** Allgemeine Wahrnehmungsverzerrungen können die Machtanwendung beeinflussen:

  - **Fundamentaler Attributionsfehler:** (Unerwünschtes) Verhalten von Personen wird auf deren Persönlichkeit zurückgeführt, dabei wird der Einfluss der Situation systematisch unterschätzt (Keltner et al., 2003; Misamer, 2019; Misamer, 2025).

    Beispiel: *Eine zu spät kommende Frau wird als »Zuspätkommerin« abgestempelt, ohne die Umstände genügend zu berücksichtigen.*

  - **Halo-Effekt:** Bei einer Person wird von einer bekannten Eigenschaft fälschlicherweise auf unbekannte andere Eigenschaften geschlossen (Keltner et al., 2003; Misamer, 2019; Misamer, 2025).

    Beispiel: *Einer hochdeutsch sprechenden Person werden eine höhere Auffassungsgabe und Sozialkompetenz zugeschrieben als einer Person, die einen starken Dialekt spricht.*

  - **Perseveranzeffekt:** Einmal erhaltene Informationen wirken weiter, auch wenn neue Informationen dazukommen, die ursprüngliche Informationen relativieren (Ross et al., 1975).

    Beispiel: *Wenn man bei einer Person in einer Situation Unehrlichkeit vermutet hat, wird dies auch später wieder angenommen, selbst wenn sich herausgestellt, dass sie damals nicht unehrlich war.*

  - **Pygmalion-Effekt:** Eigene Erwartungen werden durch das eigene Verhalten bestätigt (Rosenthal & Jacobson, 1968).

    Beispiel: *Eine von Anfang an vermutete schlechte Zusammenarbeit bestätigt sich schließlich, verstärkt durch die eigene Annahme, dass sie nicht funktionieren würde.*

3. **Berufsethische Prinzipien als Orientierung in Zweifelsfragen:** Fachkräfte sollten sich bewusst fragen, wo sie im Machtspektrum stehen und welche Handlungen sie für legitim halten. Eigene berufsethische Prinzipien können als Anker dienen, um bei Zweifeln die eigene Machtnutzung konstruktiv zu steuern (Misamer, 2023a, b).
4. **Machtsensibilität:** Die Kombination aus Wissen über Macht, einem Bewusstsein über eigene Wahrnehmungsverzerrungen und stetige Selbstreflexion bezüglich der eigenen Machtanwendung führen mit der Zeit zu einer Sensibilisierung gegenüber der eigenen Macht. Machtsensibilität gilt als professionelles Werkzeug für Fachkräfte, um verantwortungsvoll mit Macht umzugehen, indem die Interessen Adressierter gewahrt und diese partizipativ gestärkt werden (Misamer, 2023b).

Auf einer machtsensiblen Basis können Fachkräfte bewusst und verantwortlich entscheiden, wie sie ihre Macht im Arbeitskontext anwenden wollen und welche Auswirkungen voraussichtlich eintreten. Machtsensibilität dient dazu, die Wirkung eigener Interventionen besser abschätzen zu können, was wiederum Handlungssicherheit gibt.

Erfassung der eigenen Machtsensibilität: Diese kann über ein Screening selbst erfasst und in ihrer Entwicklung beobachtet werden.

Screening zur Machtsensibilität

für Sozialarbeiterinnen und Sozialarbeiter

Macht wirkt, und das bereits vor der Anwendung.	◯ Ich stimme nicht zu (1 P.) ◯ Ich stimme wenig zu (2 P.) ◯ Ich stimme eher zu (3 P.) ◯ Ich stimme voll zu (4 P.)
Meine Macht als Sozialarbeiterin/ Sozialarbeiter hat keine direkte Wirkung auf mich und mein Handeln bei der Arbeit.	◯ Ich stimme voll zu (1 P.) ◯ Ich stimme eher zu (2 P.) ◯ Ich stimme wenig zu (3 P.) ◯ Ich stimme nicht zu (4 P.)
Ich kann mir nicht vorstellen, dass meine Macht als Sozialarbeiterin/ Sozialarbeiter mich in irgendeiner Weise verändern könnte.	◯ Ich stimme voll zu (1 P.) ◯ Ich stimme eher zu (2 P.) ◯ Ich stimme wenig zu (3 P.) ◯ Ich stimme nicht zu (4 P.)
Meine Macht, die ich als Sozialarbeiterin/ Sozialarbeiter habe, könnte auch mich zum Negativen hin verändern.	◯ Ich stimme nicht zu (1 P.) ◯ Ich stimme wenig zu (2 P.) ◯ Ich stimme eher zu (3 P.) ◯ Ich stimme voll zu (4 P.)
Wie stark das eigene Wort gehört wird, hat viel mit der Stellung in der Gesellschaft bzw. innerhalb einer Gruppe zu tun.	◯ Ich stimme nicht zu (1 P.) ◯ Ich stimme wenig zu (2 P.) ◯ Ich stimme eher zu (3 P.) ◯ Ich stimme voll zu (4 P.)
Mir ist klar, dass ein „Nein" zu einer Bitte von Adressierten für mich weniger schwer wiegt als für die Adressierten.	◯ Ich stimme nicht zu (1 P.) ◯ Ich stimme wenig zu (2 P.) ◯ Ich stimme eher zu (3 P.) ◯ Ich stimme voll zu (4 P.)
Reflektierte Sozialarbeiterinnen/ Sozialarbeiter haben keine Stereotype bzw. Vorurteile mehr.	◯ Ich stimme voll zu (1 P.) ◯ Ich stimme eher zu (2 P.) ◯ Ich stimme wenig zu (3 P.) ◯ Ich stimme nicht zu (4 P.)
Ich habe bei mir selbst schon erlebt, dass ich stereotype Vorstellungen über Adressierte hatte.	◯ Ich stimme nicht zu (1 P.) ◯ Ich stimme wenig zu (2 P.) ◯ Ich stimme eher zu (3 P.) ◯ Ich stimme voll zu (4 P.)
Ich habe bei mir selbst schon erlebt, dass ich Vorurteile gegenüber Adressierten hatte.	◯ Ich stimme nicht zu (1 P.) ◯ Ich stimme wenig zu (2 P.) ◯ Ich stimme eher zu (3 P.) ◯ Ich stimme voll zu (4 P.)

Auswertungshinweis:
Bitte kreuzen Sie je Aussage an, was auf Sie zutrifft, und zählen Sie anschließend die Punkte zusammen.
Es sind maximal 36 Punkte erreichbar. Das entspricht dem höchsten Wert an Machtsensibilität.

Ergebnis:
- **Sehr gut** sind erreichte Werte zwischen 36 und 30
- **Gut** sind Werte zwischen 29 und 24
- **Mittelmäßig** sind Werte zwischen 24 und 19
- Werte unter 18 deuten auf eine niedrige Machtsensibilität hin

für Studierende Sozialer Arbeit

Macht wirkt, und das bereits vor der Anwendung.	◯ Ich stimme nicht zu (1 P.) ◯ Ich stimme wenig zu (2 P.) ◯ Ich stimme eher zu (3 P.) ◯ Ich stimme voll zu (4 P.)
Meine Macht, die ich als Sozialarbeiterin/ Sozialarbeiter habe, könnte auch mich zum Negativen hin verändern.	◯ Ich stimme nicht zu (1 P.) ◯ Ich stimme wenig zu (2 P.) ◯ Ich stimme eher zu (3 P.) ◯ Ich stimme voll zu (4 P.)
Wie stark das eigene Wort gehört wird, hat viel mit der Stellung in der Gesellschaft bzw. innerhalb einer Gruppe zu tun.	◯ Ich stimme nicht zu (1 P.) ◯ Ich stimme wenig zu (2 P.) ◯ Ich stimme eher zu (3 P.) ◯ Ich stimme voll zu (4 P.)
Bei Machtanwendung macht es vom Gefühl her einen großen Unterschied, ob man in der stärkeren oder in der schwächeren Position ist.	◯ Ich stimme nicht zu (1 P.) ◯ Ich stimme wenig zu (2 P.) ◯ Ich stimme eher zu (3 P.) ◯ Ich stimme voll zu (4 P.)
Ich habe bei mir selbst schon erlebt, dass ich stereotype Vorstellungen über Adressierte hatte.	◯ Ich stimme nicht zu (1 P.) ◯ Ich stimme wenig zu (2 P.) ◯ Ich stimme eher zu (3 P.) ◯ Ich stimme voll zu (4 P.)
Ich habe bei mir selbst schon erlebt, dass ich Vorurteile gegenüber Adressierten hatte.	◯ Ich stimme nicht zu (1 P.) ◯ Ich stimme wenig zu (2 P.) ◯ Ich stimme eher zu (3 P.) ◯ Ich stimme voll zu (4 P.)

Auswertungshinweis:
Bitte kreuzen Sie je Aussage an, was auf Sie zutrifft, und zählen Sie anschließend die Punkte zusammen.
Es sind maximal 24 Punkte erreichbar. Das entspricht dem höchsten Wert an Machtsensibilität.

Ergebnis:
- **Sehr gut** sind erreichte Werte zwischen 24 und 20
- **Gut** sind Werte zwischen 19 und 16
- **Mittelmäßig** sind Werte zwischen 15 und 13
- Werte unter 12 deuten auf eine niedrige Machtsensibilität hin

ABBILDUNG 8: Screening zur Machtsensibilität

Quelle: Misamer, 2024a, 2024b, Erstveröffentlichung: FORUM sozial – Die berufliche Soziale Arbeit 1/2024, Seite 50

Konstruktive und destruktive Machtanwendung sowie Graubereiche

Die Abbildung 9 zeigt, dass Machtanwendung in ein Kontinuum eingeordnet werden kann: konstruktiv, destruktiv und Graubereiche. Die Beispiele darunter stammen aus einer Studie mit Fachkräften der Sozialen Arbeit in der Jugendhilfe.

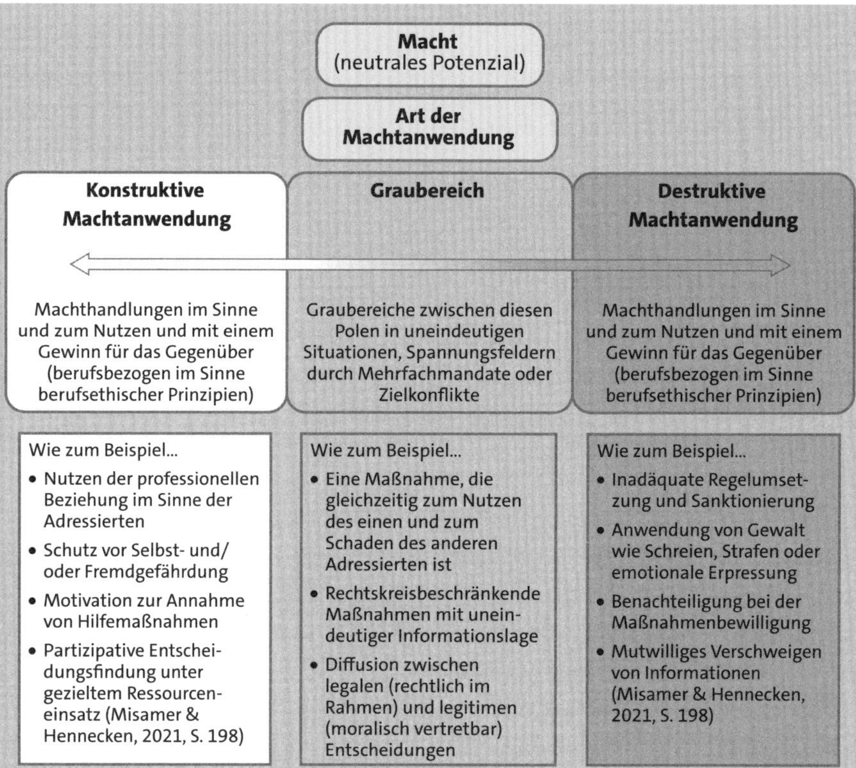

ABBILDUNG 9: Macht in einem Kontinuum zwischen konstruktiver und destruktiver Machtanwendung

Quelle: Misamer, 2023c

Beispiele für einen machtsensiblen Umgang mit Eltern psychisch oder psychosomatisch erkrankter Kinder

Eine Studie zeigte, dass ein optimaler machtsensibler Umgang mit Adressierten aus Sicht von Sozialarbeitenden durch folgende Merkmale gekennzeichnet ist:

- Bewusstwerdung des eigenen Machtstatus und Demut als Voraussetzung für Machtsensibilität
- Partizipative Nutzung der eigenen Möglichkeiten, um bestmöglich zu unterstützen
- Einsetzen von Perspektivwechselfähigkeiten
- Selbstkritisches Hinterfragen des eigenen professionellen Handelns

Dies alles wirkt sich auf Adressierte positiv aus: Sie bauen eher Vertrauen auf, wenden sich fachlichen Angeboten zu, entwickeln Verständnis für Sachverhalte und Selbstermächtigung, werden insgesamt offener und erleben weniger Stress (Misamer & Hennecken, 2025).
Im Folgenden werden sieben Beispiele vorgestellt, wie Fachkräfte in der Kinder- und Jugendpsychiatrie, Schulsozialarbeit, Familienberatung, psychosozialer Beratung und Jugendhilfe einen konstruktiven und machtsensiblen Umgang mit Eltern psychisch oder psychosomatisch erkrankter Kinder gestalten können, der sie in ihrer Rolle als Unterstützende ihrer Kinder stärkt.

Offene Sprechstunden bei Kinder- und Jugendpsychiaterinnen und Jugendpsychiatern: In offenen Sprechstunden können Eltern ihre persönlichen Beobachtungen, aber auch mögliche Ängste und Bedenken teilen, um so in die Behandlungsentscheidungen mit einbezogen zu werden. Eltern können sich auf diese Weise besser gehört und verstanden fühlen, wodurch die Akzeptanz der Eltern steigt, was wiederum die Wirkung der Behandlung der Kinder verbessern kann.

Materialienbereitstellung durch Klinische Psychologinnen und Psychologen: Klinische Psychologinnen und Psychologen könnten Eltern psychoedukative Materialien bereitstellen, die auf Augenhöhe und in Alltagssprache über das jeweilige Krankheitsbild informieren und sinnvolle Handlungsoptionen für Eltern bereitstellen. Gelungene Psychoedukation von Eltern führt dazu, dass diese informierter sind, selbstbewusster Handlungsoptionen abwägen und Entscheidungen treffen können, die die Therapie ihrer Kinder gezielt unterstützen.

Regelmäßige Elterngespräche mit Therapeutinnen und Therapeuten in stationären Settings: Therapeutinnen und Therapeuten in stationären Settings können regelmäßige Elterngespräche einplanen, um ein gemeinsames Verständnis über therapeutische Ziele zu entwickeln und die elterlichen Perspektiven einzubeziehen. Eine mit den Eltern partizipativ abgestimmte Therapie kann deren Wirkung erhöhen und die Reintegration ins häusliche Umfeld nach der Entlassung erleichtern.

Einbezug von Eltern durch Pädagoginnen und Pädagogen in Kliniken: Wenn Pädagoginnen und Pädagogen in Kliniken Eltern als Teil des therapeutischen Teams sehen, können deren Beobachtungen in den Klinikalltag mit einfließen. Diese engere Einbindung kann eine ganzheitlichere Sicht auf die Erkrankung des Kindes fördern und die gemeinsame Arbeit an den Zielen für das Kind bereichern.

Elterncafés organisiert durch Schulsozialarbeiterinnen und Schulsozialarbeiter: Von Schulsozialarbeiterinnen und Schulsozialarbeiter organisierte Elterncafés fördern das gemeinsame Lernen sowie den formellen und informellen Wissensaustausch. Hierdurch können Eltern gegenseitige Unterstützung erfahren und neue Informationen erhalten sowie Hemmschwellen abbauen, was die schulische und soziale Integration der Kinder potenziell erleichtert.

Einbeziehung von Elternsichtweisen in der Jugendhilfe: Im Rahmen von Jugendhilfemaßnahmen können die Sichtweisen und Einschätzungen von Eltern noch stärker in Fallbesprechungen und Hilfeplangespräche miteinbezogen werden, um die Hilfe passgenauer zu gestalten. Individuell zugeschnittene Unterstützung erleben Familien meist in höherem Maße als »stimmig«, was die Compliance bezüglich der Unterstützung und damit Erfolgswahrscheinlichkeit erhöhen kann.

Systemische Familienberatung: In der Familienberatung können Methoden der systemischen Beratung angewandt werden, um einzelne Familienmitglieder, insbesondere die Eltern, als wichtigen Teil des Systems einzubinden. Hierdurch können Eltern in einer für sie eher ohnmächtigen Situation mehr Kontrolle und Einflussmöglichkeiten erleben, was die Familiendynamik insgesamt positiv beeinflussen kann.

2.7 Impulse und Übungen

Kennenlernen rückwärts

Lernziele: Die Teilnehmenden sensibilisieren sich für Unsicherheiten von Eltern (und des eigenen Teams), um eine vertrauensvolle Zusammenarbeit zu fördern.

Unten finden Sie einige Fragen, die einige interviewte Eltern nachträglich gern im Kennenlerngespräch mit einer Klinik oder therapeutischen Praxis gestellt hätten. Sie spiegeln Bedürfnisse, Unsicherheiten und Erwartungen wider, die während der Behandlung nicht ausgesprochen wurden. Manche Fragen wirken provokativ, andere scheinen direkt eine Geschichte zu erzählen. Sie wurden bewusst wörtlich belassen, mit allen Irritationen, die sie auslösen können.
Möglicherweise tauchen solche Fragen in Ihrem Behandlungssetting gar nicht oder erst spät auf. Die Idee der Übung ist, dass es für eine erfolgreiche Zusammenarbeit

hilfreich sein könnte, sich damit auseinanderzusetzen, um Konflikten vorzubeugen. Als wichtige Regel für die Übung formulierte eine beteiligte Mutter: »Bitte psychologisieren Sie uns nicht.«

Aufgabe: Sammeln Sie Ihre bisherigen Erfahrungen mit den Fragen: Hören Sie solche Fragen oft – oder so gut wie nie? Was könnten Gründe dafür sein? Wie gut sind Sie auf einzelne Fragen vorbereitet, wo müssten Sie länger nachdenken oder sogar passen? Welche Fragen wären Ihnen unangenehm? Wo merken Sie vielleicht sogar: »Darüber habe ich so noch nie nachgedacht« oder »Das könnten wir in unsere Elternarbeit integrieren«?

Fragen der Eltern

- Ich habe aktuell gar nicht so viele Fragen. Vermutlich, weil ich durch die lange Wartezeit auf den Therapieplatz für mein Kind inzwischen selbst sehr belastet bin. Es ist aber gut möglich, dass ich mich in ein paar Wochen erholt haben werde und dann während der Behandlung noch einige Fragen aufkommen. Wie kann ich dann vorgehen?
- Wer sind meine Ansprechpersonen für welche Aspekte der Behandlung?
- Wen soll ich kontaktieren, wenn es mir wichtig ist, dass eine Information oder Frage nicht verloren geht?
- Was denkt Ihr Supervisor über Sie?
- Gibt es etwas, das ich schon lesen kann, wie ein Konzept oder Behandlungsleitlinien?
- Wie würden Sie Ihr Menschenbild als Ärztin oder Therapeutin beschreiben?
- Würden Sie Ihrem Team schonmal mitteilen, dass ich gerade etwas Abstand und Erholung benötige, aber an einer guten Zusammenarbeit interessiert bin?
- Gibt es eine Diagnose, die Ihnen Angst macht oder die Sie nicht gern behandeln?
- Wie definieren Sie als Team einen »Behandlungserfolg«? Und Sie persönlich? Wie evaluieren Sie »Erfolg«?
- Wie würden Sie reagieren, wenn »Schwierigkeiten« auftreten, weil Sie zum Beispiel etwas am Verhalten meines Kindes nicht verstehen?
- Wann würden Sie meine Perspektive einholen? Und wann eher nicht?
- Bis wohin fördern Sie die Selbstbestimmung von Jugendlichen und ab welchem Zeitpunkt wollen Sie uns Eltern im Boot haben?
- Falls die Fragen mit »Wir machen das hier ganz individuell« beantwortet werden: Können Sie ein Beispiel nennen, wie Sie in den letzten zwei Jahren vorgegangen sind?
- Sind Sie nach einer Supervision schon mal in Ihrer Haltung »gekippt«, so dass es für Menschen, die von Ihnen abhängig waren, hätte verwirrend sein können? Und wie sind Sie damit umgegangen?

- Wie gehen Sie mit der Frage nach Schuld, Schuldgefühlen und Schuldzuweisungen um? Wie reflektieren Sie sich in der Hinsicht?
- Wie viele Quereinsteiger, Quereinsteigerinnen gibt es in Ihrem Team?
- Gab es in der Zusammenarbeit mit Eltern mal eine Situation, bei der Sie gern die Zeit zurückdrehen und eine Weiche neu stellen wollten?
- Wie würden Sie reagieren, wenn jemand aus Ihrem Team »Prognosen« nutzt (z. B. Hinweis auf Chronifizierungs- oder Mortalitätsrate), um Jugendliche oder Eltern zu bestimmten Behandlungsentscheidungen zu bewegen oder als »zu viel« empfundene Fragen abzuwehren?[4]
- Wie sieht Elternarbeit bei Ihnen aus? Gibt es ein Konzept?
- Es ist mir unangenehm, das präventiv zu fragen – aber wie ist das Vorgehen, wenn wir mal unterschiedlicher Meinung sind? Gibt es ein standardisiertes Vorgehen? Wie würden Sie reagieren, wenn ich um eine externe Konfliktbearbeitung bitte?
- Was brauchen Sie persönlich, um eine Zusammenarbeit mit mir als Erziehungspartnerschaft auf Zeit wahrzunehmen?
- Würden Sie mir ehrlich sagen, wenn Sie sich in einer Situation mit meinem Kind überfordert fühlen?
- Woran merken Sie, wenn Sie zu belastet sind? Wenn Sie zum Beispiel nicht mehr differenziert denken können. Wie holen Sie sich dann Unterstützung?
- Wie würden Sie reagieren, wenn ich – statt mit Ihnen – mit einer anderen Person aus dem Team sprechen möchte?
- Wenn Sie Patientinnen und Patienten oder Familien von früheren Fällen erzählen: Hat das eher einen therapeutischen Zweck oder dient es eher Ihrer eigenen Entlastung?

Falls Ihnen die offene Aufgabe schwerfällt, können Sie die Fragen in dieser Matrix einordnen:

TABELLE 1: Matrix für Elternfragen

Diese Frage hören wir oft.	Diese Frage hören wir nie – warum eigentlich?
Auf diese Frage sind wir gut vorbereitet.	Die Antwort auf diese Frage sollten wir in unsere Arbeit integrieren.

4 Diese Frage bezieht sich auf die Erfahrung mehrerer Eltern von Kindern mit einer Anorexia nervosa: Ärzt*innen betonten bereits in frühen Krankheitsphasen die Möglichkeit einer Chronifizierung so stark, dass sie als unausweichliche Folge der Erkrankung erschien. Manche Jugendlichen oder Eltern entwickelten daraufhin übermäßige Ängste, die sie als blockierend empfanden.

Tipp: Während der Übung kann Irritation oder der Gedanke aufkommen: »So etwas fragen Eltern normalerweise nicht«. Nehmen Sie sich Zeit, darüber nachzudenken, woher die Irritation kommt und welche Bedürfnisse hinter den Fragen stehen könnten, auch wenn sie bei Ihnen so nicht angesprochen werden. Lassen Sie sich nicht verunsichern: Es geht nicht darum, die Ansprüche an Ihre Gespräche zu erhöhen, sondern neue Impulse zu bekommen.

Die doppelte Linse

Lernziele: Die Teilnehmenden setzen sich mit der eigenen Rolle als Fachkraft zwischen Kindern und Eltern auseinander. Sie erkennen unbewusste Dynamiken und üben, eine vermittelnde Rolle bewusst einzunehmen.

Lesen Sie das folgende Zitat und tauschen Sie sich kurz mit ihrem Team darüber aus: Welche Gefühle und Gedanken löst diese Haltung bei mir aus? Kenne ich das (vielleicht unbewusst) aus meiner Arbeit?

> *»Ich habe bei Supervisionen sehr häufig in Kliniken festgestellt, dass gerade junge Teams in Konkurrenz zu Eltern gehen. Für uns Fachkräfte ist es auch seltsam zu beobachten, dass etwas, das zu Hause gar nicht mehr ging, bei uns relativ schnell wieder läuft. Dann kommt die Idee auf: ›Wenn man mit dem Kind nur ganz normal umgeht, läuft es doch. Also, was machen die Eltern falsch?‹ Und wenn die uns dann noch falsch finden, haben wir ja die Lösung. Im schlechtesten Fall kommt es zu einer Allianz zwischen Fachkräften und Kind gegen ein Elternteil. Und das ist fatal, weil wir keine Elternfiguren sind, sondern nur quasi ein Milieu bieten sollen, in dem Veränderung möglich ist. Zudem ist es in der Psychiatrie schwieriger als im somatischen Bereich, wo man klarer sagen kann, dass eine Tablette falsch gegeben wurde.«*

Nun schauen Sie sich nacheinander die folgenden Impulse an. Überlegen Sie:

- Kann es sein, dass wir hier gerade alle nicken, weil es »richtig klingt«?
- Was davon ist trotzdem schwer umzusetzen? Und warum?
- Bei welchem Impuls spüre ich Widerstand?
- Wann habe ich selbst mal gedacht, »bei uns läuft es, weil wir es besser machen«?
- Was hätte ich rückblickend anders machen können?

Impulse

- Wenn Symptome in der Klinik verschwinden, heißt das nicht zwingend, dass das Problem gelöst ist. Es kann auch bedeuten, dass das Kind gerade das Verhalten zeigt, das es braucht, um in der neuen Umgebung gut zu funktionieren. Das kann eine Anpassungsleistung sein und muss nicht Heilung bedeuten.

- Was wir in der Klinik erreichen, basiert oft auf Beziehungserfahrungen, die das Kind in der Familie oder im ambulanten Rahmen gemacht hat. Selbst wenn es dort zuletzt kräftemäßig schwierig war, bauen wir auf das auf, was andere gelegt haben.
- Das Kind erholt sich im geschützten Raum, aber wirkliche Genesung entsteht durch das Wiederverknüpfen mit den zentralen Bezugspersonen. Die Rolle der Fachkräfte ist es, »Übersetzer« oder »Übersetzerin« zwischen Kind und Eltern zu sein, nicht Ersatz.
- Ein Kind kann in die Klinik mit der inneren Vorstellung kommen: »Jetzt geht's los, jetzt werde ich gesund«. Unter Umständen richtet es sein Verhalten entsprechend danach aus. Es »funktioniert« also, weil das Kind an sich glaubt.
- Manche Kinder blühen im Klinikalltag auf, weil er klare Strukturen, vorhersehbare Abläufe und durchschaubare Regeln bietet. Das ist kein »therapeutischer Erfolg« im engeren Sinne, sondern kann ein Hinweis sein, dass das Kind in einer Krisensituation nach Sicherheit sucht.
- Eine Klinik ist ein hochgradig künstlicher Raum. Das ist uns Fachkräften nicht immer bewusst. Wir bewegen uns hier täglich, deshalb kommt uns das Setting normal vor. Aber was wir als Verhalten von Jugendlichen und Eltern erleben, ist oft eine Reaktion auf diese Künstlichkeit und sagt nur eingeschränkt etwas darüber aus, wie sie sich im echten Leben verhalten würden.
- Wenn sich ein Kind kurzfristig besser regulieren kann, zeigt das: Es hat die Fähigkeiten, aber im vertrauten Umfeld gibt oder gab es Belastungen, die die Umsetzung erschweren. Die Frage ist nicht, ob das Kind kann, sondern welche Bedingungen es braucht, um sich zu stabilisieren.

Erwartungen vs. Realität

Lernziele: Die Teilnehmenden lernen, empathisch auf Bedenken und Unsicherheiten von Jugendlichen und Eltern einzugehen, realistische Informationen zu vermitteln und Risiken oder schwierige Aspekte eines Klinikaufenthalts ehrlich anzusprechen, ohne Angst zu erzeugen oder zu beschönigen.

Lesen Sie die folgenden Zitate. Kennen Sie das auch?

> *»Wir haben manchmal gehört, dass die Kinderärztin gerade bei Mädchen mit Essstörungen so was gesagt hat wie: ›Das ist so wunderbar in der KJP, da gibt es auch Pferde. Ich kenne viele, die wollten da gar nicht mehr weg.‹ Und das ist ja Unsinn für einen Klinikaufenthalt. Da will man wieder weg und da soll man auch wieder weg. Es geht ja nicht primär darum, dass das Erholung ist.«*

»Unter den Jugendlichen unserer Schule hatte sich herumgesprochen, dass man, wenn man in die KJP kommt, immer erst für einige Tage in den Time-Out-Raum muss. Das wird vermutlich ein räumliches Problem sein, aber vielen Jugendlichen macht es Angst. Irgendwann habe ich dann mal erfahren, dass der Time-Out-Raum bei Neuankömmlingen nicht abgeschlossen wird, sondern offensteht. Das sage ich denen in der Schulsozialarbeit inzwischen auch: ›Du kannst da rausspazieren, da sagt keiner was.‹«

»Wir hatten ein sympathisches Vorgespräch mit dem therapeutischen Leiter einer Klinik. Aber dann sagt meine Tochter: ›Auf keinen Fall gehe ich dahin, wo nur Essgestörte sind. Da kann ich nicht gesund werden.‹ Also rufe ich ihn noch mal an und frage, wie sie dort mit der Konkurrenz unter den Mädchen und der sozialen Ansteckung umgehen. Er sagt etwas flapsig: ›Na, therapeutisch arbeiten halt.‹ Das war nicht schlimm, aber auch nicht sehr hilfreich. Wäre ich heute an seiner Stelle, würde ich vielleicht sagen: ›Ja, es gibt Ansteckungseffekte, da müssen wir offen miteinander sein. Mir ist leider kein Konzept bekannt, wie damit bestmöglich umzugehen ist. Im Moment sollten wir abwägen: Welche Vorteile bringt der Klinikaufenthalt, und überwiegen sie die Nachteile einer möglichen Ansteckung? Wenn Sie dazu Ideen haben oder Ihnen etwas auffällt, sprechen Sie uns bitte an.‹«

»Ich habe selbst einmal eine Jugendhilfe-Einrichtung besucht. Das hat mir gut gefallen. Es gab schöne, helle Zimmer und die Betreuer haben mit den Jugendlichen gescherzt und Spiele gespielt. Manchmal erlebe ich Angehörige, die sagen: Wir dürfen unsere Nichten und Neffen nicht sehen und sie fühlen sich dort auch nicht wohl. Ich versuche, sie dann zu beruhigen und erzähle, was ich in dieser Einrichtung erlebt habe.«

»Wir müssen Eltern darauf vorbereiten, dass auf einer fakultativ geschlossenen Station auch Zwangsmaßnahmen stattfinden können oder Patienten in Handschellen kommen, wenn es keine separate psychiatrische Intensivstation gibt. Für Jugendliche, die Zwangsmaßnahmen erleben, ist das ein Schutzfaktor. Aber Kinder aus wohlbehüteten Elternhäusern kann es schocken und ihre Eltern müssen wissen, dass sie das nicht erfinden. Wir gehen damit sehr offensiv um und Eltern müssen sich eingeladen fühlen, solche Dinge nachzufragen. Für viele von ihnen ist es ja auch fremd.«

Machen Sie eine kurze Runde: Was geht Ihnen durch den Kopf? (Pro Person nur 1 – 2 Sätze).

Nun stellen Sie sich vor: Eine Familie, die Sie begleitet haben, schickt eine Postkarte aus der Zukunft an sich selbst – vielleicht Wochen oder Monate nach einem Klinikaufenthalt bei Ihnen. Was würden sie schreiben? Was ist gut gelaufen, was schwierig – und was hätten sie gern vorher gewusst?

> *»Liebe/Lieber …,*
> *jetzt, ein paar Monate nach dem Aufenthalt, denken wir oft zurück an …*
> *Wir wollten dir einfach schreiben, weil …*
> *Was uns wirklich geholfen hat, war …*
> *Was wir damals gern früher gewusst hätten …«*

3 Eltern in der Krise

Eltern erleben oft intensive emotionale Krisen, wenn ein Kind psychisch erkrankt ist. Dieses Kapitel beleuchtet, wie Profis die verschiedenen Phasen des Krisenerlebens erkennen können, um wirksam darauf zu reagieren. Es zeigt, welche professionellen Sicht- und Handlungsweisen hilfreich sind und was in Krisensituationen praktisch helfen kann.

3.1 »Ein paarmal hat mich sogar jemand von der Station angerufen und einfach gesagt: ›Annika hat heute wirklich einen tollen Tag gehabt.‹«

Tabea – eine Mutter erzählt

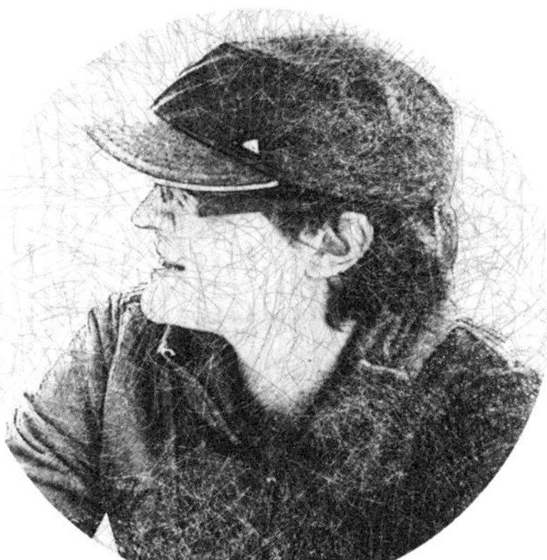

Porträt von Tabea

> *Vom Kinderarzt kannte ich eher dieses: »Na, jetzt übertreiben Sie vielleicht ein bisschen.« Bei mir war es früher auch oft so, dass ich von Ärzten nicht ernst genommen wurde, wenn ich gesagt habe, dass ich psychisch krank bin. Deshalb war ich so überrascht, wie gut das gelaufen ist, als die Annika letztes Jahr in der KJP war. Sie hat eine auditive Verarbeitungs- und Wahrnehmungsstörung und bei ihr ging es mit etwa zehn Jahren mit Selbstmordgedanken los. Ich kann das verstehen, weil sie einfach intelligenter ist als das, was sie zu Papier bringt oder wie sie sich ausdrücken kann. Sie hat viel zu früh ihre Tage bekommen. Dann ist mein Mann auf ein Burnout hingesteuert und hatte ziemlich viele Ausraster. Bei Annika sind die Probleme immer größer geworden, Selbstverletzungen und die typischen Warnsignale waren da. Ich habe den Schulpsychologen einbezogen und als dann von der Schule jemand auf mich zukam, sind wir in die KJP gefahren. Ich habe solche*

Angst gehabt, weil ich einfach weiß, wie oft ich selbst auf der Brücke oder auf dem Dach gestanden bin. Und wenn mein Kind nur ein Drittel von mir geerbt hat, ist es eine Sekundenentscheidung.

Die in der KJP waren super. Der Oberarzt hat sich sofort Zeit für Annika genommen, hat mit ihr allein gesprochen und sie hat eine Karte gekriegt von der Klinik mit dem Kommentar, dass sie da jederzeit anrufen kann. Sie braucht keine Mama und keinen Papa dazu. Wenn sie Hilfe braucht, kriegt sie die. Die Psychologin hat sich viel Zeit genommen für Gespräche mit ihr. Über vier Wochen durfte sie zweimal pro Woche zum Termin hin. Der Arzt hat auch mit mir geredet und gefragt: »Warum sind Sie eigentlich hier?« Und ich sagte: »Weil ich als Mama zu nah dran bin. Ich sehe die Frühwarnzeichen und ich habe leider miterlebt, dass man so was ernst nehmen muss, denn wenn das Kind vom Haus gesprungen ist, ist es halt einfach zu spät.« Er meinte, jedes andere Kind hätte er jetzt auf die Geschlossene gebracht. Aber als er die Annika gefragt hat, zu wem sie gehen würde, wenn sie abhauen würde, hat sie sofort »zu meiner Mama« gesagt. Also haben wir ambulant weitergemacht.

Kurz vor den Sommerferien hatte Annika eine Situation, wo sie sich am Kopf verletzt und die Arme aufgeschnitten hat. Ich habe einen Krankenwagen geholt und sie wurde in eine größere KJP gefahren. Die Ärztin dort wollte ein Gespräch mit mir allein. Sie sagte: »Frau Lehmann, ich würde gern wissen, was Sie denken. Warum ist Annika hier?« Ich habe sie unter Tränen angeguckt und gesagt: »Mein Bauchgefühl sagt mir, es ist eine Exit-Strategie gewesen. Weil sie merkt, dass es zu Hause wieder kracht. Mein Mann ist momentan wirklich nicht zurechnungsfähig. Ich komme dann auch nicht an ihn ran. Beide Kinder haben gerade Auffälligkeiten. Die Kleine nässt ein, die Große verletzt sich selbst. Es ist ganz viel Druck in der Familie. Ich habe das Gefühl, das ist eine Exit-Strategie für sie.« Da guckt sie mich an und sagt: »Genau dasselbe Gefühl hatte ich auch. Weil, es geht ihr hier gut. Ich kenne das so nicht von Jugendlichen, dass sie aus so einer Extremsituation kommen und plötzlich dasitzen und lachen, und andere Jugendliche aufbauen.« Einen Tag später bekam ich von der Chefärztin eine E-Mail mit Unterlagen – mit der Randnotiz: »Ihre Tochter macht das wirklich sehr gut. Ich war heute auf der Station.« Allein dieser Satz, das hat mir so gutgetan. Ich bin heulend vor dem Rechner gesessen und dachte: »Boah, dieses gesehen und gehört werden.« Ein paarmal hat mich sogar jemand von der Station angerufen und einfach gesagt: »Annika hat heute wirklich einen tollen Tag gehabt. Sie hat gut gegessen, machen Sie sich keine Sorgen.«

Das Problem mit dem Ernstnehmen liegt oft darin, dass die meisten Profis nicht erleben, wie Menschen aus ihrem Teufelskreis herauskommen. Was sie kennen, sind Drehtürpatienten, und wenn jemand nicht mehr kommt, wissen sie nicht, ob die Person sich das Leben genommen hat. Sie haben einen begrenzten Einblick in dein Leben als Patient und erleben dich nur in der Krise. Die meisten Patienten kommen nicht nach fünf oder zehn Jahren mit einem Blumenstrauß und sagen: »Hey, ich bin stabil, ich arbeite, habe Kinder und habe das und das und das geschafft.« Ich habe 20 Jahre Psychiatrieerfahrung als Patientin. Meine Diagnosen sind komplexe Posttraumatische Belastungsstörung, Angststörung und Depression. Ich bin Gründungsmitglied eines ↗ Ex-In-Vereins. Dass ich mich so engagiere, hätte mir vor 15 Jahren keiner zugetraut. Und das macht ganz viel mit den Profis, die mich noch von früher kennen. Weil sie das Erfolgserlebnis haben, dass sie was angefangen haben und es gut geworden ist.

Bei einem Vortrag wollte das Pflegepersonal mal von mir wissen, was die Wünsche der Patienten sind. Ich habe gesagt: »Wer bin ich, dass ich mich dahinstelle und noch mehr Wünsche äußere? Ich weiß, dass das Pflegepersonal viele Sachen anders machen würde, wenn da nicht Klinikvorschriften, Versicherungen und Statuten im Weg wären.« Das Einzige, was ich mir wünschen würde, ist dass mehr Menschsein auf beiden Seiten sein darf. Wenn ich den Menschen sehe, bringt das was. Ich bin offen mit allen. Da ist nichts, was ich verbergen muss. Ich bin stolz, was ich geschafft habe. Mein Therapeut sagt, er hätte in seiner ganzen beruflichen Karriere keine gehabt, die von so weit unten nach so weit oben ist.

Es kommt nicht nur auf mich an, sondern auch, ob die andere Seite offen ist. Ob meine Gegenüber wirklich ein offenes Gespräch haben wollen will oder ob sie eh schon eine Schublade fertig haben. Zum Beispiel hat eine Therapeutin der Annika mit ihrer Sprachproblematik nicht zugetraut, dass sie selbst kommunizieren kann, was sie beschäftigt und wie es ihr geht. Ich habe das mit ihr geübt und trainiert. Sie braucht Zeit, man darf ihr nicht ins Wort fallen. Wenn ihr ein Wort fehlt, warte ich, bis sie es umformuliert hat. Oder ich frage: »Kannst du mir ein Beispiel nennen, wo es dir schon mal so gegangen hat?«

Bei mir war es so, dass ich selbst lange Zeit nur das Defizit an mir gesehen habe. Es gab einen Psychiater, der mir sehr geholfen hat, umzudenken. Er wollte mich nicht ändern, sondern hat in mir das Potenzial gesehen. Ich konnte damals das Haus kaum verlassen, weil ich mit meinen Zwängen zwei Stunden brauchte, um alle Stecker zu ziehen. Er hat mit mir Steckdosen gekauft, die einen Schalter haben. Da habe ich nur noch fünf Minuten gebraucht, um sicherzugehen, dass alles ausgeschaltet war. Das hat die Veränderung in meinem Leben ausgelöst. Dieses Gefühl, so akzeptiert und angenommen zu werden, wie ich jetzt gerade bin und dass ich gut bin. Und wir gucken jetzt einfach, wie man es praktikabler machen kann, dass der Leidensdruck nicht mehr so hoch ist und dass ich bestimmte Sachen schneller machen kann. Das war für mich eine absolut krasse Erkenntnis. –

Ich habe mal in der Therapie den Spruch gelesen: »Werde selbst zu dem Erwachsenen, den du als Kind gebraucht hättest.« Da habe ich gedacht: »Ich will die

Erwachsene sein, die trotz ihrer eigenen verkorksten Kindheit ihren Kindern das Gefühl gibt, dass sie genau richtig sind.« Manchmal sind es nur Phasen. Das muss sich nicht für immer und ewig manifestieren. Ich habe mit dieser Selbststigmatisierung und den ganzen Diagnosen auch viel Ballast mitgenommen, der nicht sein hätte müssen, weil das einfach nur die akute Krise war. Wenn ich trainiert und daran gearbeitet habe, habe ich schnell gemerkt, dass ich das nur in dem Moment gebraucht habe.

3.2 Wenn Eltern zu Ankern werden

Das folgende Feature basiert auf Gesprächen mit zwei Müttern. Es zeigt, wie sie handelten, um die Krisen oder schwere Erkrankungen ihrer Kinder für sich zu bewältigen. Eine Parallele ist, dass beide aktiv vorgingen, um Orientierung und Kontrolle zu gewinnen. Dabei wird erkennbar, wie sich ein »Sense of Coherence« entwickelt – ein Gefühl von Verstehbarkeit, Handhabbarkeit und Sinnhaftigkeit.

Anne Mayer ist Reha-Pädagogin und Mutter von zwei Söhnen, 31 und 35 Jahre. Einer der beiden hat eine Psychose überwunden, die sich schon andeutete, als er fünfzehn war. »In den ersten ein oder zwei Jahren war es einfach ein komisches Verhalten«, erzählt sie, »das hat mich verunsichert und mir zunehmend Angst gemacht. Und in meiner Angst und Not und Blauäugigkeit habe ich beim Jugendamt angerufen und gefragt, ob es irgendeine Unterstützung gibt oder ob jemand weiß, was ich machen soll? ›Nee, da wissen wir überhaupt nichts, tut uns leid‹, haben sie gesagt.« Weil Anne Mayer damals im Betreuten Einzelwohnen für psychisch Kranke arbeitete, hatte sie eine Vermutung, was das komische Verhalten ihres Sohnes bedeuten könne, wollte es aber lang nicht wahrhaben. Sie blieb auch deshalb lange unsicher, weil gleichzeitig ihre Ehe in einem großen und zähen Streit auseinander ging. »Ich habe mich natürlich gefragt: Was ist die Folge wovon? Was ist wirklich wichtig, um erst sein Verhalten zu verstehen – und später die Psychose?«, berichtet sie. »Der jüngere Bruder konnte zwischen meinem Mann und mir auseinanderdividieren, ohne etwas zu verheimlichen oder uns unterschiedliche Dinge zu erzählen. Aber der Große ist bis heute sehr sensibel für unsere desolate, toxische Beziehung. Er hat unter der Trennung sehr stark gelitten und sie war für ihn der totale Loyalitätskonflikt, das war für alle zu spüren.«

Negative Gefühle aushalten und einordnen

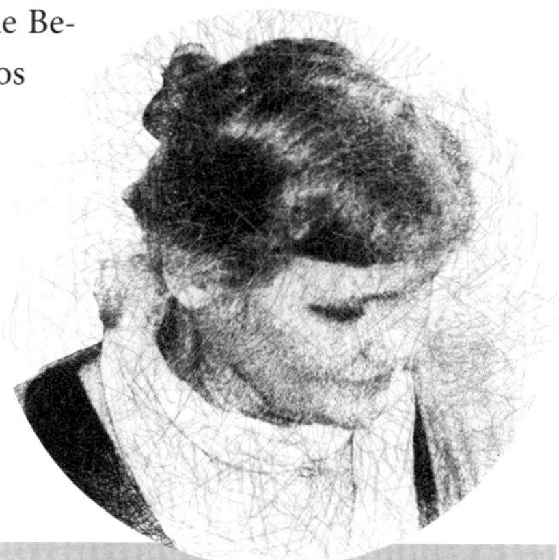

Porträt von Anne Mayer

Die Angst blieb für Anne Mayer lange eine Begleiterin. Erst, weil sie nicht wusste, was los war und weil sich ihr Kind so fremd anfühlte. Dann, weil der Familienalltag immer mehr aus den Fugen geriet. Ihr Sohn konnte mehrmals monatelang nicht zur Schule gehen, musste aber gleichzeitig zu Hause betreut und begleitet werden – und das mit 16, 17, 18 Jahren. Hinzu kam die Sorge, wie es weitergehen werde: »Im Jugendalter fängt ja eigentlich der eigene Lebensweg an, die Abnabelung.« Sie hatte Angst um den jüngeren Sohn, der oft zu kurz kam und eifersüchtig war, auch wenn er es als junger Mann nicht zugeben wollte. Anne Mayer wurde immer feinfühliger und vorausschauender, um zu erkennen, was mit ihren beiden Kindern gerade los war. Sie weiß noch gut, wie anstrengend sie diese Zeit fand. Gleichzeitig war unklar, woher das Belastungsgefühl kam. Irgendwann erzählte der ältere Sohn, er habe in der S-Bahn ein Kind missbraucht. Die Familie erschrak und erkannte schließlich, dass er glaubte, mit seinen Blicken das Leben anderer Menschen zu beeinflussen oder zu zerstören. Einerseits war es ein Schreck, andererseits brachte es Klarheit. Und das machte es für Anne Mayer einfacher, das eigene Gefühlsleben zu sortieren.
Auch, wenn die wahnhaften Episoden ihres Sohnes stets eher leicht waren, kehrten sie später noch manchmal zurück. Meist, wenn er Stress in der Berufsschule oder im Ausbildungsbetrieb hatte. Inzwischen ist er über 30 und es geht ihm überwiegend gut. Allerdings hat er hat immer wieder depressive Episoden und arbeitet deswegen Teilzeit, in Jobs mit Mindestlohn.

Als Familie aktiv werden

Kerstin Glunz ist ähnlich wie Anne Mayer gleichzeitig Mutter einer genesenen Tochter und Fachkraft. Früher arbeitete sie als Sozialarbeiterin im Jugendamt. Heute begleitet sie als systemische Therapeutin, Fachberaterin für Essstörungen und Traumapädagogin Familien, die nach ganzheitlicher Unterstützung suchen. Sie selbst hat damals für ihre Familie ein Netzwerk aufgebaut, um gegen die Anorexie ihrer Tochter anzugehen. Nach einem Klinikaufenthalt, den die Eltern vorzeitig beendeten, begleiteten sie und ihr Mann die fünf bis sechs täglichen

Mahlzeiten ihrer Tochter noch etwa ein Jahr lang im Schichtwechsel. Ein Facharzt war für die somatische Versorgung zuständig. Er arbeitete eng mit den Eltern zusammen. »Er fand unser Konzept durchdacht und das war ein Glück«, erzählt Kerstin Glunz. »Wenn ich ihn um Rezepte für Fresubin oder eine Blutabnahme bat, hat er es nicht hinterfragt, sondern diesen Teil einfach beigesteuert.« Das Mädchen sei während dieser Zeit nur ein paarmal zur Reittherapie gegangen. Eine Verhaltens- oder Gesprächstherapie nahm sie nach schwierigen Erfahrungen nicht mehr an. Die Behandlung in der Klinik hatte sich durch ein rigides Regelwerk für sie oft beängstigend angefühlt. Durch schwierige Erfahrungen, die das Mädchen zuvor schon gemacht hatte, war das für die Eltern auch nachvollziehbar.

Im Gegensatz dazu machten sie im Home Treatment nun die Erfahrung: »Das Netzwerk ging von uns aus, wir waren die Akteure darin, wir machten die Regeln. Und im Gegensatz zur Klinik konnten wir empathischer auf unsere Tochter eingehen.« Weil das Gewicht anfangs noch kritisch war, bildeten die Eltern zu Hause die Strukturen einer Klinik nach: Es gab Essenspläne, Wochenpläne, Regelpläne. Nach dem wöchentlichen Wiegen besprachen die Eltern mit der Tochter, ob der Essensplan angepasst werden musste. »Anfangs haben wir alles ganz klar vorgegeben und später ausgeweitet. Das war für mich neu, ich war noch mit keinem meiner Kinder so autoritär umgegangen«, erzählt sie. Weil sich die Erkrankung der Tochter eher nach innen richtete und es keine verbalen Ausbrüche oder Aggressionen gab, wie sie es von anderen Familien auch kenne, sei das vergleichsweise einfach gewesen. »Begleiten, trösten, motivieren und ablenken, indem man etwa beim Essen ein Spiel spielt, das können Eltern oft gut. Sie müssen aber daran glauben und spüren, dass Fachkräfte an sie glauben«, denkt sie. Was ihre eigene Familie so selbstgesteuert schaffen konnte, war jedenfalls erfolgreich: „Aus dem kranken Mädchen von damals ist eine lebensfrohe junge Frau geworden, die ihr Leben privat und beruflich gut hinbekommt", so Kerstin Glunz.

»Ein Dreivierteljahr nach Beginn unseres Behandlungskonzepts hatte ich zum ersten Mal Zeit, den Computer anzumachen und zu recherchieren. Und plötzlich erfuhr ich, dass in den englischsprachigen Ländern schon seit den 70er-Jahren erfolgreich so gearbeitet wird, wie wir es gemacht haben«, erzählt Kerstin Glunz. »Das nennt sich dort ↗ Family Based Treatment und es geht darum, Familien zu empowern. Ich war völlig geflasht.

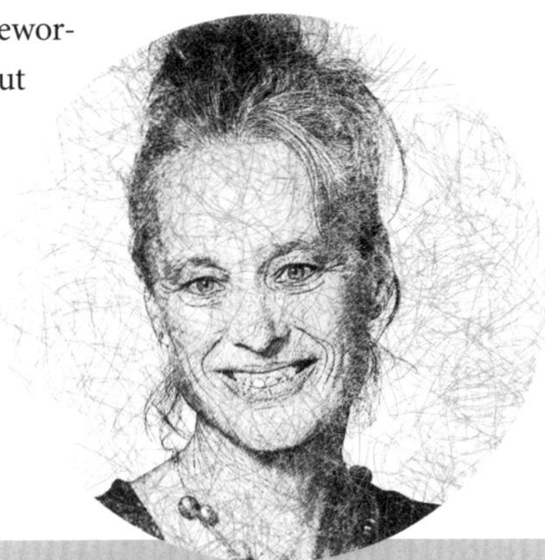

Porträt von Kerstin Glunz

Und ich habe mir versprochen: Wenn wir es schaffen, helfe ich anderen Menschen mit dem Wissen, das ich jetzt habe. Denn hier in der Region ist es wirklich schwierig, eine kompetente Unterstützung bei Essstörungen zu finden, erst recht als ganze Familie.« Kompetent heißt für sie in diesem Kontext vor allem, wertschätzend und sensibel mit Familien umzugehen. Ihrer Beobachtung nach haben Eltern oft Angst, sie könnten die Essstörung verursacht haben, während Kinder oder Jugendliche ein schlechtes Gewissen haben, weil sie ihrer Familie so viele Sorgen bereiten.

Spirale der Selbstabwertung vermeiden

Wenn Eltern erstmals zu Kerstin Glunz in die Sitzung kommen, fragen sie fast immer als erstes: Wo kommt es her? Haben wir etwas falsch gemacht? »Aber das ist nicht vorrangig wichtig«, sagt die Therapeutin. »Wichtig ist, dass es losgeht, dass den Betroffenen gut geholfen wird. Und später kann man nach Ursachen forschen. Vielleicht findet man sie, vielleicht auch nicht, weil es oft viele Ursachen gibt. Und manchmal ist im Jugendalter auch nicht der richtige Zeitpunkt, das aufzudröseln. Vielleicht gibt es ein Thema, das erst viel später dran ist, weil die oder der Betroffene das jetzt noch gar nicht aufarbeiten will.«

Kerstin Glunz Ziel ist es, Eltern zu helfen, wieder handlungsfähig zu werden. Oft sitzen ihr erwachsene Menschen gegenüber, die akademische Berufe haben, gewohnt sind, kreativ zu denken und sich Wissen anzueignen. Und doch wirken sie anfangs völlig hilflos. Sie sitzen da und wollen, dass ihnen jemand sagt, was sie tun sollen: Braucht man auf jeden Fall oder auf keinen Fall einen Essensplan? Wer soll ihn erstellen – Eltern, Kind oder alle gemeinsam? Ist es sinnvoll, Kalorienangaben auf Verpackungen zu schwärzen und Lebensmittel in neutrale Gefäße zu füllen, auf denen kein Nutri-Score steht, der zuerst das kranke Kind und in der Folge auch alle anderen Familienmitglieder stresst? Was tun, wenn sich die früher so selbständige Tochter plötzlich wie ein Kleinkind verhält? Wenn sie entweder gar nichts mehr oder etwas ganz Furchtbares fühlt?

Vielen Eltern ergeht es wie ihr selbst bei den ersten Anläufen, ihrer Tochter zu helfen: Sie machen die Erfahrung, dass das Versorgungssystem ihrem schwer kranken Kind gerade nicht helfen kann. Mal gibt es nicht genügend Plätze, mal ist es nicht möglich auf individuelle Bedürfnisse einzugehen. Manche Eltern sind irritiert darüber, wie wenig ihr Erfahrungswissen bislang einbezogen wurde, oder fühlen sich belehrt, statt auf Augenhöhe behandelt. »Das ist für viele eine neue Erfahrung. Und wenn sich das so anfühlt, gibt es nur zwei Möglichkeiten«, sagt Kerstin Glunz: »Entweder, man tut aus Angst um sein Kind, was Fachleute sagen, und macht sich selbst noch kleiner und hilfloser – oder man ergreift die Flucht nach vorne und handelt.«

Zwischen Krise und Krankheit unterscheiden

Um zu beschreiben, was Kinder und Eltern auf dem Genesungsweg mit einer Anorexie anfangs oft brauchen, nutzt die systemische Therapeutin Kerstin Glunz gern die Metapher eines Geländers. Es müsse ein klarer Fahrplan her, wer in der Familie was macht – also wer etwa die Lebensmittel abwiegt, wann über bestimmte Themen gesprochen wird, wie man das Kind zum Essen motiviert. Sobald jemand unsicher werde, sei die Anorexie schnell wieder mitten auf dem Tisch. »Natürlich machen die Eltern Fehler bei so einer starken Erkrankung«, sagt sie, »aber sie machen das schließlich zum ersten Mal. Diese Jugendlichen gehen buchstäblich durch die Hölle und die Eltern gehen mit«. Sie antworte auf alle Fragen der Eltern, stärke, lobe und sage, was sie beim nächsten Mal anders machen würde. Wenn sie als Sozialarbeiterin im Jugendamt früher gesehen hätte, was sie heute sieht, hätte sie oft die Familiensysteme für krankhaft gehalten. Heute weiß sie, dass die Eltern verzweifelt seien, weil ihre Kinder leiden und sich durch Ängste, Zwänge oder Depressionen, die manchmal erst durch das Untergewicht ausgelöst oder verstärkt werden, anders als sonst verhalten. »Eine Mutter erzählte mir, dass sie rasch einkaufen wollte und ihre 18-jährige Tochter sich an sie klammerte, aus Angst, dass sie nicht wiederkäme. So etwas irritiert Eltern genauso wie Fachkräfte, die das nicht kennen«, sagt sie. Es sei wichtig, darüber offen und wertschätzend zu sprechen, um die Dinge einordnen zu können, ohne sich selbst übermäßig oder konstant in Frage zu stellen oder abzuwerten.

Die Elternrolle neu entdecken

Nachträglich denkt die systemische Therapeutin manchmal, dass sie vor der Erkrankung ihrer jüngsten Tochter mit ihren Kindern zu laissez-faire umgegangen sei. »Ich bin früh wieder arbeiten gegangen, was Anfang der 90er-Jahre in Westdeutschland noch nicht so üblich war. Und ich fand wichtig, auf Augenhöhe mit meinen Kindern zu sein. Das war bei mir nicht der antiautoritäre Geist der 70er-Jahre, aber ich wollte auf keinen Fall autoritär oder spießig sein. Und wenn ich in meiner Beratung mit Eltern spreche, die nachmittags oder abends platt von der Arbeit nach Hause kommen und die Kinder platt aus der Kita – da kann ich schon verstehen, dass man da keine Kraft mehr hat, zu erziehen. Vielleicht geht damit der Halt verloren, den manche Kinder besonders brauchen. Diese bewusste Suche nach einer Autorität, die zu mir und unserer Familie passt, hat mir geholfen, mit der Anorexie einen eigenen Weg zu finden. So konnte ich zu Hause viel klarer und präsenter sein, und das war wichtig im Umgang mit der Erkrankung.« Auch manche gesellschaftlichen Entwicklungen sieht sie durch die Erkrankung ihrer Tochter heute kritischer als

vorher. Wie offene Konzepte, die sich in vielen Kitas als pädagogischer Standard durchgesetzt haben. »Da entscheiden manchmal schon Dreijährige, ob, wann und wo sie frühstücken. Und weiter geht's mit der Ganztagsschule, wo die Mittagszeit oft nicht pädagogisch und mit guter Ernährung abgedeckt ist. Die Kinder holen sich Chips und Eistee oder das Essen fällt einfach aus. Selbst wenn es eine Mensa gibt, sind die Kinder und Jugendlichen da meistens allein ohne erwachsene Vorbilder – und dabei sollten die Institutionen doch den Familien vorleben, dass es beim Essen auch ums Innehalten, Genießen und um gemeinsame Zeit geht.«
Ob solche gesellschaftlichen Einflüsse zur Erkrankung ihrer Tochter mit beigetragen haben? Kann sein, kann aber auch nicht sein. Es sei jedenfalls hilfreich, sich offen darüber auszutauschen, die Möglichkeit in Betracht zu ziehen. Doch das Wichtigste, das Kerstin Glunz durch die Anorexie ihrer Tochter gelernt habe, ist: »dass wir als Familie etwas richtig Großartiges schaffen können, wenn wir zusammenhalten.«

Sich Wissen aneignen, das zur eigenen Situation passt

Der Sohn von Reha-Pädagogin Anne Mayer war schon 17, als er seine Diagnose bekam. Im Gegensatz zu Kerstin Glunz und vielen Eltern, die sie coacht, hat sie keine Notfallpläne eingeübt: Wenn A passiert, kann ich B oder C tun. Wichtiger war ihr, Anzeichen auf akute Phasen früh zu erkennen. Dafür besuchte sie sogenannte Psychose-Seminare, die trialogisch aufgestellt sind: Betroffene, Angehörige und Fachkräfte wie Ärzte oder psychiatrische Pflegekräfte tauschen sich regelmäßig über ihre Erfahrungen aus, beschreiben Situationen oder Gefühle oder sind einfach nur da und hören zu. »Dabei habe ich am meisten gelernt«, sagt Anne Mayer rückblickend, »auch über Ideen, wie ich mit meinem heranwachsenden Sohn umgehen kann.« Er war einerseits in einem Alter, in dem er sich von den Eltern distanzieren sollte, und andererseits durch seine Erkrankung sehr auf das Dasein seiner Mutter als zeitweise einzige Vertrauensperson angewiesen. Sie denkt wie Kerstin Glunz, dass es die Aufgabe von Eltern sei, sich genau anzuschauen woher eigene Gefühle, Verhaltensweisen oder Konflikte kommen, wenn ein Kind in einer seelischen Krise ist. So gab es einen heftigen Disput mit dem Vater des Sohnes, der die Dinge ganz anders gesehen habe als Anne Mayer: »Mal fand er, unser Sohn müsse sich einfach nur zusammenreißen, dann wieder war er der Meinung, es müsse jetzt ganz schnell etwas passieren. Ich war aber für den Alltag da und habe versucht, unseren Sohn zu begleiten und zu verstehen. Es war ein Kampf, in der Situation auch noch den Ex-Mann zu beschwichtigen. Erst rückblickend habe ich verstanden, dass er einfach hilflos war.« Hilfreich waren für sie die Gespräche mit einem Therapeuten, der

lange in einer KJP gearbeitet hatte. Mit ihm konnte sie ihre Gefühle reflektieren und wie sich ihre Mutterrolle durch die Erkrankung ihres Sohnes veränderte.
Sie hat viel gelesen, besonders über skandinavische Modelle, in denen Psychose-Patienten ausschließlich ambulant behandelt werden, um sich nicht zusätzlich zu ihrer Verwirrung in unbekannten Verhältnissen orientieren zu müssen. Sie setzte sich kritisch mit Psychopharmaka-Moden auseinander. Und mit der eigenen Lebensgeschichte: »Ich bin mit sehr starken Regeln und Kontrolle aufgewachsen und wollte das für meine Kinder auf keinen Fall«, sagt sie. »Bei einer Psychose finde ich eine konsequent starke Strukturierung auch nicht so notwendig. Ich weiß aber aus der Beratung von Eltern mit Kindern im Autismus-Spektrum, dass für deren Kinder oft ein strengerer Rahmen sinnvoll ist. Ich rate ihnen dazu und weiß gleichzeitig, wie schwer mir das durch meine Geschichte selbst fallen würde.«

Beziehungen zu Fachleuten pflegen

Anne Mayer hat mit den Fachleuten ihres Sohnes viele gute Beziehungen aufgebaut. Gleich zu Beginn kam er in eine aufsuchende Begleitung nach dem ↗ skandinavischen Modell, bei der die Eltern »voll anerkannt, gehört, befragt und einbezogen« waren. Ein Psychologe und Psychotherapeut in Ausbildung besuchte ihn anfangs jede Woche. Die beiden machten zusammen Sport, nachdem sie gemeinsam herausgefunden hatten, dass es positiv wirkte. Bei Bedarf wäre ein Arzt zu ihm nach Hause gekommen. Für die Teilnahme an dem Modellprojekt hatte der junge Mann unterschreiben müssen, dass er in einer Krise nicht in die stationäre Versorgung gehen würde. In der Ausbildung beantragte eine Betriebssozialarbeiterin mit ihm einen Schwerbehindertenausweis, wodurch er seine Ausbildungszeit als Tischler verlängern konnte. »Das hätte ich als Mutter nie geschafft, und für seine Krankheitseinsicht war es super«, sagt sie.
Allerdings machte Anne Mayer auch unangenehme Erfahrungen. Die Familie hatte die erste psychosomatische Klinik ausgewählt, weil es dort eine Station für 18- bis 27-Jährige gab. Ihre Idee war, dass der junge Mann Methoden an die Hand bekäme, um mit seiner Erkrankung umzugehen. Diese erhielt er auch und er knüpfte erstmals Kontakt zu einer Peergroup mit ähnlichen Erfahrungen. Entlassen wurde er allerdings mit Medikamenten, was für Anne Mayer schlimm war. Es hatte über die Medikation keinen Austausch mit ihr oder anderen Angehörigen gegeben. Das widersprach dem vorherigen Behandlungsansatz nach dem skandinavischen Modell und zum ersten Mal hatte sie das Gefühl, von den Fachkräften nicht ernst genommen zu werden. »Es gab lediglich ein Abschlussgespräch, in dem ich über die Medikation informiert wurde, und das war's. Es wurde als Beratung bezeichnet, war aber nur ein Hinschmeißen«, sagt sie. Sie habe sich dieses Gefühl früher

schwer vorstellen können, wenn Eltern in ihrer Beratung von solchen Erfahrungen erzählten. »Doch es fühlte sich wirklich wie eine Schuldzuweisung an, auch wenn es nicht eindeutig gesagt wurde. Denn welchen Grund gäbe es, eine Familie nicht einzubeziehen, wenn alle Beteiligten das möchten?« Manchmal denkt sie, dass ihre Enttäuschung so groß war, weil sie in diese Klinik viel Vertrauen gesetzt hatte. Das Konzept wirkte durchdacht, weil es sich ausschließlich an junge Erwachsene richtete und der junge Mann so nicht mit langjährig Psychiatrieerfahrenen konfrontiert sein würde.

Später, als Anne Mayers Sohn mit anderen jungen Erwachsenen in einer therapeutischen Wohngruppe lebte, gab es ebenfalls schwierige Situationen für die Mutter. »Das einzig Therapeutische bestand darin, dass es jede Woche ein angeleitetes Plenum mit den Mitbewohnern und ein Einzelgespräch mit einem Sozialpädagogen gab«, erzählt sie, » ich fand es schon irritierend, dass das überhaupt so hieß.« Was der Sozialpädagoge mit Anne Mayers Sohn auf Flipcharts erarbeitet hatte, blieb für Besucher und Mitbewohner sichtbar, aber kontextlos in seinem Zimmer hängen. »Da ging es offensichtlich manchmal um solche typischen Mutter-ist-schuld-Themen«, erinnert sie sich. Andererseits seien Gespräche mit Angehörigen konzeptionell nicht gewünscht gewesen. Ihr Eindruck war nicht, dass es an einer fehlenden Abrechnungsbasis gelegen habe. Dass ein junger Mensch sich kritisch mit seiner Familie auseinandersetze, halte sie für normal, gerade, wenn er eine schwere psychische Erkrankung habe. Sie habe sich aber gefragt, ob jemand in der Einrichtung darüber nachdenke, wie taktlos diese Flipcharts nach außen wirken könnten. Bei ihrem Sohn habe sie aus Diskretion nicht weiter nachgefragt. Er blieb zwei Jahre lang dort wohnen.

Wirklich enttäuscht habe sie aber die Chefin des Trägers für Betreutes Einzelwohnen (BEW), bei dem sie damals arbeitete. Obwohl der psychosoziale Träger sehr klientenzentriert und ressourcenorientiert ausgerichtet war, sagte die Chefin irgendwann beiläufig: »Eltern müssen einfach nur lernen, loszulassen.« Das sitzt bis heute. In Anne Mayers Situation hätte »loslassen« für sie bedeutet, den Kopf in den Sand zu stecken und den Sohn allein seinem Schicksal zu überlassen. »Loslassen können Eltern, wenn es ein Netz gibt, in dem das Kind aufgefangen, gehalten und gut versorgt wird«, sagt sie. Das zu beurteilen, könnten sich Außenstehende kaum anmaßen, denkt sie.

3.3 Selbstregulation

Coping bezeichnet in der Psychologie alle Reaktionen, auf die Menschen zurückgreifen, damit sich eine Situation weniger bedrohlich oder belastend anfühlt. Dabei geht es nicht nur darum, akuten Stress zu reduzieren, sondern auch langfristig das emotionale Gleichgewicht zu sichern und sich an schwierige Umstände anzupassen. Effektives Coping kann dazu beitragen, die Aussicht auf Erholung zu verbessern. Es hilft, negative Umwelteinflüsse zu regulieren, Stressfaktoren ertragbarer zu machen und es unterstützt dabei, ein positives Selbstbild zu wahren sowie hilfreiche Beziehungen aufrechtzuerhalten.

Die Coping-Reaktionen können vom Gesundheitszustand, dem Grad der Belastung und persönlichen Ressourcen jeder Person abhängen. Menschen nutzen unterschiedliche Strategien, um mit Stress umzugehen, so dass sich diese innerhalb von Familien oder Behandlungsteams sowohl ergänzen als auch widersprechen können. So könnte ein Familienmitglied eine schwierige Situation durch soziale Unterstützung (z. B. Austausch mit Nahestehenden) bewältigen, während ein anderes sich eher auf kognitive Umstrukturierung (z. B. das Umdenken einer belastenden Situation) oder praktisches Handeln (z. B. eine aktive Problemlösung) konzentriert (vgl. Ernst, Franke & Franzkowiak, 2022).

Das multiaxiale Coping-Modell (Buchwald & Hobfoll, 2004) bietet eine Möglichkeit, unterschiedliche Strategien in ihrer Vielschichtigkeit zu verstehen. Es beinhaltet neun mögliche Bewältigungsstrategien: selbstbehauptendes, vorsichtiges, antisoziales, aggressives, instinktives oder indirektes Verhalten, Vermeidungsverhalten, Suche nach sozialer Unterstützung, Team- und Koalitionsbildung. Es können sich Kombinationen ergeben, wie ein aktiv-aggressiver Bewältigungsstil, der es durch ein Umdenken der Situation erlaubt, entstandene Verletzungen zu ignorieren (z. B. »Wir müssen als Eltern oder Klinik die Kohlen aus dem Feuer holen, alles andere ist erst mal nebensächlich«). Oder ein indirekter und beziehungsorientierter Bewältigungsstil, der es anderen durch diplomatisches Handeln ermöglichen soll, sich selbst zu korrigieren (z. B. »Ich habe gehört, dass in solchen Situationen Strategie X oft gut funktioniert, was meinst du dazu?«).

Besonders komplex wird das Zusammenspiel, wenn externe Helfende oder ganze Behandlungsteams hinzukommen. Unterschiedliche Fachrichtungen und Perspektiven bringen vielfältige Vorstellungen von gewünschtem oder unerwünschtem Verhalten mit sich, die synergetisch wirken oder Spannungen erzeugen können. Damit diese Dynamiken das Helfendensystem nicht zusätzlich belasten, ist es hilfreich, die Coping-Strategien aller Beteiligten – auch der Fachkräfte – und ihre Wechselwirkungen bewusst zu reflektieren und im Idealfall transparent zu machen.

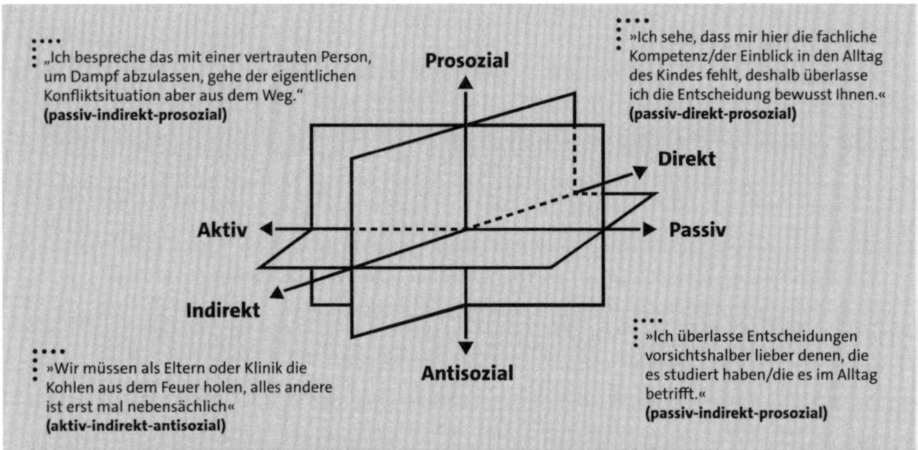

ABBILDUNG 10: Multiaxiales Modell

Alle Rechte vorbehalten, in Anlehnung an Hobfoll (1998)

Ambivalenz aushalten

Manchmal werden Coping-Strategien als »Co-Abhängigkeit« bezeichnet, wenn sie den Anschein erwecken, nicht effektiv zu sein – also die Genesung eines psychisch erkrankten Familienmitglieds auf längere Sicht nicht zu fördern oder das Helfendensystem zusätzlich zu belasten. In einem Alltagsverständnis kann das auf einfache Formeln verkürzt werden, zum Beispiel: »Einem Abhängigen darf man kein Geld geben«, »Eltern sollten Auseinandersetzungen rund ums Essen meiden, wenn ihr Kind eine Essstörung hat« oder »Bei einer Psychose kann man nicht logisch argumentieren.« Es kann das Missverständnis entstehen, dass bestimmte Verhaltensweisen immer oder nie angewandt werden sollten, auch wenn sie subjektiv oder innerhalb eines Familiensystems Sinn ergeben. Ebenso kann die Vorannahme, dass bestimmte Erkrankungen »typische Verhaltensweisen« im sozialen Umfeld mit sich brächten, verhindern, dass Coping-Strategien in ihrer Vielschichtigkeit (an)erkannt und selbstwirksam eingesetzt werden.

Die britische Psychiaterin Janet Treasure schlägt mit einem Coaching-Ansatz vor, Eltern und andere Unterstützende als »erfahrene Helfende« zu sehen. Sie können lernen, bewusst mit Stress umzugehen und ihre Unterstützung anzupassen. Ihr Buch »Skill-based Learning for Caring for a Loved One with an Eating Disorder” (Treasure, 2007) hilft zu verstehen, welche Reaktionen in welchen Phasen der Genesung sinnvoll sind. Mit drei einfachen Fragen können Eltern ihre eigene Situation auf einer Skala immer wieder einschätzen:

1. Wie sehr wünschen Sie sich eine Veränderung bei Ihrem Kind?

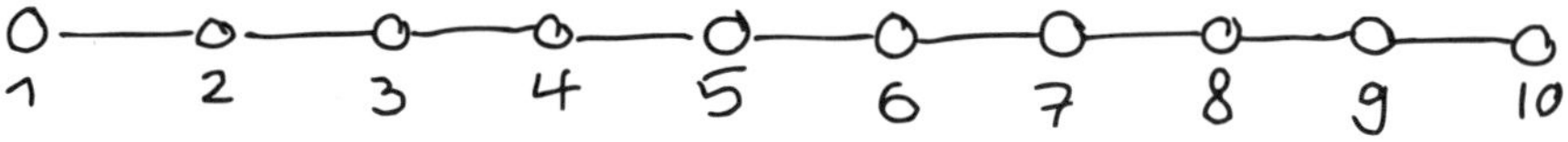

2. Wie wichtig ist Ihnen diese Veränderung?

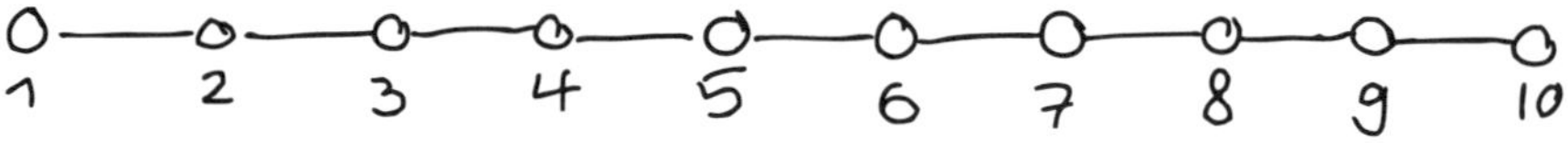

3. Wie zuversichtlich sind Sie, dass Sie Ihr Kind dabei unterstützen können?

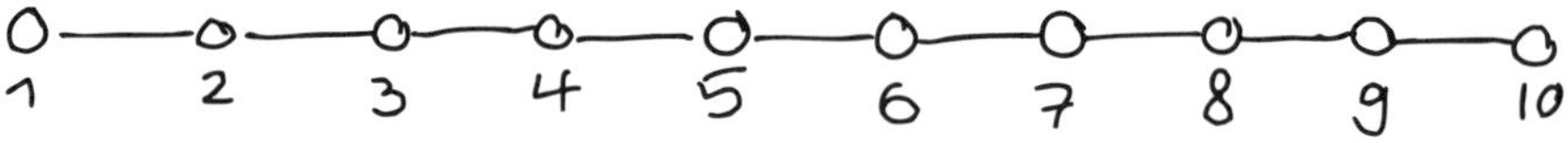

Ziel ist es, sich nicht dauerhaft an den äußeren Enden der Skala zu bewegen, sondern in einem Bereich zwischen fünf bis acht. Von hier aus können Eltern gegen ungesundes Verhalten ankämpfen – auch wenn ein Kind beispielsweise noch Zeit braucht, um sich von der Erkrankung lösen zu können – ohne, dass durch unterschiedliche Bedürfnisse der Beteiligten zusätzlicher Stress entsteht. Auch für professionelle Helfende bieten solche auf Kompetenzen ausgerichteten Konzepte Chancen. Etwa, um mit dem eigenen Nicht-Wissen umzugehen oder Beziehungen aufzubauen. Es geht darum, dass alle Beteiligten ihre Wahrnehmung, Empathie und Kommunikation bewusst einsetzen und dazulernen, um in verschiedenen Situationen flexibel handeln zu können.

Coping ist nicht Co-Abhängigkeit

Beispiel: *Eine junge Sozialpädagogin begleitet eine Anorexie-Patientin zu deren erstem Familiengespräch in der KJP. Im Treppenhaus begegnen sie bereits den Eltern. Der Vater hat das Gebäude nach vergeblichem Klingeln betreten, sucht eine Ansprechperson und äußert seinen Unmut über die weiterhin geltenden Coronaschutzregeln. Eigentlich hätten die Eltern draußen warten sollen. Im Sekretariat murmelt eine Verwaltungsmitarbeiterin genervt vor sich hin, dass sich niemand hier an Regeln halte. Die Mutter folgt dem Vater zögerlich, mit einem Tablett Bienenstich in der Hand. Nach einem Blickwechsel mit der Tochter entscheidet sie, den Kuchen nicht in den Stationskühlschrank zu stellen, sondern zurück ins Auto zu bringen – wo er in der Sommerhitze zerfließen wird.*

Was die Sozialpädagogin nicht weiß: Die Tochter hatte sich den Kuchen gewünscht, war aber unsicher, ob sie ihn wirklich probieren könne. Er steht für den Wunsch nach Normalität und gleichzeitig für Kontrollverlust. Beim ersten Belastungserprobungswochenende zu Hause war die Spannung so groß, dass sie erstmals eine Mahlzeit zerstört hat, indem sie das Essen auf den Boden warf. Die Mutter möchte das im Gespräch gleich thematisieren, um besser zu verstehen, was geschehen ist. Ihre Vereinbarung mit der Tochter lautet für heute: »Ich backe den Kuchen gern für dich – aber wenn er dich stresst, ist es auch in Ordnung, ihn wieder mitzunehmen.« Dahinter steht der Wunsch, erst zu begreifen und dann zu handeln. Der Vater kann sich aufgrund eigener Belastungen nur wenig am Familienleben beteiligen. Er fühlte sich dazu gedrängt, sein Einverständnis zum Klinikaufenthalt zu geben, und befürchtet, dass seine Perspektive zu wenig beachtet wird.

Die Sozialpädagogin kann sich als Beobachterin verstehen und das Geschehen anhand erlernter Theorien deuten; etwa mit Blick auf vermutete Beziehungsmuster bei Essstörungen. Dabei besteht die Gefahr vorschneller Zuschreibungen: Die Mutter wirkt vielleicht überfürsorglich, der Kuchen übertrieben, die Atmosphäre zwischen den Eltern angespannt, die Tochter überfordert. Ihr eigenes Nichtwissen kann die Pädagogin verunsichern und den Eindruck verstärken, unter der Oberfläche schwele etwas, das von Fachkräften offengelegt werden müsse. Alternativ kann sie sich als Teilnehmerin der Situation begreifen, also nachfragen oder sich darauf konzentrieren, Sicherheit auszustrahlen. So bleibt sie offen für Mehrdeutigkeit und bewahrt sich vor voreiligen Urteilen.

Auch wenn die Sozialpädagogin durch Aktenstudium oder erste Gespräche mit der Jugendlichen bereits das Gefühl haben könnte, die Familie zu kennen, beobachtet das Mädchen womöglich ganz genau, wie die Erwachsenen aufeinander reagieren. Für die Eltern wiederum könnte unklar sein, wer oder was sie erwartet. Beobachtet zu werden – oder selbst beobachten zu müssen – kann für alle Beteiligten Stress erzeugen. Auch für die Sozialpädagogin. Sobald sie sich auf die Beziehung einlässt, gerät womöglich ihr Selbstverständnis ins Wanken, nach welchem sie durch distanzierte Beobachtung zur Diagnostik beitragen möchte.

3.4 Impulse und Übungen

Den Schlüssel zur Widerstandskraft finden

Lernziele: Die Teilnehmenden erkennen, wie sie Eltern in Krisensituationen ressourcenorientiert begleiten können, indem sie deren Kohärenzgefühl – Verstehbarkeit, Handhabbarkeit und Sinnhaftigkeit – stärken. Sie reflektieren, welche Strategien Eltern bereits geholfen haben, und entwickeln Wege, diese gezielt zu fördern.

Gesundheit hängt stark vom sogenannten »Kohärenzgefühl« ab, also dem Empfinden, dass das Leben verständlich, handhabbar und sinnvoll ist. Dieser Begriff stammt aus der Salutogenese-Theorie des Medizinsoziologen Aaron Antonovsky. Starke persönliche Werte können das Kohärenzgefühl festigen, indem sie dem Leben Richtung geben und helfen, Krisen zu bewältigen. Fehlen klare Werte oder

werden sie infrage gestellt, kann das hingegen eine Krise verschärfen (Faltermaier, 2023). So hilft manchen Menschen der Gedanke, dass hinter einer gesundheitlichen Krise ein bestimmter Sinn stehe, eine Erkrankung vielleicht sogar auf etwas hindeuten möchte. Andere lehnen den Gedanken ab, weil er ihnen zu starr erscheint und es mehr als nur eine Deutung gebe. Einige ziehen es vor, Bedrohungen klar zu benennen, um sich auf das Schlimmste vorzubereiten. Andere fühlen sich von negativen Szenarien gelähmt und möchten sich zu einem Ziel hin orientieren statt weg von einer Bedrohung. Problematisch wird es, wenn äußere Deutungen und Wertungen in einer Krise nicht zum eigenen Erleben passen. Als Folge kann sich das Gefühl von Bedrohung verstärken, statt Resilienz zu fördern.
Die folgenden 19 Fragen basieren auf Gedanken, die Eltern in belastenden Situationen als hilfreich erlebt haben. Sie können Gespräche öffnen und dabei helfen, Bedürfnisse zu erkennen. Sie können Fachkräften helfen, Eltern in Ausnahmesituationen besser zu verstehen. Sie können auch an Eltern weitergegeben oder mit ihnen besprochen werden, ob oder was davon für sie hilfreich sein könnte. Seien Sie mutig – sortieren Sie nicht zu stark vor!

Fragen für Eltern

Wenn Sie merken, dass manche Fragen Sie besonders stark bewegen oder überfordern, kann es hilfreich sein, Unterstützung von Fachkräften, Beratungsstellen oder Selbsthilfegruppen zu suchen. Sie müssen diese Gedanken nicht allein tragen. Auch kleine Schritte oder ein offenes Gespräch mit vertrauten Personen können entlasten.

1. Wie hoch ist meine aktuelle Belastung?

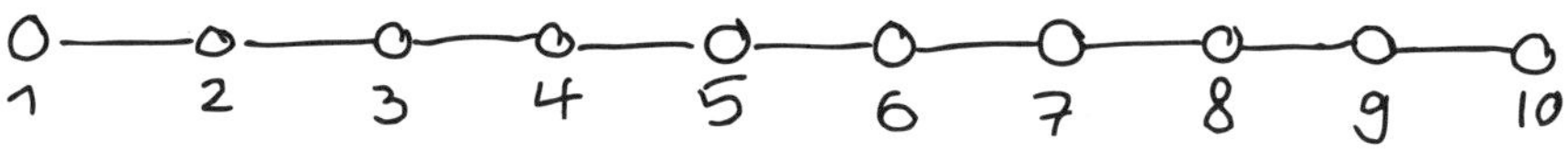

2. Wie gut kann ich meine Gefühle gerade beschreiben?

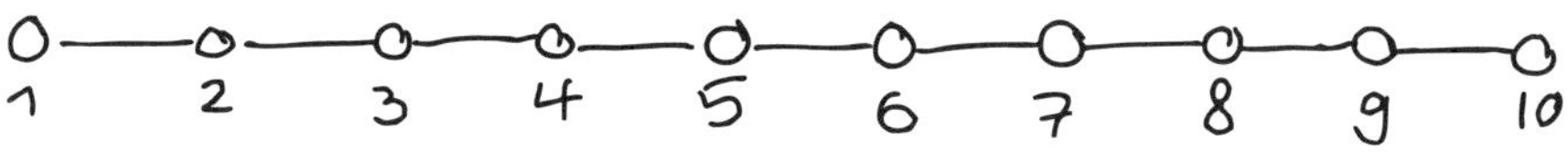

3. Wie oft erlebe ich im Alltag positive Gefühle?

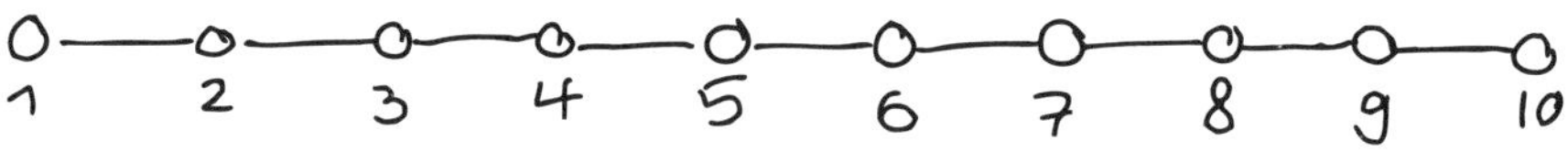

4. Wie sehr haben sich meine Beziehungen seit Beginn der Erkrankung verändert (z. B. zu meinem Kind, Partnerin oder Partner, Arbeitskolleginnen und -kollegen)?

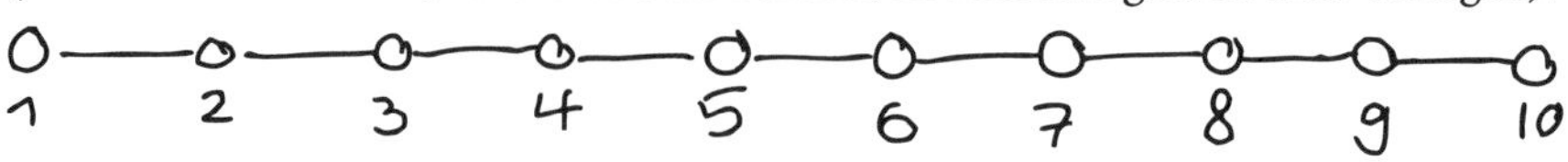

5. Wenn ja, wie gut kann ich erklären, warum?

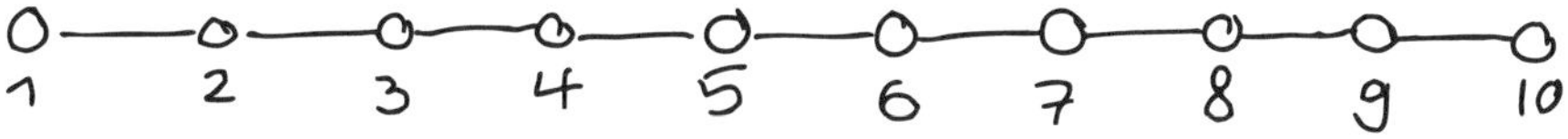

Tipp: Oft merken Eltern gar nicht, wie stark sie die Krise eines Kindes belastet. Fachkräfte berichten, dass Eltern in Beratungen viele sachliche Fragen haben. Aber wenn sie gefragt werden: »Und wie geht es Ihnen?«, herrscht oft erst Stille – und manchmal fließen Tränen. Manche Eltern haben sich vorgenommen, während des Klinikaufenthalts ihres Kindes zu entspannen oder Sport zu treiben. Stattdessen erleben sie einen Zusammenbruch – als wolle der Körper nachholen, was vorher nicht möglich war. Plötzlich starke Gefühle oder Streit zu haben, bedeutet nicht, dass mit Ihnen etwas nicht stimmt. Vielmehr zeigt es, dass Ihre Belastung größer ist, als Sie denken. Dieses Wissen ist wichtig, weil manche Eltern sich unnötig selbst Vorwürfe machen. Auch Fachkräfte können Ihre Reaktion auf eine Krise falsch einschätzen, schließlich kannten sie Sie vor der Krise nicht. Sie dürfen für sich einstehen und sich Unterstützung suchen.

6. Wie gut kann ich zwischen meinem Kind und seiner Krankheit unterscheiden?

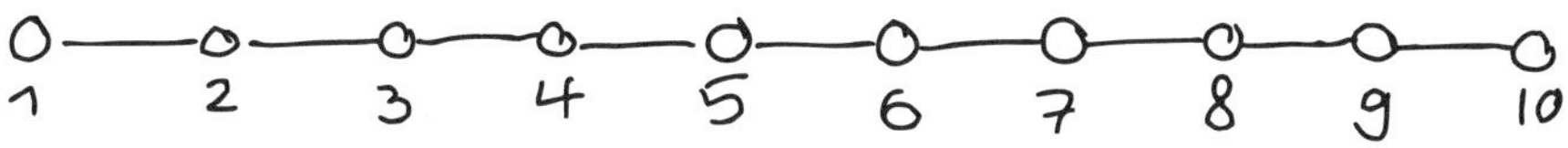

Tipp: Hier geht es um eine Art psychologischen Trick, den Fachleute »Externalisierung« nennen. Statt zu denken: »Warum ist mein Kind gerade so anders?«, hilft es zu sehen: »Die Krankheit macht es meinem Kind gerade schwer – und damit auch uns.« Manche Eltern können dadurch besser mit Konflikten umgehen, Dinge nicht persönlich nehmen und ruhiger bleiben.

7. Wie klar ist mir, was ich tun kann, um die Genesung meines Kindes zu fördern?

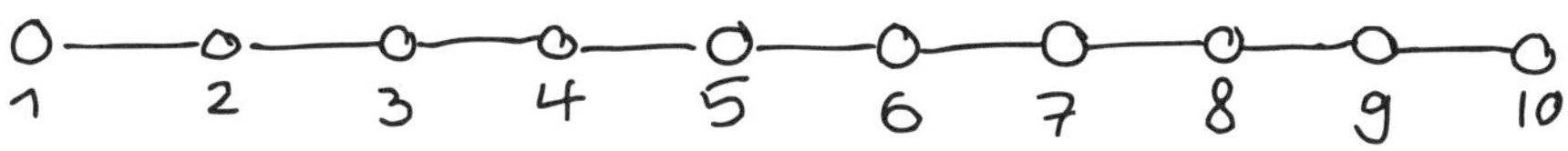

8. Unterstütze ich mein Kind in einem Maß, das für uns beide gut ist?

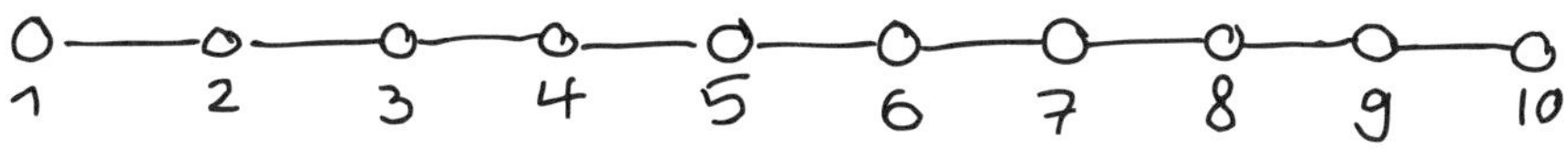

Tipp: Versuchen Sie, mit Ihren Kräften hauszuhalten. Beachten Sie die aktuelle Situation: Vielleicht tun Sie im Moment weniger oder mehr für Ihr Kind, als Sie normalerweise tun würden. Oder Sie tun Dinge, die Ihnen selbst oder anderen komisch vorkommen. Das kann in einer Krise normal sein und ist okay. Manchmal haben Eltern Angst, etwas falsch zu machen, und ziehen sich eine Zeit lang zurück. Oder sie müssen eine Zeit lang Alltagsaufgaben übernehmen, die ihre Kinder aufgrund der Erkrankung gerade nicht schaffen, und machen deshalb eine Zeit lang viel. Manchmal passiert es, dass sich Kinder oder Jugendliche davon bedrängt fühlen, sich Sorgen um ihre Eltern machen oder befürchten, dass andere das komisch finden. Manchmal schätzen Nachbarn, Familienmitglieder oder auch Fachkräfte die Situation anders ein, weil sie nie selbst in einer vergleichbaren Situation waren. Das ist kein böser Wille, kann aber sehr verletzend sein. Wenn Sie die Möglichkeit haben, sprechen Sie darüber offen mit einer Fachkraft, die Sie und Ihr Kind gut kennt. Wenn Sie als Mutter oder Vater eine klare Entscheidung getroffen haben, wie viel Engagement gerade guttut, dürfen Sie die auch vertreten und dazu stehen.

9. Wie gut kann ich unsere finanzielle Situation gerade einschätzen?

1 2 3 4 5 6 7 8 9 10

10. Habe ich eine Alltagsstruktur, die uns in der Krise unterstützt?

1 2 3 4 5 6 7 8 9 10

11. Habe ich Strategien zur Selbstregulation, die mir gerade helfen?

1 2 3 4 5 6 7 8 9 10

Tipp: Manche Menschen denken bei Selbstregulation zuerst an körperliche Dinge wie Achtsamkeits- oder Entspannungsübungen. In manchen Situationen ist Entspannung aber gar nicht möglich oder kein sinnvolles Ziel. Hilfreich könnten stattdessen auch bestimmte Gedanken sein – wie der, dass »Fehler machen« erlaubt ist. Der Weg aus einer Krise verläuft oft nur in kleinen Schritten, indem man Kleinigkeiten gezielt verändert und beobachtet. Manchmal verstärkt sich die Krise auch noch mal, bevor sie plötzlich in Normalität übergeht. Manche Menschen brauchen in einer Krise viele Informationen, um sich sicher zu fühlen. Fachkräfte beschreiben, dass Eltern von kranken Kindern Wissen oft geradezu aufsaugen. Vielleicht beobachten Sie das bei sich auch? Manche Menschen brauchen in einer akuten Krise ständig Kontakt zu anderen, während es anderen hilft, Kontakte zu begrenzen. Das kann z. B. heißen: »Ich antworte nicht sofort auf eine SMS, sondern lege das Handy mal ein paar Stunden beiseite. Und dazu stehe ich.« Alle diese Wege sind okay. Wichtig ist, gut auf die eigenen Bedürfnisse zu achten.

12. Wie gut fühle ich mich auf bevorstehende Behandlungs-, Krisen- oder Genesungsphasen meines Kindes vorbereitet?

1 2 3 4 5 6 7 8 9 10

13. Wie stimmig fühlt sich meine Rolle als Mutter/Vater gerade an?

1 2 3 4 5 6 7 8 9 10

14. Woran merke ich, dass ich mir selbst treu bin?

1 2 3 4 5 6 7 8 9 10

15. Wie gut kann ich mich gerade an meinen eigenen Werten orientieren?

1 2 3 4 5 6 7 8 9 10

16. Wie gut kann ich die aktuelle Situation annehmen, ohne zu resignieren?

1 2 3 4 5 6 7 8 9 10

17. Wie sicher fühle ich mich in der Kommunikation mit den Fachkräften, die mein Kind begleiten?

1 2 3 4 5 6 7 8 9 10

18. Wie gut kann ich das Handeln der Fachkräfte nachvollziehen, die mein Kind begleiten?

1 2 3 4 5 6 7 8 9 10

19. Wie sehr hilft mir der Gedanke, dass ich nicht allein verantwortlich bin?

1 2 3 4 5 6 7 8 9 10

Tipp: In der Kinder- und Jugendpsychiatrie gilt, dass Eltern in die Diagnostik, Behandlung und Planung der Nachsorge möglichst einbezogen werden sollen. Was dieses »Einbeziehen« beinhaltet, kann aber sehr unterschiedlich sein. Versuchen Sie nach Möglichkeit, schon in den Kennenlerngesprächen herauszufinden, ob und wie die Fachkräfte Ihres Kindes mit Ihnen zusammenarbeiten werden. Am Ende von Kapitel 1 finden Sie einige Fragen, die andere Eltern gestellt haben oder gern gestellt hätten. Wenn Sie die Wahl haben, entscheiden Sie sich für Fachkräfte, denen die Zusammenarbeit wichtig ist. Das Gefühl, nicht allein verantwortlich zu sein, kann entlasten und neue Perspektiven eröffnen. Es ist nicht Ihre Aufgabe, alles richtig zu machen oder jede Entscheidung allein zu tragen. Ein gutes Behandlungsteam erkennt an, dass Eltern Expertinnen und Experten für ihr Kind sind – und dass Eltern auch manchmal selbst Unterstützung brauchen. Vertrauen wächst, wenn Kommunikation auf Augenhöhe stattfindet. Nutzen Sie Ihre Stimme – sie ist wichtig.

Die folgenden 18 Fragen basieren auf Gedanken, die Fachkräfte im Umgang mit Eltern als hilfreich erlebt haben oder für die Eltern Fachkräfte gern sensibilisieren möchten. Sie können zur Vorbereitung auf Elterngespräche genutzt werden, sowohl einzeln als auch gemeinsam im Team. Auch diese Fragen können Sie gemeinsam mit Eltern besprechen.

Fragen für Fachkräfte

1. Wie gut nehme ich wahr, dass Krisen der Eltern auch für mich selbst belastend sein können?

   1 2 3 4 5 6 7 8 9 10

2. Wie gut gelingt es mir, respektvoll und verantwortungsvoll zu bleiben, wenn mich eine Situation mit Eltern überfordert oder belastet?

   1 2 3 4 5 6 7 8 9 10

3. Wie sicher bin ich, dass mein Arbeitgeber, meine Arbeitgeberin mich unterstützt, wenn ich mich in einer Situation mit Eltern unsicher fühle?

   1 2 3 4 5 6 7 8 9 10

4. Wie gut kann ich Belastungsgrenzen meines Gegenübers erkennen, um im Gespräch eine Über- oder Unterforderung zu vermeiden?

   1 2 3 4 5 6 7 8 9 10

5. Wie gut passe ich mein Tempo an, damit mein Gegenüber sich nicht über- oder unterfordert fühlt?

   1 2 3 4 5 6 7 8 9 10

Tipp: Manche Menschen brauchen viel »Kopffutter«, um eine Situation für sich einordnen zu können – also Texte, Informationen oder Materialien. Das gilt auch in belastenden Situationen. Diese Menschen empfinden es als hilfreich, aktiv mitdenken zu dürfen. Lassen Sie das zu, auch wenn Sie selbst vielleicht meinen, dass es besser wäre, wenn sich Angehörige ausruhen oder das Denken den Fachkräften überlassen. Das ist keine Konkurrenz, sondern eine Bewältigungsstrategie und hilft den Eltern, handlungsfähig zu sein.

6. Wie häufig stelle ich Eltern offene Fragen?

1 2 3 4 5 6 7 8 9 10

7. Wie gut kann ich die Gefühle von Eltern bestätigen, ohne sie zu beschwichtigen?

1 2 3 4 5 6 7 8 9 10

8. Wie offen gebe ich betroffenen Familien zu erkennen, wenn ich etwas nicht weiß oder nicht verstehe?

1 2 3 4 5 6 7 8 9 10

9. Wie bewusst erkenne ich »schwieriges« oder »störendes« Verhalten von Eltern als Krisenzeichen an?

1 2 3 4 5 6 7 8 9 10

10. Wie sehr habe ich im Blick, dass eine Belastung oft auf mehrere Schultern verteilt ist?

1 2 3 4 5 6 7 8 9 10

11. Wie gut kann ich Selbststigmatisierung bei Eltern erkennen und ansprechen?

1 2 3 4 5 6 7 8 9 10

Tipp: Selbststigmatisierung zeigt sich nicht nur in abwertenden Selbstbildern (»Ich bin schuld«), sondern oft auch in übernommenen Erklärungsmustern (»Eltern von Kindern mit Essstörung sind meistens kontrollierend – vielleicht war ich das auch«). Fachkräfte sollten aufmerksam sein, ob solche Aussagen Ausdruck von echtem Verstehen oder eher ein Versuch der Selbstverortung sind. Statt vorschnell in diese Konzepte »einzusteigen«, kann es hilfreich sein, vorsichtig nachzufragen: »Woher kennen Sie diese Idee?« oder »Wie fühlt sich das für Sie an, wenn Sie das über sich sagen?«

12. Wie häufig reflektiere ich, ob ich die Unterstützung biete, die Jugendliche und ihre Familien wirklich brauchen?

1 2 3 4 5 6 7 8 9 10

13. Wie konkret sind meine/unsere Kriterien definiert, wann ich in einer Eltern-Kind-Beziehung intervenieren sollte?

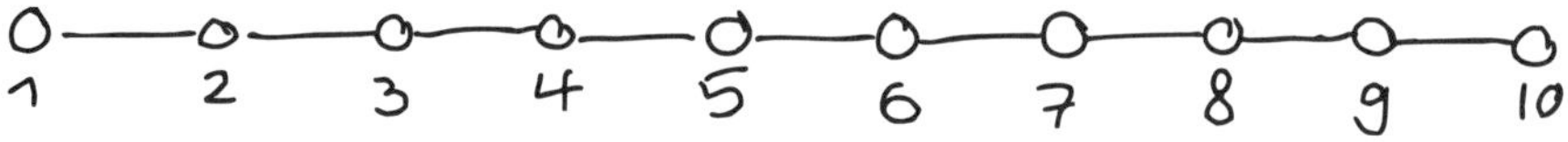

Tipp: Je belasteter eine Situation, desto wichtiger ist klare Orientierung. Wenn Interventionen nötig werden, hilft es, die Kriterien im Team oder in der Einrichtung im Vorfeld zu klären, etwa im Rahmen eines Schutzkonzepts. Auf diese Weise können Entscheidungen nicht aus Unsicherheit, sondern aus fachlicher Sicherheit heraus getroffen sowie transparent und sinnvoll begründet werden.

14. Wie verständlich kann ich fachliche Konzepte in Worte fassen?

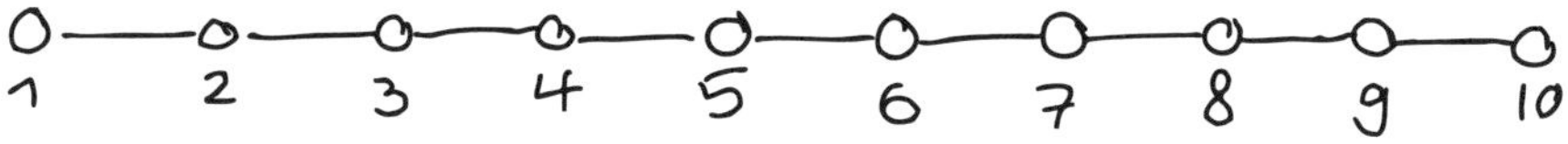

Tipp: Manchmal glauben wir, bestimmte Hypothesen nicht aussprechen zu dürfen. Insbesondere, wenn wir annehmen, dass das Gegenüber nicht gut reagieren wird. Das kann ein Hinweis darauf sein, dass uns selbst nicht ganz klar ist, was wir meinen, oder dass die Beobachtungsgrundlage fehlt. Für das Gegenüber kann das fatal sein, weil es spürt, dass Sie etwas vermeintlich Unangenehmes nicht aussprechen. Wenn Hypothesen hingegen stimmig sind, ist es oft eine Erleichterung, sie auszusprechen.

15. Wie gut kann ich Psychoedukation auf das Wissen und die Bedürfnisse meines Gegenübers abstimmen?

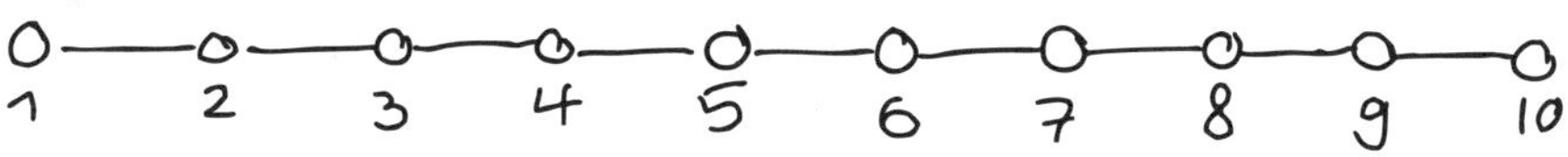

16. Wie gut kann ich beschreiben, was Psychoedukation bedeutet?

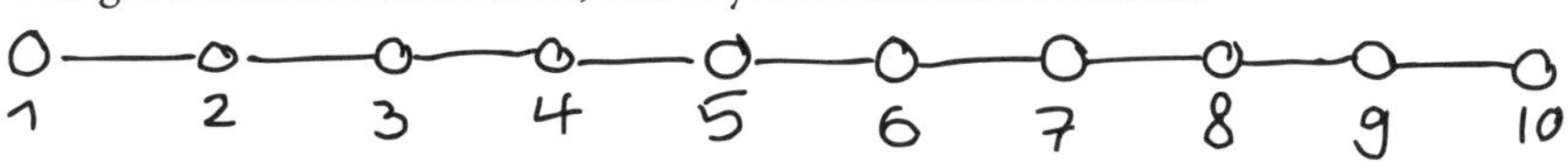

Tipp: Psychoedukation ist mehr als Informationsvermittlung. Es geht darum, Wissen so anzubieten, dass es Orientierung gibt, Angst reduziert und eigene Handlungsfähigkeit stärkt. Hilfreich ist insofern, sich zu vergewissern, ob das vermittelte Wissen dem Gegenüber nutzt.

17. Wie sicher fühle ich mich darin, eigene Erfahrungen mit den Eltern von Betroffenen zu teilen, damit sie daraus etwas für sich lernen können?

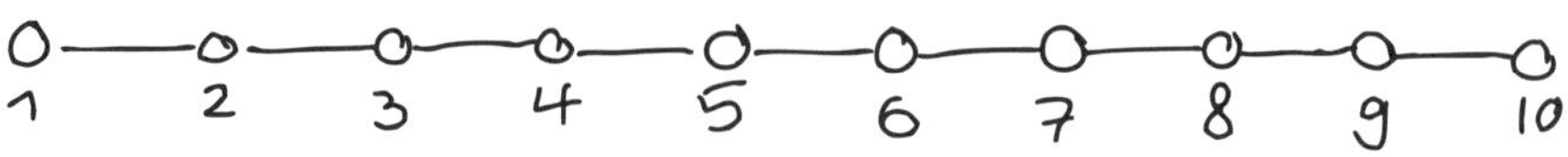

18. Wie gut kann ich Eltern helfen, große Ziele in konkrete Handlungsschritte zu übersetzen?

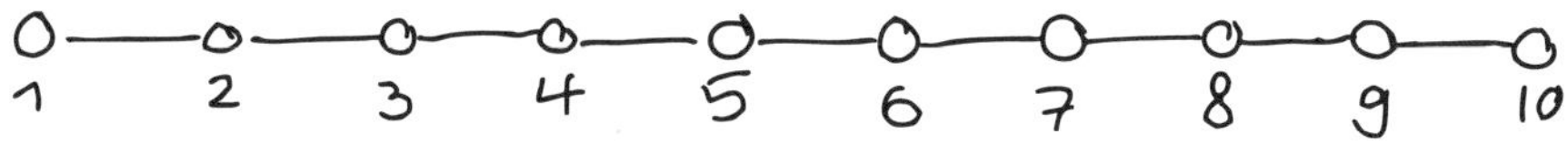

Übungen zu den Fragen

Übung 1: Elternfragen analysieren

Gehen Sie die Fragen für Eltern zu zweit, im Team oder gemeinsam mit Eltern durch. Reflektieren Sie:

- Inwiefern hilft diese Frage 1. die Krise zu verstehen, 2. damit umzugehen oder 3. unterstützt sie das Gefühl, dass die aktuelle Anstrengung sich lohnt?
- Was brauche ich oder mein Gegenüber, um die Frage an sich zu verstehen?
- Welche Gedanken darin könnten das Gegenüber ohne weitere Erklärungen überfordern?

Übung 2: Walk & Talk

- Zwei Personen spazieren gemeinsam für 15 – 20 Minuten.
- Eine Person stellt der anderen eine Frage aus den beiden Listen.
- Die andere Person reflektiert laut. Die andere unterbricht nicht und stellt nur Nachfragen.
- Nach der Hälfte der Zeit tauschen Sie die Rollen.
- Ggf. Abschluss in einer größeren Runde: Welche neuen Einsichten gab es für Sie persönlich?

Übung 3: Kollegiale Fallberatung mit Elternperspektive

- Eine Person schildert eine herausfordernde Situation mit Eltern eines Patienten.
- Die Gruppe stellt Nachfragen, bis sie die innere Problematik der fallgebenden Person verstanden hat.
- Die Gruppe wählt Fragen aus einer der beiden Checklisten, die zur Reflexion beitragen könnten.
- Die Gruppe stellt Fragen und Nachfragen (keine Ratschläge, keine eigenen Antworten), um neue Perspektiven zu eröffnen.
- Die fallgebende Person fasst ihre Erkenntnisse zusammen.

Übung 4: Reflexionsrunde

- Alle Teilnehmenden wählen aus den Checklisten jeweils eine Frage, die zu einer aktuellen Herausforderung passt.
- Austausch in Kleingruppen: Warum habe ich diese Aussage gewählt? Welche Erfahrungen habe ich dazu gemacht?
- Austausch in der gesamten Gruppe: Einige Beispiele werden vorgestellt, um gemeinsame Muster und Herausforderungen sichtbar zu machen.

Übung 5: Checklisten-Speed-Dating

- Die Teilnehmenden sitzen sich paarweise gegenüber und haben je fünf Minuten Zeit, um eine zufällig ausgewählte Frage aus den Checklisten zu diskutieren. Dann wechseln die Gesprächspartnerinnen und Gesprächspartner.

Eigene Coping-Strategien erkennen

Lernziele: Der folgende Impuls kombiniert zwei Denkmodelle miteinander (siehe Abbildung 11). Die Idee der Tierzeichnungen stammt aus dem Buch »Skill-based Learning for Caring for a Loved One with an Eating Disorder« (Treasure et al., 2007). Die dahinter liegenden Achsen orientieren sich am multiaxialen Copingmodell (Hobfoll, 1998).

Die Idee der Tiermetaphern kann kritisiert werden, weil sie pädagogisch-vereinfachend wirke. Auch die damit ursprünglich verbundene Theorie »typischer Beziehungsmuster bei Essstörungen« ist fachlich umstritten.[5] Die Theorie könne den Blick weg von der komplexen Realität, hin zu vereinfachten Vorstellungen lenken und verhindern, dass Copingstrategien als sinnhaft erkannt werden. Deshalb wird im Gegensatz zu Treasures Modell nicht von »typischen Beziehungsmustern« bei Anorexia nervosa gesprochen und die ursprünglich negativen Aspekte sind positiv geframt: Beispielsweise wurde aus der Qualle, die im Original in Gefühlen zerfließt, ein*e handelnde*r Akteur*in mit der Fähigkeit, sich anzupassen und an unterschiedlichen Stellen helfend einzugreifen.

---

5 Die Kritik an den »vereinfachenden« Tiermetaphern kam von einer Interviewperson, die die Übungen begutachtete. Sie merkte an, dass Tieren in der Literaturgeschichte häufig Charaktereigenschaften zugewiesen worden seien, die mit der Realität nicht übereinstimmen. Die Kritik an der Vorstellung von »typischen Verhaltensmustern« von Eltern bei Anorexia nervosa stammt von mehreren Interviewten, die darauf hinweisen, dass es keine Evidenz für diese Annahmen geben (vgl. u. a. Herpertz-Dahlmann, 2025, S. 63).

Was manche Eltern an den Tiermetaphern als hilfreich schildern, ist die Erkenntnis, dass Veränderungen nicht aus einer Abwehrhaltung (»weg von etwas«) entstehen, sondern durch eine bewusste Entwicklung (»hin zu etwas«). Zudem könne es bestärkend sein, die eigenen Bewältigungsstrategien selbst einzuordnen und nicht von anderen eingeordnet zu werden. Es geht bei diesem Impuls also darum, Verhalten besser zu verstehen, nicht als »richtig« oder »falsch« zu bewerten. So können Eltern gezielt Stärken ausbauen, hinderliche Muster erkennen und neue Strategien ausprobieren, die die eigene Resilienz und das Familiengefüge stärken.

Übung für Eltern: Was brauche ich, um mir selbst treu zu bleiben und gleichzeitig meinem Kind zu helfen?

Menschen haben unterschiedliche Wege, mit Stress umzugehen. Wenn ein Kind psychisch krank ist, steht oft die ganze Familie unter großem Druck. Dann können die Stressreaktionen von Familienangehörigen sich gegenseitig ergänzen, aber auch widerstreiten – und manchmal hilft es, neue Wege auszuprobieren.

Schritt 1: Selbsteinschätzung.
Ordnen Sie sich in der Grafik ein: »Wenn ich meinen Umgang mit der Erkrankung meines Kindes anschaue, bin ich …

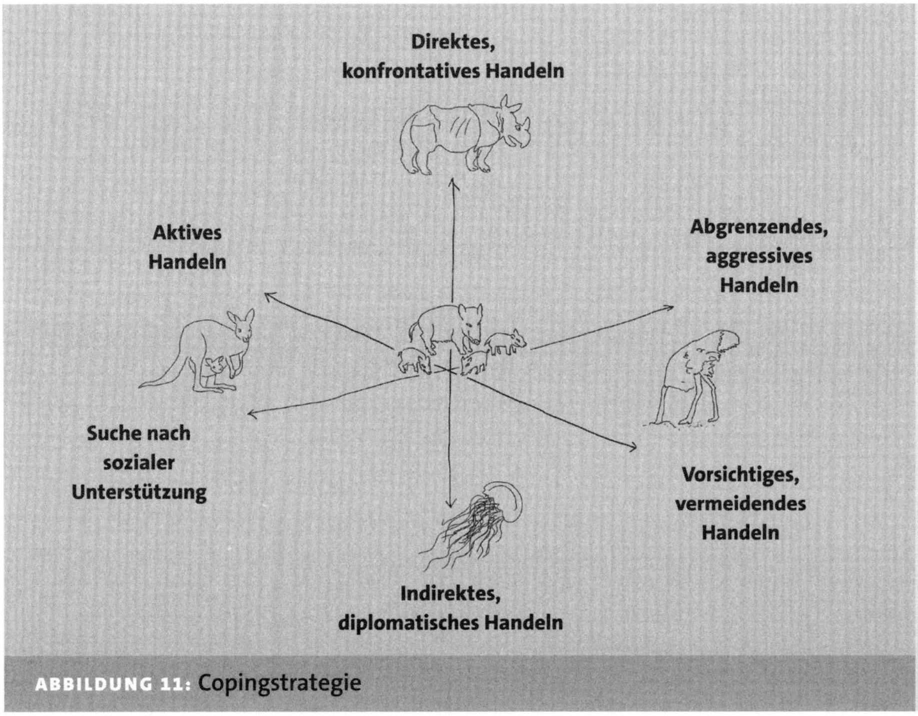

ABBILDUNG 11: Copingstrategie

- Ein Känguru, das sein Kind im Beutel schützt, wärmt und aktiv nach Unterstützung sucht, um es nicht zu überfordern?
- Eine Qualle, die viele Fäden gleichzeitig zusammenhält, um zu vermitteln und zu stützen, und dabei selbst kaum sichtbar ist?
- Ein Vogel Strauß, der sich vorsichtig zurückzieht, dabei manchmal wichtige Entscheidungen verschiebt oder Dinge ausblendet?
- Ein Rhinozeros, das kraftvoll direkt anpackt, sein Kind verteidigt und sich nicht von Diagnosen einschüchtern lässt?
- Ein Wildschwein, das mit seinen Frischlingen tief und instinktiv verbunden ist, mit seinen Pfoten tief im Matsch steckt und sich nicht in seiner Intuition beirren lässt, auch wenn andere zweifeln?
- Mal so, mal so; je nach Tag, Situation und Phase der Krise oder Erkrankung?
- … oder etwas ganz anderes?«

Wenn Sie die Tiermetaphern nicht mögen: Lassen Sie sie weg. Sie können sich stattdessen auch an diesem Modell orientieren:

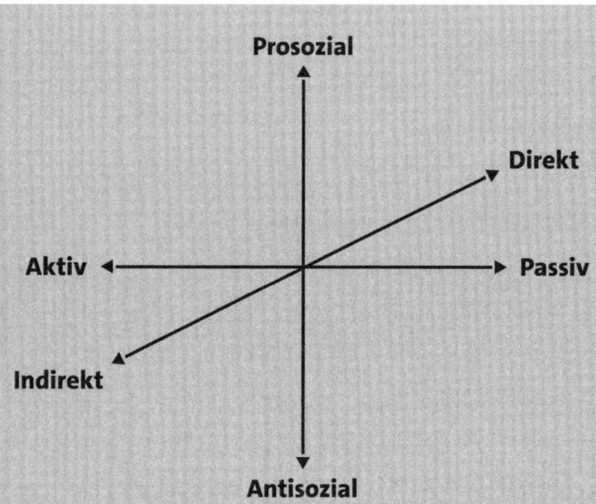

ABBILDUNG 12: Das multiaxiale Copingmodell

Schritt 2: Zeichnen Sie Ihre eigene Tiermetapher. Beispiele finden Sie hier:

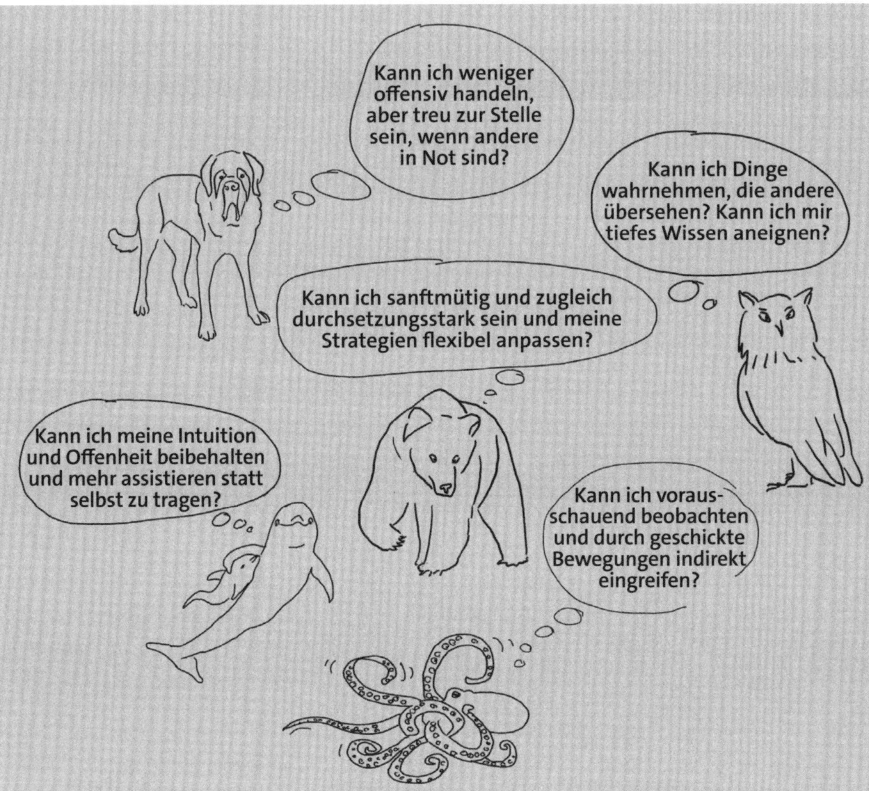
Kann ich weniger offensiv handeln, aber treu zur Stelle sein, wenn andere in Not sind?
Kann ich Dinge wahrnehmen, die andere übersehen? Kann ich mir tiefes Wissen aneignen?
Kann ich sanftmütig und zugleich durchsetzungsstark sein und meine Strategien flexibel anpassen?
Kann ich meine Intuition und Offenheit beibehalten und mehr assistieren statt selbst zu tragen?
Kann ich voraus-schauend beobachten und durch geschickte Bewegungen indirekt eingreifen?

ABBILDUNG 13: Selbsteinschätzung

Schritt 3: Sie haben Ihre Position gefunden? Dann können Sie jetzt die folgenden Fragen beantworten. Wenn Ihnen eine Frage zu viel ist, lassen Sie sie einfach weg.

- Was stresst mich gerade am meisten?
- Was mache ich, um mit Stress umzugehen?
- Was davon hilft mir gerade, was eher nicht?
- Was hat mir früher geholfen, mit Stress umzugehen?
- Wie reagieren andere in der Familie auf meinen Umgang mit der Situation?
- Gab es Momente, in denen ich mit meinem Kind oder Partner aneinandergeraten bin?
- Was habe ich da getan und wie hat das funktioniert?

Schritt 4: Wenn etwas gerade nicht hilft, nicht ausreicht oder hinderlich ist:

- Wovon könnte ich mehr tun?
- Wovon könnte ich weniger tun?
- Was habe ich noch nie ausprobiert – zum Beispiel …

4 Der traumasensible Blick

Eltern psychisch erkrankter Kinder oder Jugendlicher nehmen oft kleinste Anzeichen wahr, die auf Gefahren für ihr Kind hindeuten könnten. Diese überdurchschnittliche Wachsamkeit kann über das Verhalten des Kindes hinaus auch Unsicherheiten, Unklarheiten und Widersprüche im Hilfesystem betreffen. Die Psychotraumatologie hilft, scheinbar übertriebene Aufmerksamkeit als sinnvollen Schutzmechanismus zu erkennen – und Hilfeangebote entsprechend zu gestalten.

4.1 »Das Piepsen in meinem Ohr wurde immer stärker«

Martina – eine Mutter erzählt

> *Im September empfahl mir ein Kinderarzt, Charly bei einer Selbsthilfegruppe für Mädchen mit Essstörungen im Mädchenhaus unserer Stadt anzumelden. Wie ich auf der Homepage las, war die Voraussetzung, dass die Mädchen zuallererst selbst im Büro anriefen und einen Termin vereinbarten. Weil meine 15-jährige Tochter in ihrer aktuellen Verfassung dazu nicht in der Lage war, hatte ich sie auf das Telefonat vorbereitet, wollte aber den ersten Kontakt herstellen. Das kam bei der Frau am anderen Ende der Leitung gar nicht gut an.*
> *Ich erklärte kurz unsere Situation und gab dann das Telefon an Charlie weiter. Die Sozialarbeiterin wollte mit Charly einen Termin für ein Kennenlerngespräch vereinbaren und fragte, wann es passen würde. An dieser Stelle schaute mich meine Tochter mit großen Augen an. Ich übernahm also den Hörer und erklärte, dass ich derzeit alle Termine um das Essen herum plante. Die Stimmlage meines Gegenübers veränderte sich schlagartig. Widerwillig nannte sie einen Tag und eine Uhrzeit, nicht ohne noch mal deutlich zu sagen, dass ich meine Tochter nicht zu dem Gespräch begleiten dürfe. Voraussetzung sei, dass sie allein zum Mädchenhaus fahre. Das wären mit dem Fahrrad 40 Minuten gewesen. Bei ihren schweren Depressionen und dem wiederkehrenden Wunsch, zu sterben, hatte ich sowieso Sorge, ob sie überhaupt ankommen würde.*

Am Tag des Termins setzte ich Charly vor dem Mädchenhaus ab und wartete auf einer Bank in der Nähe. Immer wieder kamen Mädchen in Charlys Alter an mir vorbei. Manche sahen noch erbärmlicher aus als sie. Sie alle waren allein unterwegs. Meine Gedanken fuhren Achterbahn: Warum hielten sich die anderen Eltern an die Vorgaben des Mädchenhauses? Machen sie es richtig und wir falsch, oder war es andersherum? Als Charly herauskam, sah ich, dass sie wütend war. »Mama, sie hat mich gefragt, wie das bei uns Zuhause läuft. Ich habe es ihr erzählt und dann hat sie so Fragen gestellt: Deine Mutter sitzt ja wohl nicht bei dir und füttert dich? Wie lange soll das so weitergehen? Du solltest mehr für dich allein sein und weniger mit deiner Mutter zusammen, oder? Warum darfst du denn keinen Sport machen? Warum gehst du nicht voll zur Schule? Es gibt doch eine Schulpflicht!« Wieder hatte eine erwachsene Person, die uns nicht kannte, mich vor meiner Tochter in Frage gestellt und auf gefährliche Weise der Anorexie zugearbeitet. Das Piepsen in meinem Ohr wurde immer stärker.«

Tipp: Dieser Text beschreibt Unklarheiten und Widersprüche, die besonders bei Anorexia nervosa auftreten und im Alltag von Familien zu schwierigen Situationen führen können. Am Ende des Kapitels finden Sie für den Text eine »Lesehilfe«, die bei der Einordnung hilft. Sie eignet sich gleichzeitig als Impuls, um Beratungs- und Unterstützungsangebote wirksam zu gestalten und Stolperfallen in der Zusammenarbeit mit Eltern konzeptionell zu vermeiden.

4.2 »Ich koche nach Rezept, weil ich auf einmal nicht mehr weiß, wie Kochen geht«

Annalena – eine Mutter erzählt

Im Januar fange ich an, nach Rezepten zu kochen. Das ist neu, ich habe immer intuitiv gekocht. Doch es hat nichts mit einer Therapie zu tun. Meine Tochter hat zwar nach Monaten endlich die Diagnose Anorexia nervosa bekommen, aber ich habe keine Ahnung, wie viel sie essen müsste, um wieder zuzunehmen. Ihre junge Therapeutin im Ausbildungszentrum auch nicht. »Ein halber Apfel ist als Zwischenmahlzeit zu wenig«, sagt sie, und überschlägt im Kopf grob den Grundbedarf meiner Tochter. Es ist etwa das, was meine Tochter täglich isst.

Ich koche nach Rezept, weil ich auf einmal nicht mehr weiß, wie Kochen geht. Und weil es die einzige Möglichkeit ist, meine versteinerte Tochter irgendwie in Aktion zu bringen. Wir kochen die Rezepte meiner Oma durch, die letzten Sommer starb. Zwölf Jahre lang hatten wir zu dritt in einem Haus gelebt. Das Kochen ist auch ein Stück Trauerverarbeitung. Und meine Tochter isst einmal am Tag eine richtige Mahlzeit.

In einer Selbsthilfegruppe frage ich, ob es okay ist, zusammen zu kochen. Eine Sozialarbeiterin sagt ja, das fände sie gut, würde sie mit ihrer Tochter in der Situation vielleicht auch machen. Die andere sagt, eher nein. Nach einer Begründung frage ich nicht, jetzt sind andere Eltern mit ihren Fragen dran. Eine Mutter erzählt, wie schlimm es für sie ist, dass ihre Tochter im Winter mit offenem Fenster schläft, um durch Frieren abzunehmen. Die Sozialarbeiterin meint, das sei die Entscheidung der Tochter, sie würde sie lassen. Die Mutter sagt auch, dass ihre Tochter in der Klinik nicht besucht werden möchte. Auch hier denkt die Sozialarbeiterin, die Tochter solle selbst entscheiden.

Mit meiner Erfahrung von heute hätte ich der Mutter geraten, gut in sich hineinzuhören. Oder Dinge gezielt auszuprobieren, wenn die Krise gerade zu laut schreit, um das Bauchgefühl hören zu können. Eine andere Mutter hat mir später mal geraten, einen Tag pro Woche als »Regeltag« festzulegen. Dabei können alle Beteiligten sagen, wie es ihnen mit den Regeln der letzten Woche ging, und man kann neu justieren.

Heute weiß ich wieder, dass auch Sozialarbeiterinnen nur Menschen sind, die in einem bestimmten Kontext eine bestimmte Meinung vertreten. Dass es immer darum geht, als Eltern die Karten selbst in der Hand zu behalten. Wir tauschen zwar einzelne: Eltern mit Fachkräften, Fachkräfte mit Betroffenen, und so weiter. Aber das ganze Blatt sehen wir immer nur selbst. Doch das ist meine Erfahrung von heute. Damals bin ich nur froh, dass es diese Selbsthilfegruppe gibt und ich einmal im Monat irgendwo »Zielgruppe« bin. Dass mir jemand sagt, was ich tun soll. Ich höre auf, mit meiner Tochter zu kochen.

Später erfahre ich, dass die junge Therapeutin im Ausbildungszentrum für Kinder- und Jugendpsychotherapeuten versuchte, ihre Supervisorin zu erreichen; vielleicht auch, um die Frage nach der Kalorienmenge zu klären. Doch die war als leitende Psychologin einer KJP mitten in der Pandemie schwer beschäftigt und einfach nicht greifbar.

4.3 »Manchmal vergessen wir die Perspektive der Person, die etwas angestoßen hat«

Antonia – eine Sozialarbeiterin und Mutter erzählt

Eine Mutter in Alarmbereitschaft ist das Beste, was dir als Fachkraft passieren kann. Denn die sieht, hört und spürt alles, was ihrem Kind gefährlich werden kann. Die spürt sogar durchs Telefon, was jemand nur denkt. Und es erstaunt mich immer wieder, wie präzise Menschen das dann benennen können, gerade wenn das Stresslevel hoch ist. Das wahrzunehmen und auch anzunehmen, ist gelebter Kinderschutz. Und er muss unmittelbar geschehen. Der gut gemeinte Perspektivwechsel – oder auch die kollegiale Beratung – können dabei sogar hinderlich sein. Stell dir vor, eine Mutter sagt:
»Die Bezugspflegerin meines Sohnes ist halt nicht so derjenige, der gern Elternarbeit macht.«
»Der Therapeut meines Kindes wirkt so unsicher.«
»Der eine Satz vom Aufnahmearzt klang nett, aber irgendwas stört mich daran.«
Wenn du jetzt hingehst, und das mit den betroffenen Kollegen besprichst, entsteht in 90 Prozent aller Fälle Reaktanz. Selbst wenn sie sich nicht unmittelbar angegriffen fühlen, tauchen schnell Sätze auf wie: »Sie ist halt aber auch sehr belastet, vielleicht sieht sie ein unrealistisches Bedrohungsszenario« oder »Vielleicht wehren sie etwas ab und tragen Unmut nach außen, um nicht auf sich selbst schauen zu müssen.« Das ist dann ein Perspektivwechsel, aber kein hilfreicher. Es geht nicht mehr darum, was die Mutter sagt, sondern wie. Und im Team bildet sich eine stille Hypothese, die sie in ihrem Alarmzustand ganz sicher spüren wird: über Gestik, Mimik, Zwischentöne. Vielleicht bist du stolz, als leitende Fachkraft die Wogen geglättet zu haben. Oder du glaubst, dass alle verstanden haben, dass du dir Eltern und Personal nicht einfach backen kannst. Die Wahrheit kann aber auch sein:
Die Bezugspflegerin ist überlastet und kann sich nicht auf die Elternperspektive einlassen.
Der Therapeut konnte sich nicht rechtzeitig einlesen und hat redundante Fragen gestellt.
Der Aufnahmearzt spiegelt eine unklare Haltung im Team, die in der Praxis zu Widersprüchen führt.
Für die Mutter bedeutet das: »Mein Kind ist in Gefahr.« Und wahrscheinlich hat sie auch recht, denn während sich das System selbst stabilisiert, verliert die Mutter Vertrauen und das Kind seinen Fürsprecher. Das bedeutet nicht, dass Perspektivwechsel

immer falsch ist. Aber der Zeitpunkt kann falsch sein und manchmal vergessen wir leider die Perspektive der Person, die ihn angestoßen hat.

4.4 Eine Traumapädagogin über »komische« Elternreaktionen

Wenn ein Kind schwer erkrankt, können Eltern eine Ohnmacht erleben, die weit über normale Sorgen hinausgeht. Ihre »Notfallreaktionen« können Fachkräften irrational erscheinen. »Ein traumainformierter Blick hilft, diese Dynamiken zu verstehen und Familien professionell zu begleiten«, sagt Susanne Ullrich. Sie leitet die Opferberatung und Traumaambulanz der Opferhilfe Land Brandenburg e. V.

Frau Ullrich, Sie schauen mit einer »traumainformierten Brille« auf Familien. Was sehen Sie, was andere nicht sehen?

SUSANNE ULLRICH: Mein Team und ich haben immer im Blick, wie Menschen auf Krisen und potenziell traumatische Ereignisse reagieren, sich verhalten und welche Traumafolgestörungen sich daraus entwickeln können. Das ist gewissermaßen eine Leidenschaft von mir, weil diese Aspekte in der psychosozialen Landschaft noch viel stärker einbezogen werden könnten. Das heißt nicht, dass sich aus jeder Krise ein Trauma entwickeln muss. Aber wenn man Kinder und Eltern sensibel begleiten möchte, hilft dieser Blick, um systemisch, dynamisch und bindungstheoretisch erkennen zu können, welche Stärken, Resilienzfaktoren aber auch destruktiven Dynamiken jeder mitbringt – bewusst oder unbewusst.

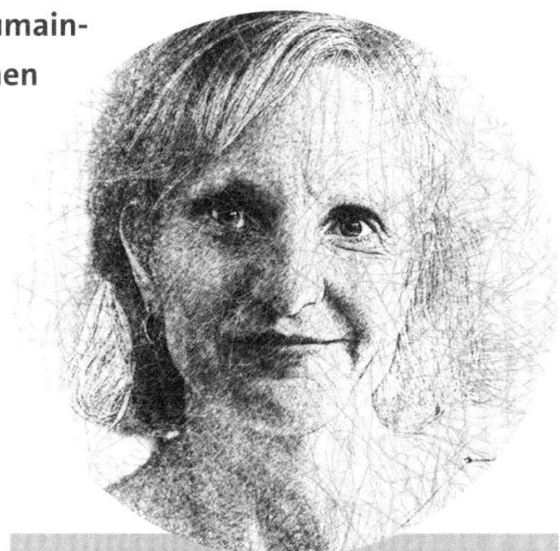

Porträt von Susanne Ullrich

Warum verhalten sich Eltern von psychisch erkrankten Kindern manchmal so »komisch«?

SUSANNE ULLRICH: Wir unterscheiden erst mal zwischen Krise, Trauma und einem potenziell traumatischen Ereignis. Letzteres bedeutet, dass sich ein Mensch in einer Situation befindet, in der er maximale Hilflosigkeit und Ohnmacht erlebt. Ein Beispiel ist, wenn eine Mutter oder ein Vater die Information bekommt, dass sein oder ihr Kind zum Beispiel eine Suchterkrankung oder Essstörung hat. Sie haben schon seit geraumer Zeit beobachtet, dass etwas nicht in Ordnung ist, konnten es aber vielleicht nicht zuordnen. Das Kind verlor Gewicht und sie waren dem hilflos ausgeliefert, denn sie können Essen zubereiten, gut zureden, bitten oder schimpfen – aber der Betroffene hat eine Kontrollmöglichkeit, nämlich verweigern. Und damit sind Eltern in einer Hilflosigkeitssituation. Sie können nichts tun.

Nun hat jeder Mensch ein »Stresstoleranzfenster« mit einem unteren und einem oberen Bereich. Solange wir uns dazwischen bewegen, sind wir in krisenhaften Situationen handlungsfähig. Das hat mit unseren persönlichen Lernerfahrungen zu tun. Wir wissen also, wie wir mit der Ausnahmesituation umgehen können und was in dem Moment zu tun ist. Bei einem Autounfall könnte man aussteigen und nachschauen, ob alles okay ist, und den Notarzt rufen. Wenn wir aber eine schwere Körperverletzung haben, geht das nicht. Bei einer psychischen Erkrankung ist das gleichbedeutend damit, einen Therapieplatz zu suchen. Aber vielleicht findet man keinen oder man gerät an eine Fachperson, mit der es nicht stimmig ist. Das Erlebte liegt dann oberhalb unseres Stresstoleranz-Fensters, wir können nichts tun. Und dann wird eine sogenannte Notfallreaktion ausgelöst: Kampf oder Flucht. Und wenn wiederum beides nicht gelingt, befinden wir uns in einer sogenannten traumatischen Zange. Wir erstarren.

Warum werden solche Notfallreaktionen von Eltern in Krisensituationen manchmal missverstanden?

Susanne Ullrich: Eltern von psychisch erkrankten Kindern haben, wenn sie in dieser Hilflosigkeitssituation sind, genau diese Reaktionen: Sie kämpfen oder sie flüchten. Wenn Eltern sagen: »Ich koche dein Lieblingsessen, ich gehe für dich einkaufen, ich achte mit dir auf die Zeiten, dass du auch wirklich etwas zu dir nimmst«, ist das so ein innerer Kampf: »Ich will etwas tun.« Dieses Tun ist ein Bestreben danach, wieder zurück ins Stresstoleranzfenster zu kommen und handlungsfähig zu sein mit einem hoffentlich positiven Ergebnis. Flucht ist mit Vermeidung gleichgesetzt. Wie diese drei Affen, die nichts sehen, nichts hören, nichts sagen. Da geht es darum, negative Gefühle zu vermeiden. Auch das ist eine Möglichkeit, sich wieder in eine Handlungsfähigkeit zu bringen, indem man die Krisensituation ausblendet. Es ist also eine normale Notfallreaktion, aber total destruktiv, weil man in der Hilflosigkeit verharrt.

Das heißt nicht, dass jedes Verhalten, das Fachkräfte nicht verstehen, eine Notfallreaktion darstellt. Dennoch zeigt dieses Erklärungsmodell aus der Psychotraumatologie gut, warum manche Verhaltensweisen von Müttern oder Vätern auf Fachkräfte suspekt wirken können. Wenn sie im Kampfmodus sind, wirkt es manchmal überbordend. Sie scheinen viel zu wollen, einzufordern, nachzufragen und wenn sie ein bestimmtes Ergebnis nicht bekommen, vielleicht auch aggressiv. Oder sie bringen eine große Hilflosigkeit zum Ausdruck, wenn sie sehen, dass ihre Kinder in einer großen Notlage sind. Wenn sie dagegen in den Fluchtmodus kommen, sind Fachkräfte irritiert: »Wir hatten doch jetzt ein Gespräch, haben über die Notlage aufgeklärt, einen Behandlungsplan vorgeschlagen – und dennoch müssen wir hinterher telefonieren und fragen, ob die Behandlung jetzt starten kann.« Das heißt aber nicht, dass Eltern nicht wollen – so wird es nur oft interpretiert –, sondern es ist eine mögliche Notfallreaktion. Und in solchen Zuständen sollten Eltern aus meiner Sicht psychosozial abgeholt werden, damit sie wieder Entscheidungen treffen können.

Manche Eltern wundern sich über die Verwunderung der Fachkräfte: »Natürlich setzen wir Himmel und Erde in Bewegung, um für unsere Kinder irgendwo einen Behandlungsplatz zu kriegen. Da ist doch klar, dass wir alle paar Wochen anrufen und fragen, wie es auf der Warteliste ausschaut. Wieso können diese Verwaltungskräfte am anderen Ende des Telefons damit nicht umgehen?«
SUSANNE ULLRICH: Das Wissen um die Psychotraumatologie ist nur ein Aspekt. Wenn man in die psychosoziale Landschaft reinschaut, arbeitet jede Profession mit ihrer Fachbrille. Ärzte diagnostizieren, um Behandlungspläne aufstellen zu können, gegebenenfalls unter Mitwirkung der betroffenen Person und der Eltern. Aber dieser Trauma-Blick – also: »Was macht die Situation mit der betroffenen Jugendlichen und ihren Eltern? Welche Gefühle tragen dazu bei, dass sich ein bestimmtes Handlungsmuster entwickelt?« – ist nicht Teil ihres Auftrags. Teils fehlt das Wissen, teils fehlen die Ressourcen, um danach zu schauen, wieso Eltern so oder so reagieren. Es wäre wünschenswert, wenn auch eine Sachbearbeiterin im Sekretariat oder in einer Arztpraxis wüsste, welche Dynamiken bei betroffenen Familien ausgelöst werden können. Das ist aber nicht so. Deshalb wünsche ich mir, dass wir in Deutschland viel mehr in den Trauma-Bereich eintauchen. Das macht es einfach, mit Menschen, die in Ohnmacht oder Hilflosigkeit sind, eine Arbeitsbeziehung aufzubauen.

Können Sie ein Beispiel nennen?
SUSANNE ULLRICH: Nehmen wir mal eine Mutter mit einem 17-jährigen Sohn. Sie hatte durch Zufall erfahren, dass er drogenabhängig ist. Er hat mit 13 angefangen. Es ist also nicht mehr nur ein Ausprobieren und Neugier, sondern wirklich Abhängigkeit. Mit dieser Situation ist sie maximal überfordert und hilflos und in diesem Krisenzustand kommt sie in meine Beratung. Da brauche ich überhaupt nicht über Lösungen zu sprechen, sondern es geht im allerersten Gespräch darum, zu beruhigen, zu schauen, welche Gefühle da sind und zu normalisieren – denn es ist völlig normal, dass diese Mama gerade out of order und emotional aufgewühlt

ist. Es ist auch völlig normal, dass sie sofort Lösungen haben will, um ihren Sohn aus dieser Abhängigkeit rauszukriegen. Im Kern geht es um die Normalisierung des eigenen Verhaltens, die Regulierung des eigenen Zustandes. Also um die Frage: Wie kann ich mich zurück in mein Stresstoleranzfenster bringen, damit ich dann gute Entscheidungen über die nächsten Schritte treffen kann?

Wie gehen Sie dann vor?
SUSANNE ULLRICH: In der Psychotraumatologie gibt es die Begriffe »Pacing« und »Leading«. Pacing heißt, sich feinfühlig an die Verhaltensmuster einer anderen Person anzupassen und auf sie einzulassen, ohne etwas von ihr zu wollen. Wenn mein Gegenüber in einer Krisensituation ist, nehme ich das wahr und sage: »Ich merke, Sie sind gerade in einer Krisensituation und das ist okay, ich bin da. Lassen Sie uns gemeinsam schauen, dass es Ihnen hier und jetzt vielleicht ein Stück weit besser gehen kann.« Wenn die Person wieder zurück im Stresstoleranzfenster ist, folgt das Leading. Das bedeutet, gemeinsam zu schauen, was die nächsten Schritte sein können, um ein Ergebnis erarbeiten zu können. Ganz wichtig ist, als Fachkraft im Kontakt mit der betroffenen Person wertfrei zu sein. Also nicht so was zu sagen wie: »Das wird schon wieder, ist doch nicht so schlimm« oder »Das kann nur ihr Kind entscheiden, ob es gesund werden will«. Alles, was mit Bewertung zu tun hat, sollte obsolet sein, damit die betroffene Person ihre Situation selbst neu bewerten kann. Also: »Ist es wirklich schlimm im Sinne von ›Oh Gott, ich kann nichts tun?« Oder ist es schlimm, aber ich bin ausreichend begleitet worden und durfte ausreichend sagen, wie scheiße das jetzt gerade ist? Wie traurig ich bin, wie furchtbar es ist, dass ich als Mutter versagt habe, dass ich mich schäme, et cetera?« Wenn das alles sein darf, ist der Weg nach vorne frei.

Manchmal fühlt es sich für Eltern so an, als würden Fachkräfte genau das versuchen, aber eigentlich innerlich die Augen verdrehen. Oder sie versuchen, schnelle Lösungen zu präsentieren, die für die Person oder das betroffene Kind aber völlig falsch sein können. Also etwa: »Machen Sie doch mal eine Runde Yoga« oder »Vielleicht müssen Sie lernen, loszulassen«, obwohl es eher darum geht, als Eltern dranzubleiben und dem Kind Stabilität zu bieten. Ich selbst habe mich in solchen Situationen als ungewohnt sensibel erlebt. Ich konnte durchs Telefon hindurch spüren, was andere Menschen über mich dachten, und habe später erstaunt festgestellt, dass mein Bauchgefühl richtig lag, auch wenn mein Kopf es nicht glauben wollte. Gehört das mit zum Krisenerleben, dass man plötzlich Dinge spürt, die man normalerweise nicht spüren würde?
SUSANNE ULLRICH: Absolut, weil Sie in einer Ausnahmesituation davon abhängig sind, wie ihr Umfeld reagiert, wie es Sie sieht und wie es Hilfe zur Verfügung stellt. Traumatische Ereignisse machen total wachsam und achtsam. Das ist in meiner

Perspektive etwas sehr Faszinierendes. Man ist unheimlich empfänglich für die Emotionen von anderen, für nonverbale Kommunikation, Körpersprache, aber auch Formulierungen. Das liegt daran, dass das ganze Körpersystem auf Notlage geschaltet ist. Es ist wachsam und angespannt, damit Sie alles mitkriegen, was für Ihr Kind oder Sie negative Folgen haben könnte. Diese Wachsamkeit und Achtsamkeit ist eine Traumareaktion. Nicht in der Diagnostik, im Sinne von »Ich bin traumatisiert«, sondern als Folge auf ein traumatisches Ereignis.

Kann es sein, dass die Kombination aus Achtsamkeit und Wachsamkeit für andere Menschen extrem anstrengend ist?

SUSANNE ULLRICH: Das kann für andere sehr, sehr anstrengend sein. Ein Phänomen von potenziell traumatisierten Menschen ist, dass sie für alles eine Erklärung brauchen, weil sonst ihr Deutungs- und Interpretationssystem Spiralen dreht. Sagen wir mal: »Frau Ullrich hat mich angeschaut, aber sie hat nicht gelächelt. Stimmt sie mir zu? Ist sie gegen mich? Findet sie mich völlig übertrieben? Oder weiß sie einfach nicht, was sie sagen soll? Das sind schon viele Interpretationsmöglichkeiten, die für das Gegenüber zugespitzt tödlich sind, weil dieses ganze Denken so stark angefacht ist. Wenn ich das als Fachkraft weiß, kann ich einfach sagen: »Entschuldigen Sie bitte, dass ich gerade ernst gucke, ich bin noch am Überlegen.« Dann findet eine Regulation und eine Beruhigung statt. Mit Beruhigen meine ich nicht, »tun Sie dies oder jenes« oder »machen Sie mal diese Yoga-Übung«, sondern ich erkläre mein Verhalten, meinen Gesichtsausdruck, und das gibt Sicherheit. Mein Gegenüber kann mich einschätzen und alles, was es nicht einschätzen kann, wird ihm gesagt. Das steht in der Psychotraumatologie-Ausbildung extrem im Fokus. Dafür muss man sich selbst sehr gut kennen. Ich gucke zum Beispiel oft in eine bestimmte Ecke, während ich meine Gedanken sortiere. Das erkläre ich meinen Klienten oft.

Nichts ist tödlicher, als wenn diese Floskeln kommen: »Das ist doch ganz normal, aber schließlich muss es auch weitergehen.« Und zack, kommen die nächsten Themen dran. Stattdessen kann man Ruhe hereinbringen, indem man einen Punkt setzt und sagt: »Es muss gerade gar nichts passieren. Ihr Zustand, ihre Situation und wie Sie die Situation empfinden, ist aktuell normal.« Vielleicht kann man auch die Frage stellen: »Okay, was machen wir jetzt damit?« Das heißt, dem Gegenüber ganz authentisch zu begegnen. Wenn ich als Fachkraft selbst unruhig oder unkonzentriert bin, kriegen Sie das als Betroffene sofort mit, und damit fühlen Sie sich auch nicht ernst genommen.

Glauben Sie, dass es gut wäre, Eltern zu sagen: »Achtung, Sie könnten sich gerade in einer Krise befinden?«

SUSANNE ULLRICH: Es könnte überstülpend wirken, wenn Sie als betroffene Person noch gar nicht den Gedanken zugelassen haben, dass es auch Ihnen selbst nicht gut geht. Was ich auch normal finde, denn als Mutter tragen Sie die Verantwortung für Ihr Kind mit einer potenziell lebensbedrohlichen Krankheit. Wenn ich als Fachkraft die Idee habe, dass Sie gerade etwas erleben, was Ihre erlernten Strategien übersteigt, gibt es Methoden und Handwerkszeug, um Sie ein Stück weit in den Gedankenprozess hineinzubringen. So behalten Sie die Kontrolle und entscheiden selbst, wie Sie es bewerten. Ich arbeite gerne mit Skalierungsfragen. Etwa: »Lassen Sie uns mal schauen, wie es Ihnen jetzt gerade auf einer Skala von 0 bis 10 geht. Null bedeutet ganz schlecht, zehn bedeutet sehr gut.« Und wenn Sie »Fünf« sagen, frage ich: »Was trägt dazu bei, dass Sie bei einer Fünf sind? Denken Sie an heute Morgen oder vielleicht noch an die Nacht. Haben Sie gut geschlafen? Gab es ein gutes Frühstück? Hatten Sie Quality Time mit Ihrer Tochter? Ich würde also alles sammeln, was zu dieser Fünf beiträgt, und nicht weiter darauf eingehen. Und dann würde ich fragen: »Was bräuchte es, damit Sie auf eine Sechs kommen?« Und andersrum: »Was bräuchte es, damit heute eine Drei oder Vier eintritt?« In meiner Beratung ist das ein koordinierter Prozess. Wenn meine Klienten im Auto oder in der Straßenbahn zu mir unterwegs sind, wissen sie schon: »Gleich wird sie mich wieder fragen, wo ich mich auf der Skala befinde.« So ist die Selbstreflexion gegeben und Krisenmomente können erkannt werden. Irgendwann wissen sie: Wenn ich reizbar bin oder Streit suche, kann das bedeuten, dass ich bei einer Acht oder Neun bin.

Manchmal sagen Fachkräfte: »Na ja, manche Eltern können sich selbst reflektieren, aber die, mit denen wir arbeiten, sind dazu oft nicht in der Lage.« Braucht man denn einen bestimmten Intellekt, um mit der Erkrankung eines Kindes reflektiert umzugehen und Genesung zu fördern?

SUSANNE ULLRICH: Reflexion, also eigenes Verhalten zu reflektieren, lernen Kinder ab dem fünften oder sechsten Lebensjahr. Die Entwicklung beginnt etwa mit dem Schuleintritt, wenn sie sich aus der Phantasiewelt herausbewegen, in der sie noch eins sind mit magischen Wesen. Wer dabei keine adäquate Begleitung von seinen Eltern bekommt, kann es schwerer haben, sein Verhalten im gesellschaftlichen Kontext zu reflektieren. Manche entwickeln diese Stärke für sich allein, aber gehen wir mal von Einschränkungen aus. Dann braucht es Zeit, Geduld und Fachkräfte, die daran glauben, dass Reflexionsvermögen nachreifen kann. Und es braucht Psychoedukation: Was heißt denn überhaupt »reflektieren«? Was heißt es, sich selbst »in seinem sozialen Umfeld zu erleben«? So was schüttele ich nicht aus dem Ärmel und es wäre maximal überfordernd, wenn ich als Fachkraft mein Gegenüber einfach mit der Frage losschicke: »Überlegen Sie mal, was Ihnen guttut.« Manche Menschen brauchen erst mal eine Möglichkeit, sich selbst zu spüren und herauszufinden, was ihnen guttun könnte. Zu mir kommen manchmal Eltern, die vom Jugendamt geschickt werden, und die sagen: »Ich weiß gar nicht, was die von mir wollen.« Der Auftrag des Jugendamts lautet dann zum Beispiel: »Die Eltern sollen befähigt werden, emotionale Nähe zuzulassen«. Da fange ich nie mit den Aufträgen vom Jugendamt an, sondern ich stelle erst mal die Person ins Zentrum und schaue, was sie überhaupt kann. Und es gibt wirklich auch Grenzen. Etwa, wenn Klienten kognitive Einschränkungen haben. Bei komplex traumatisierten Menschen ist manches auch nur begrenzt möglich. Und manche Menschen gehen super reflektiert durch ihren Alltag, aber wenn es etwa einen großen Konflikt mit dem anderen Elternteil gibt, kann ich als Fachkraft allein durch eine Formulierung, eine Wertung oder durch meine Körpersprache dazu beitragen, dass eine Situation eskaliert. Dann wäre mit der Traumabrille erst einmal die Frage zu stellen, ob das eine Hilflosigkeit und daraus resultierende Notfallreaktion ist – oder ein erlerntes Verhaltensmuster, weil man als Kind nicht gelernt hat, anders zu reagieren. Was aber jeder Mensch kann, ist einzuschätzen: Wo stehe ich gerade auf der Skala?

Sie haben »Psychoedukation« erwähnt. Da bin ich hellhörig geworden, weil das, was Eltern unter diesem Schlagwort erleben, sehr unterschiedlich sein kann. Mal scheint es um Information zu gehen, mal um emotionales Auffangen, manche fühlen sich aber auch emotional unter Druck gesetzt und nicht immer scheint das, was als Psychoedukation bezeichnet wird, zu dem zu passen, was die jeweiligen Familien brauchen. Gibt es überhaupt eine einheitliche Definition davon?

SUSANNE ULLRICH: Es gibt je nach Fachbrille sehr unterschiedliche Definitionen. In der Psychotraumatologie bedeutet Psychoedukation reine Information. Sie bekommen ein Wissen, mit dem Sie für sich abwägen können: Trifft dies oder jenes auf meine Familie, auf mein Kind zu? Mit »reiner« Information meine ich, dass Information wertfrei vermittelt wird. Das kann aber durchaus über reine Fakten hinausgehen, denn wenn man sich eine Krankheit aus der 360-Grad-Perspektive anschaut, gehören auch Gefühle dazu oder die Möglichkeit, dass Sie oder Ihr Kind auf eine bestimmte Weise reagieren könnten. Wir hatten zum Beispiel eine Klientin, die sich mehrfach operieren lassen musste, und sie fühlte sich sehr gut informiert. Sie war mit der Medizinbrille darüber aufgeklärt worden, was genau passiert, welche Schritte erfolgen, wie die Nachsorge stattfindet. Sie war aber nicht darauf vorbereitet, wie es sein würde, die Narben zu sehen. Psychoedukation mit der Traumabrille bedeutet, darauf vorzubereiten: Es könnte Ekel auftreten. Sie könnte Hemmungen haben, die Narben selbst zu behandeln. Andere Menschen könnten erschrocken oder neugierig darauf reagieren. Zur Psychoedukation gehört übrigens auch, darüber zu informieren, dass die Psychoedukation an sich auch Gefühle auslösen kann.

Es kann mich aber niemand darüber informieren, welche Gefühle bei mir auftreten, oder?

SUSANNE ULLRICH: Nein, aber man kann Erfahrungswerte austauschen. Das mache ich sehr gerne, indem ich sage: »Nach meiner Erfahrung kann das auslösen, dass sie merken, ihr Puls geht hoch. Wut kommt hoch. Vielleicht fühlen Sie sich hilflos. Geben Sie mir ein Zeichen, wenn dieses Gefühl bei Ihnen auftritt.« Dann gehen wir einen Schritt zurück und gucken noch mal. Dann ist das ist eine Einladung. Und ich als Fachkraft habe die Möglichkeit, zu merken, dass »nur« eine Formulierung von mir ganz anders ankommen kann, als sie gemeint ist. Mein Gegenüber darf darauf eingehen und entschleunigen. Wenn das erarbeitet ist, können wir über alles sprechen. Etwa eine Prognose bei Krebspatienten.

Das klingt sehr schlüssig. Eine Mutter sagte mir, sie hätte für ihr Kind keine Therapie gefunden, aber für sich selbst. Als das Kind dann in eine Klinik kam, dachte sie, sie könne jetzt losspringen und sich um sich selbst kümmern. Ihre Therapeutin habe ihr aber gesagt, es könne auch sein, dass das noch eine Weile dauern würde und die Gefühle erst einmal schlimmer werden könnten, wenn sie Zeit für sich habe. So sei es dann auch gewesen. Über solche Gefühle aufzuklären, das könnte auch für Selbsthilfegruppen hilfreich sein, oder?
SUSANNE ULLRICH: Absolut ja. Sie finden in mir eine absolute Verfechterin, weil der traumasensible Blick so wunderbar den Menschen ins Zentrum stellt. Es gibt einen Satz, eine Grundhaltung von Traumatologen: Jedes Verhalten hat einen guten Grund. Der geht mir durch den ganzen Körper, denn er macht Dinge so annehmbar. Und wenn ich das als Fachkraft wirklich verinnerlicht habe, dann dürfen die Menschen weinen, aggressiv sein, traurig sein, fröhlich sein, auch wenn die Situation das vielleicht gar nicht hergibt. Es hat einen guten Grund und es lohnt sich gemeinsam mit dem Gegenüber dahin zu schauen, was der gute Grund ist.

Manche Kliniken sagen: Wir haben schon Selbsthilfegruppen für Eltern angeboten, aber die kamen nicht. Das lohnt also nicht. Das klingt für mich ein wenig resigniert. Wäre ein sinnvoller Ansatz, die Eltern zu fragen, warum sie nicht kommen – ob der Rahmen ein anderer sein müsste, ob die Treffen außerhalb der Klinik stattfinden sollten, ob die Eltern selbst moderieren möchten?
SUSANNE ULLRICH: Das wäre der richtige Ansatz. Da sind wir wieder im Grundsatz: Jedes Verhalten hat einen guten Grund. Ich stelle mal die Hypothese auf: Selbsthilfegruppen sind mit hoher Unsicherheit verbunden. Manche Menschen haben überhaupt keine Erfahrung damit. Sie wissen nicht, wie die anderen Menschen dort drauf sind. Man fragt sich vielleicht: Werde ich angeguckt? Gibt es jemanden, der mich in Empfang nimmt und mir einen Platz zuweist? Entsprechend dieser Hypothese würde ich von vornherein einen kurzen Einblick geben. Also etwa: »Sie werden persönlich empfangen. Es kommen etwa zehn Leute, die etwa in Ihrem Alter sind. Sie müssen nichts sagen, sondern können einfach da sein und

zuhören. Wenn etwas schwierig ist, dürfen Sie rausgehen.« Vielleicht ist damit die Unsicherheit ein Stück weit reduziert. Und vielleicht braucht es zwei Stunden vor dem ersten Selbsthilfetreffen noch mal eine persönliche Ansprache: »Ich freue mich, wenn Sie kommen, es ist aber auch okay, wenn Sie es heute nicht schaffen.« So lasse ich die Kontrolle beim Gegenüber und greife trotzdem auf, was vielleicht durch die Einladung schon emotional in Gang gesetzt wurde.

4.5 Impulse und Übungen

Die Impulse und Übungen sowie weitere Unterlage finden Sie in den Downloadmaterialien des Buchs. Das Passwort für den Download lautet „Miteinander_2026“

Lesehilfe für den Text: »Das Piepsen in meinem Ohr wurde immer stärker«

Die Mutter schildert in diesem Text die hohe Belastung, die mit der Anorexia nervosa ihrer Tochter einhergeht. Diese zeigt sich nicht nur emotional, sondern auch körperlich: Das »Piepsen im Ohr« steht für stressbedingten Tinnitus.
Die anhaltende Belastung verändert den Blick der Mutter auf ihre Umwelt. Stress erhöht die Alarmbereitschaft. Fachleute sprechen auch von Hypervigilanz: einem gesteigerten Gefahrenbewusstsein, das auf Außenstehende übertrieben wirken kann – und es in einzelnen Momenten vielleicht auch ist. Gleichzeitig beschreibt die Mutter Situationen, die tatsächlich riskant sind:

- Fachkräfte im Mädchenhaus sprechen mit der Jugendlichen über die Situation zu Hause, ohne die familiären Umstände zu kennen. Möglicherweise geschieht dies ohne böse Absicht, aber in einer wertenden oder vereinfachenden Haltung.
- Anorexia nervosa ist eine Erkrankung, bei der Betroffene oft zwischen gesundem und krankheitsbedingtem Verhalten hin- und hergerissen wirken. Jede Unsicherheit, jedes Missverständnis, widersprüchliches Handeln oder mangelnde Transparenz von Erwachsenen kann unbeabsichtigt ein Schlupfloch schaffen, das die Krankheit stabilisiert oder verschärft. Die Mutter spürt diese Gefahr – und ihre Aufmerksamkeit steigt weiter.
- Was die Fachkräfte im Mädchenhaus denken, bleibt für die Mutter unklar. Sie weiß nur, dass das Konzept vorsieht, dass Jugendliche allein kommen. Jugendsozialarbeit ist oft auf Freiwilligkeit ausgerichtet: Hilfe soll selbst gewählt sein und einen Gegenpol zu Leistungs- oder Anpassungsdruck in der Schule oder Familie bilden.

- Die Mutter bricht diese Regel aus nachvollziehbaren Gründen. Gleichzeitig hat sie kaum Möglichkeiten, ihr Handeln zu erklären, da das Konzept keinen Austausch zwischen Erwachsenen vorsieht.
- Hinzu kommt ein weiterer Hemmfaktor, sich bei den Fachkräften über deren Vorgehen zu erkundigen: Anorexia nervosa war historisch lange mit der Vorstellung verbunden, dass mit den Eltern etwas nicht stimme – etwa, dass sie zu kontrollierend oder zu harmonisch seien. Auch dieses Wissen beeinflusst das Fühlen, Denken und Verhalten der Mutter. Selbst, wenn die Fachkräfte im Mädchenhaus gar keine Vorannahmen über die Familie haben, kann die Möglichkeit einer solchen Zuschreibung einen offenen Austausch erschweren.

Die eigentliche Tragik der Situation liegt darin, dass die Fachkräfte im Mädchenhaus von der Mutter als Fachkräfte wahrgenommen werden – unabhängig davon, wie aktuell und evidenzbasiert ihr Fachwissen über Anorexia nervosa ist. Ihr Handeln prägt das Bild professioneller Hilfe insgesamt. Da die Familie zu diesem Zeitpunkt mutmaßlich noch keine anorexiespezifische Begleitung hat – die Empfehlung zur Selbsthilfegruppe stammte von einem Kinderarzt, nicht von einem Therapeuten oder Facharzt –, wirken solche Erfahrungen besonders stark. Verunsicherung, Missverständnisse oder wahrgenommene Abwertung können sich auf professionelle Angebote insgesamt abfärben. Für die Mutter wird es dadurch zunehmend schwieriger, Vertrauen zu fassen und sich erneut auf eine professionelle Behandlung einzulassen. Selbst dann, wenn diese fachlich angemessen wäre.

5 Fachkräfte in der Krise

Dieses Kapitel bewegt sich in einem heiklen Spannungsfeld. Es richtet den Blick auf Fachkräfte, die Verantwortung für Kinder, Jugendliche und Familien tragen – und dabei selbst unter Druck stehen. Belastungen können durch Stress, hohe Arbeitsbelastung, knappe Ressourcen, unvorhersehbare Behandlungsverläufe oder Konflikte mit Betroffenen und Angehörigen entstehen. Manchmal vielleicht auch, weil die Wirksamkeit von Hilfen oder die Glaubwürdigkeit des Hilfesystems in Frage stehen. Erfahrene Profis reflektieren und illustrieren, was ihnen selbst dabei hilft: Nähe und Distanz ausbalancieren, eigene Unsicherheiten und Gefühle reflektieren und professionell Verantwortung moderieren, ohne sich selbst zu überlasten.

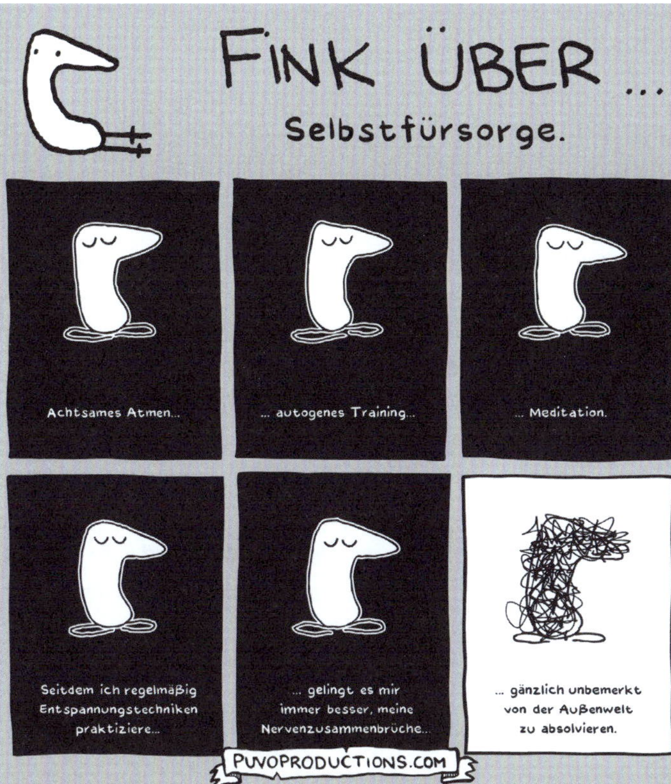
FINK ÜBER ...
Selbstfürsorge.
Achtsames Atmen...
... autogenes Training...
... Meditation.
Seitdem ich regelmäßig Entspannungstechniken praktiziere...
... gelingt es mir immer besser, meine Nervenzusammenbrüche...
... gänzlich unbemerkt von der Außenwelt zu absolvieren.
PUVOPRODUCTIONS.COM

ABBILDUNG 14: Fink über Selbstfürsorge

Quelle: © Josephine Mark

5.1 »Normalerweise wollen mir die Leute diesen Holzklotz da an den Kopf werfen«

Annalena – eine Mutter erzählt

Heute ist Familiengespräch in der Klinik meiner Tochter. Das zweite. Sie, ich und ihr Bezugspädagoge sitzen im Wartebereich vor dem Büro der Therapeutin, die als Oberärztin gleichzeitig auch die Fachaufsicht innehat. Der therapeutische Leiter läuft vorbei, ich kenne sein Gesicht von der Klinikwebsite. Freundlich fragt er, auf wen wir warten. »Frau W.«, sagt der Bezugspädagoge. »Na, die hat sich heute wahrscheinlich schon mehrfach geklont«, sagt der therapeutische Leiter und verschwindet im Flur.
Den Bezugspädagogen sehe ich heute zum ersten Mal. Ich habe mich darauf gefreut, überhaupt habe ich mich auf die Klinik gefreut. Ich weiß, dass hier viele Soziale Arbeit studiert haben, wie ich. Es fühlt sich wie Nachhausekommen an. Oder wie auf dem Campus mit Kommilitonen. Wie mich der Bezugspädagoge anschaut, irritiert mich eher. Er ist kurz angebunden und würgt den Gesprächsversuch zweimal ab. Gut, wir schweigen.
Frau W. winkt den Bezugspädagogen noch kurz zu sich rein. Ich denke, dass sie jetzt in die Akte schauen und sich eine Gesprächsstrategie überlegen. Guter Cop, böser Cop? Keine Ahnung. Ich weiß, dass sie eine stationäre Jugendhilfeeinrichtung empfehlen werden, war ja schon Thema im Aufnahmegespräch und ihre Klinikbewertungen sind voll von dem Thema. Außerdem hat meine Tochter es ausgeplaudert. Es wirkte ein bisschen, als ob es geheim sein sollte.
Frau W. stellt Taschentücher auf den Tisch. Dann erklärt sie, meine Tochter habe jetzt eine 50-50-Chance, ob sie leben oder sterben wolle. Die versteinert. In meinem Kopf ist Watte. Haben sie vergessen, dass da eine 13-Jährige sitzt, der das Angst macht? Sie ist jetzt ein Dreivierteljahr in der Krankheit, von »chronisch« also weit entfernt. Sind sie so abgestumpft, dass sie nicht an Genesung glauben? Ist es Taktik? Meine Tochter hat erzählt, dass bei ihrem Fast-Rauswurf neulich alle »ganz aus dem Häuschen« waren. Wahrscheinlich haben sie hier nicht so oft Anorexie-Patienten.
Frau W. sagt, dass sie eine Jugendhilfeeinrichtung mit anorektischer Ausrichtung empfehle, die gibt es in Bayern. Ich nenne ihr unsere Ansprechpartnerin beim Jugendamt, die hat schon den Kontakt zu zwei intensivtherapeutischen Wohngruppen und wartet auf die Empfehlung der Klinik, damit sie aktiv werden kann. Ich wundere mich ein bisschen, wie perplex sie jetzt gucken. Zweifeln sie an ihrer

eigenen Empfehlung? Denken sie, dass ich keine Hilfe möchte? Oder macht ihnen die Erkrankung selbst Angst? Der Bezugspädagoge sagt zu meiner Tochter »Na wie findst'n jetzt die Reaktion von der Mama? Die ist ja ganz ruhig geblieben. Normalerweise wollen die Leute mir diesen Holzklotz hier an den Kopf werfen, wenn wir eine Jugendhilfemaßnahme empfehlen.« Er zeigt auf eine hüfthohe Skulptur neben der Korbstuhlgruppe, auf der wir sitzen.

Ich darf dann noch sagen, was ich an Themen mitgebracht habe. Ich spreche an, dass ich es am Stichtag nicht gut fand, bis mittags auf die Info warten zu müssen, ob meine Tochter umgehend entlassen wird oder nicht, wo sie ja morgens gewogen wurde und ich gleich in der Früh zweimal angerufen habe. Beim nächsten Mal würde ich mir das anders wünschen. Der Bezugspädagoge sagt, das gehe nicht, ich müsse warten, bis die Klinik sich melde. Ich komme mit dem Versuch eines Augenzwinkerns noch mal auf die »berühmt-berüchtigte Mutter-Kind-Symbiose« zu sprechen, die im ersten Familiengespräch plötzlich Thema war. Ich sage, dass wir während der Pandemie zwangsläufig viel allein zu zweit in unserer kleinen Wohnung waren. Da kriegt man ja manchmal mehr voneinander mit, als man möchte. Vielleicht ist mit »Symbiose« so was gemeint? Sie nicken freundlich und schreiben später in die Akte, dass die Mutter sich rechtfertigt.

Ich spreche den ohnehin geplanten Umzug an und dass wir ja einfach in Wohngruppen-Nähe ziehen können. Dann würde es einfacher werden mit dem Wechsel danach. Frau W. empfiehlt, dass ich nach Berlin ziehe und meine Tochter nach München geht. Es gebe da eine gute Bahnverbindung und für mich sei es doch schön, mal mein eigenes Leben zu leben. Ich frage sachte, ob sie das mit der Symbiose noch mal erklären könne? Wenn ich zu viel tue, könne meine Tochter nur »so« machen, erklärt sie, fasst sich bei »so« um den Hals und macht ein Erstick-Geräusch. Sie scheint es ernst zu meinen. Auf meinem Zettel steht noch, dass ich mich als Teil eines Teams fühlen möchte. Das lasse ich weg. Ich denke an meinen Freund Benni, der Pfleger in einer KJP-Tagesklinik ist und neulich sagte: »Manchmal muss man in unserem Job mit der Brechstange vorgehen.« Dabei sind das nette Menschen hier und ich würde so gern einfach normal mit ihnen reden. Doch ein Gespräch endet verrückter als das nächste. Ich komme an sie nicht ran und verstehe nicht, was schiefläuft. Noch nie habe ich erlebt, dass jemand so respektlos mit mir umgeht.

Später laufen wir über den Hof. Diesmal die andere Runde, damit uns niemand vom Fenster aus beobachtet. Meine Tochter ist von der Jugendhilfe-Idee nicht begeistert: »Die meisten machen das eh nicht, Mama.« Sie erzählt, dass fast alle Jugendlichen auf ihrer Station eine Empfehlung für stationäre Jugendhilfe haben. Es wirkt wie ein Überforderungs-Automatismus der Klinik, den die Familien aussitzen, die die Kraft dazu haben. Ich sage, wie sehr ich mir professionelle Hilfe für sie wünsche und dass ich es mir allein, wie vor der Klinik, einfach so schnell noch nicht vorstellen kann mit dem niedrigen Gewicht. Dass die Leute in der intensivpädagogischen Wohngruppe nett sind. »Das sind die, wo ich diese Elternkurse gemacht habe, weißt du?« Ich hoffe, dass intensivpädagogische Wohngruppen nicht so überlastet sind wie das, was ich sonst aus der Jugendhilfe mitbekomme, und denke, dass es mit dem Jugendamt ja sowieso einen Runden Tisch geben wird, bei dem dann auch meine Perspektive gehört wird.

Währenddessen schreibt der Bezugspädagoge, der mich vor einer Stunde kennengelernt hat, in die Akte, dass ich mich heute erstaunlich gut auf alles einlassen konnte. Das Wort »erstaunlich« macht er fett und versieht es mit einem Ausrufezeichen.

5.2 Fachkräfte zwischen Belastung und Verantwortung

Umgang mit eigener Betroffenheit

Fachkräfte in Heilberufen haben ein hohes Risiko, psychosomatisch zu erkranken, insbesondere in Zusammenhang mit beruflichem Stress (Gostoli et al., 2023). Ein zusätzlicher Risikofaktor ist die sogenannte Compassion Fatigue – eine emotionale Erschöpfung, die durch die dauerhafte Konfrontation mit Leid und das ständige Geben von Mitgefühl entsteht (Figley, 1995). Lange war es ein Tabu, darüber zu sprechen. Ein Wendepunkt mag gewesen sein, als die US-amerikanische Psychologieprofessorin Marsha M. Linehan kurz vor ihrer Emeritierung bekannt gab, dass sie als Jugendliche an Borderline erkrankt gewesen war (Carey, 2011). Sie hatte die Dialektisch-Behaviorale Therapie (DBT) maßgeblich entwickelt. Seither findet in manchen Köpfen ein Umdenken statt: »Können wir es uns als Profis leisten, auf die Expertise von Genesenen zu verzichten?«

Die Krisenerfahrenen Profis (KEP) sind rund 50 Menschen, die im deutschsprachigen Raum in psychotherapeutischen und sozialpsychiatrischen Berufen arbeiten und selbst von psychischen Erkrankungen betroffen sind oder waren. 2022 kamen sie mit der Frage zusammen: »Soll ich mich im Beruf outen oder nicht?«

Petra Thaler ist eine von ihnen, auch wenn ihr Weg umgekehrt war: sie wurde erst krank und dann zum sozialpsychiatrischen Profi. Mit 33 Jahren bekam die gelernte Hotelfachfrau eine Psychose, aus der sie sich herausarbeitete. Dann machte sie »erst mal als Hobby« eine Ausbildung zur Heilpraktikerin, studierte Psychologie und ließ sich zur systemischen Therapeutin ausbilden. »Ich bin ein absoluter ↗ Trialog-Fan« sagt die bald 60-Jährige, die seit vielen Jahren Betroffene und Angehörige berät. In Trialogen erlebt sie auch die Profis. Und sieht, wie schwer sich manche von ihnen tun, ihre Rolle zu finden, »weil sie glauben, dass man Antworten von ihnen erwartet.« Gleichzeitig sieht und hofft sie, dass die nachwachsende Profi-Generation lernt, Verantwortung an den richtigen Stellen abzugeben. Ein kollektives Aha-Erlebnis habe es bei einem ihrer Trialoge über akute Krisen gegeben, bei dem ungewöhnlich viele Profis anwesend waren, die das Thema Suizid bei Klienten merklich beschäftigte. Sehr deutlich spürbar sei hier die Erleichterung gewesen, als krisenerfahrene und selbst suizidale Menschen deutlich machten: »Wir brauchen euch zum Zuhören, nicht für Lösungen!«

Zuhören können als professionelle Kompetenz

Dasein und mitaushalten, dass es manchmal gar keine oder keine perfekten Lösungen gibt – das sei zwar schwierig, wenn man unter Druck arbeite, sagt Petra Thaler. Doch gleichzeitig nehme diese Haltung den Profis auch Druck. Für Betroffene und Angehörige wirkt sie zudem glaubwürdiger als zu suggerieren: Wir regeln das für euch, wir kriegen das schon hin. »Denn das sind Versprechen, die niemals eingelöst werden können.« Spätestens, wenn Fachkräfte krank werden, sterben oder den Job wechseln, sind Betroffene und ihre Familien wieder allein mit der Entscheidung, ob ein Jugendlicher ↗ Off-Label-Medikamente nehmen soll oder von Jugendhilfestation zu Jugendhilfestation wandert. Was könnte Profis helfen, verantwortungsvoll Verantwortung abzugeben? »Trialogische Supervisionsteams«, sagt Petra Thaler. Aus der ↗ Ex-In-Bewegung heraus gibt es geschulte Krisenerfahrene und Angehörige, die Teil davon sein könnten.
Zuhören können bedeutet für sie, die eigene Selbstfürsorge nicht über die drängenden Wünsche von Betroffenen oder Angehörigen zu stellen, die sich in Krisen durchaus auch Klarheit von Fachkräften erhoffen. Es beinhaltet auch nicht sich selbst mit Erklärungen und schnellen Ratschlägen zu erleichtern, die für das Gegenüber vielleicht gar nicht passen. »Sondern erst einmal zu sehen und aufrichtig wertzuschätzen, dass Familien Experten im Miterleben und in eigener Sache sind und auch oft schon viel ausprobiert haben«, sagt Petra Thaler. »Das würde für alle Seiten vieles leichter machen.«

Spannungen aushalten und balancieren

Wer Soziale Arbeit studiert, lernt, dass Menschen in helfenden Berufen im Auftrag derjenigen handeln, die sie unterstützen – und gleichzeitig verpflichtet sein können, gesetzliche Vorgaben durchzusetzen oder gesellschaftliche Erwartungen zu erfüllen. Ein Beispiel ist, wenn ein Jugendlicher monatelang nicht zur Schule geht, weil er dort psychisch leidet oder durch sein Verhalten die Abläufe stört. Es gibt eine Schulpflicht, ein Recht auf Bildung und Inklusion des Jugendlichen und eine Fürsorgepflicht und Sorgeberechtigung der Eltern. Ob letztere nun selbst Hilfe suchen und Entscheidungen an Profis abgeben wollen oder einen klaren Plan verfolgen und aus Sicht anderer Beteiligter oder Institutionen etwas anderes tun sollen; es gilt, zu moderieren, auszugleichen und Entscheidungen so zu treffen, dass sie für die Beteiligten möglichst wirksam, hilfreich und umsetzbar sind. Ein Spannungsfeld, in dem sich Sozialarbeitende ständig selbst hinterfragen müssen. Die Grundlagen für ihre Entscheidungen sind selten eindeutig und verändern sich auch.

Ähnlich ist es mit der Frage, wie menschlich und nahbar sich Profis in therapeutischen, pädagogischen und sozialen Berufen zeigen sollen, um vorzuleben, wie man mit Gefühlen umgehen oder Beziehungen gestalten kann und dass niemand perfekt ist. Zu viel von sich selbst preiszugeben, könnte Klientinnen und Klienten verunsichern oder Grenzen verschwimmen lassen. Doch wer hinter seiner professionellen Fassade verschwindet, riskiert, dass Druck, Unsicherheiten, Vermutungen oder Widersprüche dennoch spürbar sind und beim Gegenüber Stress verursachen. Denn das muss einordnen: »Warum redet der Profi so komisch mit mir? Was denkt die Person über mich? Nimmt sie mich wahr? Und ist ihr klar, dass ich ihr Menschsein und auch ihre Unzulänglichkeiten spüre?«

Moderieren statt dominieren

Eine weitere Spannung besteht darin, dass Profis mehr wissen als Nicht-Profis. Damit ist nicht nur Fachwissen gemeint, sondern Abläufe zu kennen: »Was passiert mit dem Fragebogen, den ich ausgefüllt habe? Warum muss ich noch einen ausfüllen, der fast gleich aussieht? War das jetzt schon die Fremdanamnese oder wird es auch Gespräche geben? Trifft jemand auf dieser Grundlage Entscheidungen, und wenn ja, wer und wie? Bekommen wir die Diagnose unseres Kindes schriftlich, damit wir direkt nächste Schritte angehen können, oder müssen wir selbst wissen und sagen, dass wir das brauchen?« In dem Sinne heißt professionell sein, zu moderieren und Informationen so zu dosieren, dass die Betroffenen zur richtigen Zeit fundierte und informierte Entscheidungen treffen können, ohne selbst in die Organisation einsteigen zu müssen.

Nun können Organisationen zwar regeln, ob Fachkräfte sich von Klienten duzen lassen, Geschenke annehmen dürfen und ob auch mal eine Umarmung erlaubt ist. Sie können Feedback einholen, um sich selbst von außen zu betrachten, und mit kollegialer Fallberatung, Supervision oder Schutzkonzepten helfen, wichtige

Grenzen zu erkennen und einen Umgang damit zu entwickeln. Das schützt im besten Falle nicht nur Klientinnen und Klienten vor unangemessenem Verhalten, sondern auch Fachkräfte vor Überforderung und Rollenkonflikten. Doch letztendlich muss jeder soziale Profi im Laufe seines Berufslebens immer wieder situativ entscheiden, wie viel er von sich selbst preisgibt, wie er Information moderiert, bis wohin er die Auswirkungen seines Handelns verantworten kann und wie er sich zu den Regeln seiner Organisation verhält.

Zuständigkeit klären: Was kann Hilfe leisten?

»Ich finde es unglaublich entspannend, wenn man in einer Therapiebeziehung diskutiert, was die Therapie kann und was nicht«, sagt Wolfgang Schmidbauer bei einem Telefonat Anfang 2025. Mit seinem Buch »Die hilflosen Helfer« hat der Psychoanalytiker seit Ende der 1970er-Jahre viele Menschen in sozialen Berufen inspiriert, ihre eigenen beruflichen Motive gut zu erkunden, auch um sich selbst vor dem Ausbrennen zu bewahren. »Die latente Krisenfantasie des Helfers, dass er unbegrenzte Energien hat und alles für seine Schützlinge leisten kann, muss kritisch reflektiert werden«, wiederholt er auch heute. »Denn was haben die Betroffenen davon, wenn die Helfer zusammenbrechen?« Mit psychologischen Mitteln lasse sich manches erreichen, anderes nicht. Genauso sei es mit Medizin, Pflege und Pädagogik. Ein Kardinalfehler aus seiner Sicht: (indirekt) mehr zu versprechen, als man einhalten kann.

Allein das Vorhandensein von Institutionen kann sich wie ein Versprechen anfühlen, dass jemand sich kümmert und »zuständig« ist. Das gilt von innen wie von außen: Wer bis dahin behütet gelebt hat, kann sich vielleicht nicht vorstellen, ausgerechnet in einer Krisensituation nicht den Rückhalt eines durchdachten und ineinandergreifenden Systems zu haben. Doch wenn Therapieplätze fehlen, Kostenträger sich Verantwortung zuschieben und Profis unbedacht Dinge sagen, die gefährliches Verhalten eines Jugendlichen beflügeln, ohne im Alltag die Konsequenz tragen zu müssen, erscheint das Hilfesystem schnell improvisiert und überfordert. Ein Wahrnehmungseffekt, der schnell auch einzelne Profis erfasst, selbst wenn sie hoch engagiert sind und in der Logik ihres eigenen Systems kompetent handeln. Gleichzeitig gibt es in helfenden Berufen oft ein diffuses Gefühl von »zuständig sein« oder »nicht zuständig sein«; gerade, wenn Unterstützung sehr alltäglich ist oder außerhalb des eigenen Kernkompetenzbereichs geleistet wird.

Beispiele

Eine Hausärztin möchte die Mutter einer an Anorexie erkrankten Jugendlichen entlasten und rät, erst einmal »nichts zu tun«, bis ein Therapieplatz gefunden ist und eine Diagnose steht. Bis dahin hat die Jugendliche massiv abgenommen.

Eine an Borderline erkrankte Jugendliche wird nach schweren Selbstverletzungen in einer Klinik genäht. Die Jugendhilfeeinrichtung, in der sie lebt, informiert ihre Eltern darüber. Die warten besorgt auf ein Ergebnis. Stattdessen ruft irgendwann die Jugendliche selbst an: Sie ist bereits mit dem Bus unterwegs zu den Eltern, das Wochenende zu Hause soll wie geplant stattfinden. Im Arztbrief, den sie mitbringt, steht »Keine Vorerkrankungen«, was die Eltern verwirrt und verärgert; auch, weil die Jugendhilfeeinrichtung den versprochenen Therapieplatz seit Monaten nicht organisieren konnte.

Eine Jugendamtsmitarbeiterin sagt einer Mutter: »Auf meinem Schreibtisch stapeln sich gerade die Akten von Familien, bei denen wir nur noch Feuerwehr spielen können. In Ihrem Fall geht es nur darum, dass Ihr Ex nach zwei Bier mit dem gemeinsamen Kind noch Auto fährt. Das ist seine Lifestyle-Entscheidung, um das zu klären, brauchen Sie uns als Jugendamt nicht. Damit die Polizei oder das Familiengericht eingreift, müsste das Problem auch drastischer sein. Ich halte Sie nicht für eine typische Jugendamtsfamilie.«

Kooperation statt Überlastung

»Es ist sehr wichtig, die Grenzen des eigenen Wirkens mit Wärme und Humor zu vermitteln«, sagt Wolfgang Schmidbauer. Aber nicht, indem man die Schuld denjenigen gibt, die zu viel verlangen, sondern indem man sachlich sagt: »Ich habe nicht mehr Kraft.« Unter Druck würden Menschen dazu neigen, das abzulegen, was sie professionell macht. Das hat Wolfgang Schmidbauer als Supervisor vor allem bei Berufsgruppen erlebt, die schnelle Entscheidungen treffen müssen, wie Psychiatriepflegende. Da seien schon mal Sätze gefallen wie: »In meinem Job brauchst du einfach nur gesunden Menschenverstand.« Er selbst ist mit seiner psychoanalytischen Praxis natürlich privilegiert: Seine Patientinnen und Patienten stehen nicht plötzlich in der Tür, während er gerade noch im Gespräch ist, und er hat für alle gleich viel Zeit. Da er Menschen über längere Zeit begleitet, bekommt er auch positive Veränderungen mit, nicht nur akute Krisen. »Keine Ahnung, wie ich sonst meine professionelle Qualität halten würde«, sagt er, »ich müsste mir wohl neue Modi aneignen, die zu dieser Situation passen.« Um sich darüber Gedanken machen zu können, bräuchte es allerdings den schützenden Rahmen einer Organisation, die Räume bietet und Führungskräfte, die wahrnehmen, was auf den Klinikfluren oder in den Beratungsräume geschieht. Umgekehrt bräuchte es Mitarbeitende, die ihre Belastung und Überforderung offen ansprechen.

Ein wichtiges Ergebnis, das er immer wieder in der Supervision mit angehenden Therapeutinnen und Therapeuten herausgearbeitet hat, ist, dass die Bereitschaft der anderen, zusammenzuarbeiten, sehr oft unterschätzt wird. Das galt für alle Seiten: »Die Profis unterschätzten die Bereitschaft der Patienten und Angehörigen, mit ihnen zu kooperieren, und umgekehrt ist es genauso«, sagt Wolfgang Schmidbauer. »Der Mensch ist eigentlich viel sozialer und aufgeschlossener als er in den Fantasien erlebt wird, die unter Druck entstehen.«

Selbstfürsorge lehren und lernen

»Dass Heilung über Beziehung passiert, ist nichts Neues. Wir vergessen es nur gerade«, sagt Professorin Dr. Bessy Albrecht-Ross. Die Sozialpädagogin hat zu komplex traumatisierten Menschen und der Frage nach dem guten Leben promoviert und lehrt an der Internationalen Hochschule (IU) im dualen Bachelorstudiengang Soziale Arbeit. Früher arbeitete sie mit Langzeit-Psychiatrieerfahrenen. Und auch sie gehört zum Netzwerk Krisenerfahrene Profis. Sie hat sich nach einer schweren Depression und einem Klinikaufenthalt die Frage stellen müssen: »Wie professionell kann ich noch sein, wenn ich selbst psychisch krank war?« Ihre Antwort: Ihr ursprüngliches Wissen habe sich verdoppelt. Durch ihre eigene Krisenerfahrung sei sie empathischer und sensibler geworden für die Macht in professionellen Beziehungen, die Betroffene und ihre Angehörigen durch Mimik, Gestik, Untertöne, Nicht-Antworten oder als unpassend empfundenen Therapiemaßnahmen schneller und stärker spüren als Profis. Ein Grund dafür sei, dass sie Glaubenssätze wie »Ich muss die Situation hier lenken« oder »Durch mein Studium weiß ich mehr als der Patient und seine Eltern« mit der eigenen Genesungserfahrung zunehmend ablegen konnte. Heute vermittelt sie ihren Studierenden mehr ein Gefühl von »Ich kann Menschen begleiten, indem ich die Hoffnung habe, dass sie ihre eigene Stärke finden und ausleben«. Wie Petra Thaler glaubt auch Dr. Bessy Albrecht-Ross, dass »wir Profis uns oft Werkzeuge zurechtlegen, um die Unkontrollierbarkeit des Lebens vermeintlich zu kontrollieren und darüber eine Professionalisierung aufbauen, deren Versprechungen wir nicht einhalten können.«

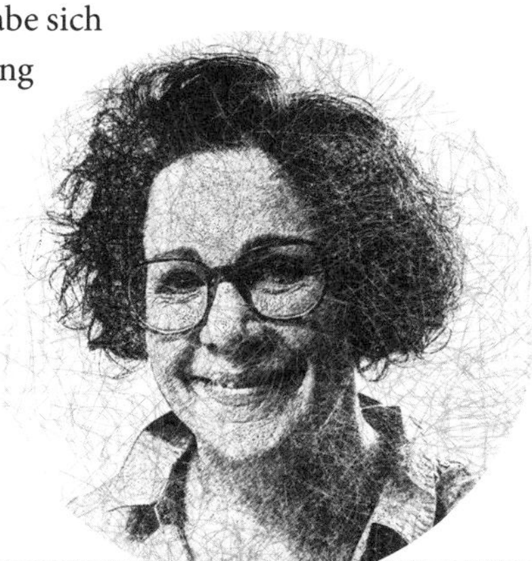

Porträt von Prof. Dr. Bessy Albrecht-Ross

Denn Erkrankungen – egal, ob sie Kinder, Jugendliche, Erwachsene oder ganze Familien betreffen und ob es Suizidgedanken, Essstörungen oder Psychosen sind – unterlägen keiner äußeren Kontrolle.

Empathische Professionalität

»Ich habe nichts gegen Werkzeuge«, sagt die Sozialarbeitsprofessorin, »ich unterrichte meine Studierenden auch in Werkzeugen. Aber ich versuche ihnen gleichzeitig mitzugeben, dass es keine Input-Output-Mechanismen gibt: Wenn ich Methode A an die Depression oder die Angehörigen anwende, kommt Effekt B dabei raus. Helfende Berufe sind nicht technisch zu begreifen und die Grundlage jeder Methode ist die ethische Haltung der Anwendenden und der gelungene Beziehungsaufbau.« Wenn also Psychoedukation, Familiengespräche, Validierung, teilnehmende Beobachtung oder das Austesten einer Therapierichtung sinnvoll und hilfreich sein sollen, sind die Beziehungen und Bindungen der Beteiligten entscheidend. »Wenn ich meine Professionalität nur über Methoden definiere, sollte ich als Profi meine eigene Beziehungsfähigkeit in Frage stellen«, sagt Dr. Bessy Albrecht-Ross. »Also überlegen, was mich persönlich daran hindert, echte Beziehungen zu den Menschen einzugehen, mit denen ich arbeite oder die von meiner Arbeit beeinflusst werden. Denn wenn ich nicht fürsorglich und reflexiv mit mir selbst umgehe, bin ich schnell in der Übertragung.«

Die Professorin lehrt Selbstfürsorge, indem sie Konzepte wie ↗ Salutogenese, ↗ Empowerment und ↗ Experience Involvement vermittelt und in ihre Vorlesungen, Erzählungen und Diskussionen immer wieder den Gedanken einbaut, dass es nicht »unprofessionell« ist, selbst betroffen zu sein, sondern dass es um eine Professionalisierung dieser Erfahrungen geht. Ihre dualen Studierenden sind noch jung. Was sie sich in der Praxis von ihren Kolleginnen und Kollegen abgucken, kann sie nur vermuten: den Selbstoptimierungsdruck der Generation 50+, zu der sie selbst gehört, und die gelernt hat, die Spannung zwischen »Nähe und Distanz« eher zur Distanz hin aufzulösen. Eine Tendenz, die eigenen Kämpfe abzulehnen und sich als Profi darzustellen, indem man andere pathologisiert und schnelle Lösungen anbietet. Verdrossenheit über strukturelle Bedingungen, die es kaum möglich machen, sich intensiv mit Klientinnen und Klienten zu beschäftigen. Und schließlich die »Mitgefühlsmüdigkeit« (Figley, 1995), die dadurch entsteht, dass Profis oft intensive psychische Krisen miterleben, aber nur selten den Erfolg ihrer Arbeit, die ↗ Recovery.

Keine Methode ohne Theorie

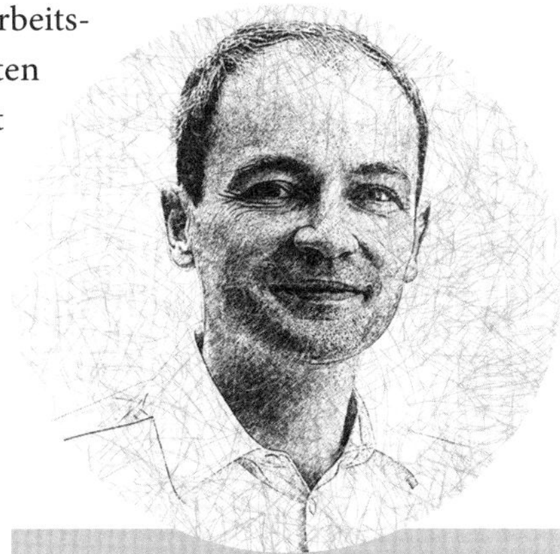

Porträt von Dr. Nikolaus Meyer

Dr. Nikolaus Meyer ist ebenfalls Sozialarbeitsprofessor. Zusammen mit der Vereinten Dienstleistungsgewerkschaft (Verdi) hat er untersucht, wie sich während der COVID-19-Pandemie die Arbeitsbedingungen von Sozialarbeitenden verändert haben (Meyer & Alsago, 2023): Mehr als 77 Prozent von 8.200 befragten Sozialarbeitenden gaben im Pandemie-Jahr 2022 an, dass sie unter den aktuellen Bedingungen nicht bis zum Renteneintritt in der Sozialen Arbeit arbeiten wollten. 45,2 Prozent gingen krank zur Arbeit, 42,4 Prozent verzichteten auf die gesetzlichen Ruhepausen, 15,1 Prozent leisteten mindestens fünf Überstunden pro Woche. Viele wechselten die Jobs. In sehr verantwortungsvollen Arbeitsbereichen wie den Inobhutnahme-Stellen der Jugendämter hat 2022 und 2023 die Hälfte der Teams die jeweiligen Einrichtungen verlassen. In der Sozialen Arbeit sind die Teams häufig klein. »Und jetzt stellen Sie sich mal vor, ein Viertel Ihres Teams geht und zwei neue Leute kommen«, sagt Nikolaus Meyer. »Wer soll die einarbeiten?«
Die Fluktuation war nach Interpretation der Forschenden dort am höchsten, wo Sozialarbeitende mehr Krisen auffangen mussten als sonst, während für die Klientinnen und Klienten soziale Unterstützung wegfiel – und für die Fachleute der Kontakt zu Außenstehenden, der helfen kann, den eigenen Blick zu erweitern.
Auch die Kooperation innerhalb der Einrichtungen nahm während der Pandemie kontinuierlich ab. Gleichzeitig wurden die Bearbeitungszeiten für Fälle immer knapper, was dazu führte, dass Probleme nicht mehr in ihrer Gesamtheit betrachtet, sondern auf einzelne Aspekte reduziert wurden. Ein weiteres Ergebnis ist, dass psychische wie physische Gewalt zwischen Nutzenden und Beschäftigten sozialer Dienste in dieser Zeit zugenommen hat (Meyer & Alsago, 2023). Auch das macht aus Sicht des Forschers den hohen Arbeitsdruck deutlich. Diesen erlebt er auch außerhalb der Pandemie, wenn er seine Studierenden im Anerkennungspraktikum begleitet. »Kürzlich war eine Studentin während ihrer ersten drei Monate im Sozialdienst eines größeren Kreiskrankenhauses allein, weil die anderen Kollegen dort krank waren«, erzählt er. »Sie hat also das Entlassmanagement dieser Klinik gemacht und ich frage mich: Auf welcher Basis eigentlich?«

TABELLE 2: **Überblick über die Personalfluktuation in durchschnittlichen Teams der fünf am stärksten betroffenen Handlungsbereiche zwischen November 2021 und 2022** (eigene Darstellung nach Meyer & Alsago, 2023)

Arbeitsfeld	Statistische Fluktuation
Inobhutnahmestellen	Bei 74,9 % haben mindestens drei Kolleginnen und Kollegen das Team verlassen
Allgemeiner Sozialer Dienst	Bei 55,7 % haben mindestens drei Kolleginnen und Kollegen das Team verlassen
Krippen	Bei 49,2 % haben mindestens drei Kolleginnen und Kollegen das Team verlassen
Soziale Arbeit mit Menschen, die unter den Bedingungen von Behinderung leben	Bei 42,9 % haben mindestens drei Kolleginnen und Kollegen das Team verlassen
Kindergarten	Bei 41,9 % haben mindestens drei Kolleginnen und Kollegen das Team verlassen

Gesundheit ist ein zentrales Thema, das die Soziale Arbeit zunehmend durchdringt. Immer mehr Professuren und Forschungsschwerpunkte widmen sich der gesundheitsbezogenen Sozialen Arbeit. Befürwortende sehen darin eine Chance, das Gesundheitssystem menschlicher und sozialer zu machen. Skeptiker wie Nikolaus Meyer sehen die Entwicklung kritisch: »Medizin und Psychologie sind als Leitprofessionen so stark, dass wir Sozialarbeitenden nie gleichberechtigt mitspielen werden«, meint er. Er warnt davor, dass Sozialarbeitende sich auf die Rolle von Hilfskräften reduzieren könnten und in der Folge Methoden oder Begrifflichkeiten anwenden, ohne die dahinterliegenden Menschenbilder und Konzepte in ihrer Ausbildung hinterfragt und eingeordnet zu haben. »Die meisten meiner Studierenden würden sagen, dass sie viele Methoden beherrschen: Genogramme, Case Management, Erlebnispädagogik, systemische Fragetechniken, gewaltfreie Kommunikation und mehr«, sagt Nikolaus Meyer. »Aber wir vergessen oft, dass wir uns bestimmte Prämissen und Menschenbilder mit einkaufen, wenn wir Methoden aus ihrem Gesamtkonzept herausnehmen.«
Um das zu zeigen, fährt er jedes Jahr mit Studierenden in eine Anstalt für psychisch Kranke, in der bis 1945 Menschen getötet wurde. »Die Fürsorgerinnen im Dritten Reich haben dieselben Methoden angewandt, die wir heute noch haben«, sagt er. »Sie nannten sie ›Sippentafeln‹, wir sagen ›Genogramm‹ dazu. Das klingt etwas besser, aber das Prinzip bleibt dasselbe: Ich erlange ein Wissen, das Macht über Menschen bedeutet. Und wenn ich es nicht zum Wohl dieser Menschen nutze, kann ich einpacken.«

Er erzählt gern die Anekdote eines Krankenhaus-Sozialdienstleiters, der bei der Arbeit einen weißen OP-Kittel tragen durfte. Statt sich klar abzugrenzen, suche man Anerkennung durch die äußerliche Anpassung an die Medizin. Für Nikolaus Meyer zeigt das, wie wenig eigenes Selbstverständnis die Soziale Arbeit in der Gesundheitsversorgung habe.

Nicht-Wissen erkennen und verantworten

»Wir tun oft so, als hätten Menschen bewusst Fehler gemacht«, sagt Nikolaus Meyer. »Aber niemand will Fehler machen, jeder geht davon aus, dass er richtig handelt. Wir bemerken unser Nichtwissen nicht, darum geht es. Und deshalb ist eine Einrichtungskultur nötig, die es erlaubt, nachzudenken und dass mich auch mal jemand zur Seite nimmt und sagt: ›Ey, also das geht hier aber nicht.‹« Spannend sei, sich zu fragen: Wie gehe ich mit Berufskolleginnen und -kollegen als Klientel um? »Wenn ich als Mediziner zu anderen Medizinern gehe, unterhalten die sich mit mir wie mit einem Kollegen«, sagt er, »ähnlich ist es bei Juristen und Pfarrern.« Aber was ist, wenn eine sozialpädagogische Familienhelferin selbst Hilfe vom Jugendamt braucht und gar nicht anders kann als mitzubeurteilen, ob die vorgeschlagenen Hilfen schlüssig oder Verfahrenswege korrekt sind? Auch hier gelte es, eine Balance zu finden, also die Mutter und die Kollegin zu sehen, und nicht so zu tun, als sei die Fachlichkeit einer Kollegin oder das Wissen der Betroffenen und ihrer Angehörigen nicht da. »Es ist genauso, wie ich mich zu Nähe und Distanz verhalten muss«, sagt er. »Ich muss als Mensch eine Idee entwickelt haben: Wie viel Nähe ist für mich möglich, wie viel Distanz muss ich halten und wie kann ich das tun?« Der Begriff der Verantwortung mag altmodisch oder spießig erscheinen. »Aber wenn mir bewusst ist, dass ich für Menschen verantwortlich bin und dass mein Handeln Folgen hat, die ich von außen gar nicht absehen kann, öffnet sich ein empathischer und oft auch entspannterer Zugang zu den Menschen, mit denen ich arbeite.«

5.3 Impulse und Übungen

Nähe und Distanz

Lernziele: Die Teilnehmenden lernen, professionell zwischen Nähe und Distanz zu navigieren, ihre Haltung situationsgerecht anzupassen und authentisch mit Eltern zu kommunizieren. Die Übung basiert auf Gedanken von Berit Beyer über professionelle Nahbarkeit (Beyer, 2024).

Schritt 1: Reaktionsstile zwischen Nähe und Distanz kennenlernen

Lesen Sie sich die vier Beispiele durch. Sie zeigen jeweils eine eher nahbare Antwortmöglichkeit und weitere Antworten, die zeigen sollen, was Profis manchmal befürchten, wenn sie zu nahbar oder distanziert wirken (z. B. »Wenn ich zu viel von mir selbst preisgebe, ist es zu subjektiv«, et cetera).

Beispiel 1: *Sie treffen ein Elternteil zum ersten Mal, haben sich aber schon ein Bild durch Unterlagen, Teamgespräche oder Telefonate gemacht.*

- Nahbar: »Sie kennen mich noch nicht persönlich, aber ich habe mich ein wenig vorbereitet, damit wir direkt gut starten können. Trotzdem ist mir wichtig, dass wir im Gespräch Ihre Perspektive einbringen, denn Sie kennen Ihr Kind am besten. Falls Ihnen später noch etwas einfällt, schreiben Sie es mir gern oder notieren Sie es für unser nächstes Treffen.«
- Unklar: »Ich weiß schon einiges über Sie aus den Unterlagen, aber erzählen Sie doch trotzdem mal.«
- Abweisend: »Ich habe schon alles Wichtige aus den Unterlagen. Das meiste ergibt sich sowieso im Verlauf. Wenn irgendetwas sein sollte, melden wir uns. Halten Sie sich bitte zur Verfügung.«
- Distanziert: »Ich habe mich anhand der Unterlagen und der Gespräche im Team schon gut vorbereitet. Wenn Ihnen das recht ist, können wir jetzt direkt in die Sache einsteigen.«

Beispiel 2: *Ein Elternteil stellt eine schwierige Frage, die Sie emotional berührt, z. B.: »Haben wir als Eltern etwas falsch gemacht?«*

- Nahbar: »Das klingt nach einer sehr belastenden Frage. In solchen Momenten haben Eltern oft sehr unterschiedliche und verwirrende Gefühle und Gedanken.

Aus eigener Erfahrung weiß ich, dass es helfen kann, erst einmal zu überlegen, was Ihnen gerade hilft, stark zu sein. Was denken Sie hierzu?«

- Verletzlich: »Das ist eine Frage, die mich auch berührt. Ich bin ja selbst Mama. Ich denke, es ist wichtig, darüber zu sprechen, wie schwer solche Situationen für Eltern sind.«
- Dirigierend: »Solche Gedanken haben viele Eltern. Vielleicht wäre es gut, wenn Sie mal in eine Selbsthilfegruppe für Eltern in ähnlichen Situationen gehen. Da können Sie solche Fragen besprechen.«
- Distanziert: »Das sind Gedanken, die viele Eltern haben. Ich denke, das Wichtigste ist jetzt, dass Sie sich darauf konzentrieren, mit der aktuellen Situation klarzukommen.«

Beispiel 3: *Ein Elternteil fragt Sie nach Ihrer Meinung zu einer Therapieentscheidung, die im Team kontrovers diskutiert wird.*

- Nahbar: »Ich verstehe, dass das Thema für Sie schwierig ist. Ich kann Ihnen die verschiedenen Perspektiven aus dem Team erläutern, damit Sie sich ein Bild machen können.«
- Subjektiv: »Ich persönlich finde diese Therapie auch fragwürdig, aber wir mussten uns ja irgendwie entscheiden.«
- Rigide: »Die Entscheidung ist gefallen und entspricht unseren Standards. Da gibt es keinen Spielraum, wir müssen uns an bewährte Abläufe halten. Unsere Struktur bietet den Jugendlichen Stabilität und Sicherheit.«
- Distanziert: »Das Team hat unterschiedliche Meinungen dazu diskutiert. Die Entscheidung basiert auf dem, was wir als sinnvoll für Ihr Kind ansehen.«

Beispiel 4: *Ein Elternteil spricht Sie im Vertrauen darauf an, dass sich die Zusammenarbeit mit anderen Fachkräften nicht gut anfühlt.*

- Nahbar: »Für mich ist das auch schwierig, weil für Ihr Kind wichtig ist, dass alle Beteiligten gut zusammenarbeiten. Wenn Sie mir mehr erzählen, kann ich Ihnen vielleicht bei der Einschätzung helfen, wie Sie gut weiter vorgehen können.«
- Flapsig: »Na ja, das passiert halt mal in Teams. Das ist nicht immer einfach, damit muss man sich arrangieren.«
- Psychologisierend: »Wenn Sie das so beschäftigt, würde ich ja gleich mal fragen, warum das so ist. Vielleicht haben Sie nicht gelernt, mit Konflikten umzugehen?«
- Distanziert: »Das klingt nach einem Problem, aber das ist nicht wirklich mein Bereich. Vielleicht sollten Sie sich direkt an die betreffenden Kollegen und Kolleginnen wenden, um das zu klären.«

Schritt 2: Eigene Haltung und Gefühle reflektieren

Wie geht es Ihnen mit den vier Beispielen? Erkennen Sie Situationen aus Ihrem Berufsalltag wieder? Welche Geschichten entstehen bei Ihnen im Kopf? Wo fühlen Sie sich positiv ertappt, im Sinne eines Perspektivwechsels? Wo möchten Sie die dargestellten Antworten erklären, begründen oder verteidigen?

Schritt 3: Eigene Antworten auf typische Alltagssituationen formulieren

Überlegen Sie sich zusammen oder jeweils allein zu den folgenden Szenen konkrete Beispiele, die aus Ihrem Berufsalltag stammen könnten. Formulieren Sie konkrete Sätze, was Sie und Ihr Gegenüber sagen – wie bei einer Theaterszene.

Beispiel: *Ein Elternteil stellt immer wieder Fragen, von denen Ihr Team denkt, sie seien bereits geklärt.*

- Welche Fragen könnten das sein? Wie antworten Sie darauf?

Beispiel: *Ein Elternteil stellt eine Frage, die Sie spontan nicht beantworten können.*

- Welche Fragen könnte das sein? Wie antworten Sie darauf?

Beispiel: *Ein Elternteil ist in persönlichen Begegnungen so zurückhaltend, dass es Ihnen schwerfällt, das Verhalten zu deuten. Per E-Mail und am Telefon wirkt die Person aber ganz anders auf Sie.*

- Was genau beobachten Sie? Wie gehen Sie damit um? Sprechen Sie es an, und wie?

Schritt 4: Erkenntnisse im Team reflektieren

Beantworten Sie nun die folgenden Fragen. Besprechen Sie sie mit Ihrem Team.

- Wann kann es für mich entlastend sein, nahbar zu reagieren?
- Was erschwert nahbares Arbeiten mit Eltern in unserem Team bzw. in unserer Organisation?
- Was sind meine persönlichen Bedenken bezüglich professioneller Nahbarkeit?
- Was sind äußerliche Erschwernisse bezüglich professioneller Nahbarkeit?
- Wie beeinflusst unser Umgang mit Nahbarkeit, ob Eltern Situationen als verstehbar, handhabbar und sinnhaft wahrnehmen können?

6 Die Krisen der Erwachsenen aus Perspektive der Jugendlichen

Was passiert, wenn Erwachsene helfen wollen und Jugendliche sich dabei trotzdem allein fühlen? In diesem Kapitel erzählen Betroffene von Kliniken, Eltern, Konzepten und Diagnosen. Und davon, wie es ist, wenn alle Beteiligten den gleichen Film sehen, aber jede*r eine andere Hauptrolle spielt.

6.1 Ein*e Borderline-Betroffene*r über Heimweh, Verletzungen und wie es ist, wenn eine Mutter die Krankheit schon kennt

Yuri, 15, verbrachte drei Jahre in Kliniken, Pflegefamilien, Wohngruppen – und ist gerade nach Hause zurückgekehrt. Ob Yuris Diagnose Borderline oder Depression lautet, wird sich erst klären, wenn Yuri 16 Jahre alt ist. Aber auf jeden Fall beginnt jetzt ein neues Kapitel.

Yuri, wer hat deine Krankheit zuerst bemerkt – deine Eltern oder du?
YURI: Meine Eltern. Bei mir gab es schon im Kindergarten Auffälligkeiten, weil ich aggressiv war, und meine Eltern dachten, dass irgendwas sein könnte. In der Grundschule wurde dann ein Test gemacht und es stellte sich heraus, dass ich ADHS hatte. Ich bekam Ritalin und das habe ich auch ganz selbstverständlich genommen. Ich kam mir deshalb nicht krank oder so vor. Etwa mit elf hatte ich dann zum ersten Mal das Gefühl, dass ich irgendwie falsch bin. Da habe ich mich zum ersten Mal selbst verletzt.

Gab es Dinge, die deine Eltern intuitiv richtig machten, weil sie dir guttaten?
YURI: Meine Mutter hat meine erste Selbstverletzung entdeckt, ich habe sie ihr nicht von selbst gezeigt. Sie hat ganz ruhig mit mir gesprochen und mich gefragt, was los war und warum ich es gemacht habe. Das fand ich sehr gut.

Weißt du, dass deine Mutter sich früher auch selbst verletzt hat?

YURI: Ja. Und ich glaube, dass sie auch deshalb so gut damit umgehen konnte. Für meinen Vater war es schwer und für andere Menschen ist es oft auch schwer. Ich weiß ein bisschen was über die Geschichte meiner Mutter, aber manches soll ich erst später erfahren, weil Kinder noch nicht alles wissen müssen. Das finde ich auch okay. Ich weiß, wie meine Eltern sich kennengelernt haben und dass sie beide eine schwierige Kindheit hatten. Meine Mutter hat darüber mal ein Bilderbuch gemacht und es mir geschenkt.

Wie ging es deinem Vater mit deinen Selbstverletzungen?
YURI: Als ich zum ersten Mal mit blutenden Wunden im Wohnzimmer vor ihm stand, ist er fast ausgerastet. Er hat geschrien, wenn ich so was noch mal mache, wirft er mich raus. Das war für mich anfangs sehr verletzend. Inzwischen weiß ich, dass er so reagiert hat, weil es schlimm für ihn war. Ich verletze mich ja auch dann, wenn es mir schlecht geht. Mein Vater ist aber inzwischen viel netter und ruhiger geworden.

Du warst in mehreren Kliniken, zwei Pflegefamilien und in drei Wohngruppen. Inzwischen lebst du wieder zu Hause. Wie ging es dir mit den Erwachsenen in den Einrichtungen?
YURI: Also, in den Kliniken war es gut. Aber das ist ja immer nur für kurze Zeit. Ich hatte nach dem ersten Klinikaufenthalt mit den Menschen dort und mit meiner Familie entschieden, dass ich nicht gleich nach Hause komme, weil es einfach noch nicht funktionieren würde. Nachdem wir das so entschieden hatten, haben sie mir gesagt, dass ich nicht gleich ins Heim kann, sondern erst mal übergangsweise in eine Pflegefamilie muss. Da habe ich geweint, das wollte ich nicht. Die erste Pflegefamilie war schlimm, die haben nie was mit mir gemacht. Die Pflegemutter hat vielleicht mal gesagt, ich könne ja mit dem Hund laufen gehen. Meiner Mutter gegenüber hat sie behauptet, ich würde nichts mit ihr machen wollen. In der zweiten Pflegefamilie – bevor ich wieder nach Hause kam – war es besser, nur hatte die Pflegemutter immer so einen vorwurfsvollen Ton. Den hatte sie allen gegenüber, das war einfach ihre Art.
In der ersten Wohngruppe war es gut, da haben aber meine Selbstverletzungen erst richtig angefangen. Und sie mussten wegen Personalmangels schließen. In der zweiten Wohngruppe wurde es schwieriger, da musste ich wieder in eine Klinik, weil ich mich stärker verletzt hatte. Mein großes Problem ist immer die Angst, dass andere Jugendliche über mich lästern, und dort hat es mit manchen Jugendlichen überhaupt nicht gut funktioniert. Dann kam ich in die dritte Wohngruppe, die auf Borderline spezialisiert und weiter weg von zu Hause war. Dort wurden meine Selbstverletzungen besser, aber ich bin nach einem Jahr rausgeflogen, unter anderem, weil ich zweimal abgehauen bin. Irgendwie habe ich einfach nirgends ins Konzept gepasst.

Besonders in der letzten Wohngruppe konnte ich mich nicht mehr so gut öffnen. Es ist halt schwierig, wenn man nie weiß, ob man dableiben kann. Ich wusste auch nicht, wie viel ich von mir zeigen sollte, damit die anderen Jugendlichen es nicht komisch finden. Man wird immer bewertet. Wenn du zu viel von dir zeigst, finden sie dich übertrieben, wenn du zu wenig zeigst, verschlossen.

So wie du es beschreibst, passieren die Selbstverletzungen und das Abhauen mit dir, ohne dass du es steuern kannst. Ist das noch so?
YURI: Ja. Ich versuche es zu steuern. Momentan habe ich mich seit 26 Tagen nicht verletzt, davor zwei Monate lang nicht. Ich nutze eine App, mit der man auch Süchte und alles Verhalten tracken kann, das man ablegen will. Ich habe auch so ein Tagebuch, in dem man vorne fünf Dinge aufschreibt, die man an sich selbst mag. Das ist gar nicht so leicht! Aber es hilft. Und ich habe das Gefühl, dass es gerade leichter wird. In der Schule zu sein, fällt mir noch schwer. Ich sehe nicht gerade Standard aus und wenn ich über den Schulhof laufe, rufen andere Jugendliche mir »Emo« hinterher. Das ist für mich immer noch das Schlimmste. Aber es gibt jetzt noch eine »Schule für alle«, wo ich in einem Dreivierteljahr hinkönnte.

Wie bist du zu Hause wieder angekommen?
YURI: Dafür, dass ich so lange weg war, habe ich mich sehr schnell wieder richtig zu Hause gefühlt. Es ist gut, nicht mehr sagen zu müssen, dass ich in zwei Städten wohne. Neulich hatte ich mal kurz das Gefühl »Ich muss wieder ins Heim«, aber dann habe ich mich gleich daran erinnert, dass ich jetzt zu Hause bleibe. Was ich im Heim vermisst habe, war meine Katze. Sie ist mein Lebenselixier. Mit meinem Bruder verstehe ich mich jetzt auch sehr gut. Und ganz besonders hat mir gefehlt, dass ich schnell zu meiner Mutter gehen kann, wenn es mir schlecht geht, damit sie mich in den Arm nimmt. Ich hatte schon oft Heimweh.

Denkst du nachträglich manchmal, dass die Erwachsenen in den letzten Jahren Hilfe gebraucht hätten, um dir besser zu helfen?
YURI: Nein. Ich denke, mein Weg war so wie er sein musste. Da hätte niemand was dran ändern können. Es war meine Entscheidung, mich selbst zu verletzen. Meine Mutter ist zu einem Therapeuten gegangen und wenn mein Kind sich selbst verletzen würde, würde ich es genauso machen. Meine Eltern haben sicher Fehler gemacht, aber keine schwerwiegenden, sie mussten einfach damit umgehen lernen. Und die Menschen in der Klinik und in den Wohngruppen sind ja dafür ausgebildet, mit Krankheiten umzugehen. Ich glaube nicht, dass sie etwas gebraucht hätten.

Hast du mitbekommen, dass es für deine Mutter mit den Wohngruppen oder Pflegefamilien manchmal schwierig war?

YURI: Als mein erster Klinikaufenthalt zu Ende war, hatten wir dort noch die Übergabe mit der Pflegemutter. Meine Mutter saß mir am Tisch gegenüber und wir haben uns angeschaut. Da habe ich gemerkt, dass sie den Tränen nah war. Sonst war es eher so, dass ich Schwierigkeiten hatte und meine Mutter dann für mich da war. In einer Wohngruppe hat ein Erzieher gesagt, ich soll mich verpissen, und er hat mich gegenüber den anderen Jugendlichen ausgegrenzt. Später hat er behauptet, das wäre nur mein Gefühl. Meine Mutter hat mit der Leitung gesprochen und die haben dann auch darauf geachtet, wie es zwischen mir und dem Erzieher läuft. Ich weiß auch, dass meine Mutter in jeder Wohngruppe gesagt hat, dass ich von vornherein strengere Handy-Regeln brauche. Alle Wohngruppen haben es aber nach ihrem Konzept gemacht, so dass ich erst viel Freiheit hatte und als ich dann zu viel am Handy war, haben sie es eingeschränkt. Das war für mich immer sehr schwierig und vermutlich wäre es besser gewesen, wie meine Mutter es vorgeschlagen hatte.

Haben die Wohngruppen und deine Eltern gut zusammengearbeitet?
YURI: Ja. In der letzten Wohngruppe gab es zwei Familiengespräche. Beim ersten war meine Mutter zuhause, weil die Wohngruppe so weit weg war. Leider war der Computer kaputt, darum hatte ich das Telefon in der Hand und habe hin und her getragen, wer was gesagt hat. Das hat erstaunlich gut geklappt, immerhin ging das Gespräch eine Stunde und meine Konzentration ist sonst nicht die beste. Beim zweiten Mal kam meine Mutter in die Wohngruppe und bei dem Gespräch war auch meine Therapeutin da. Meine Mutter hatte dann auch ein Gespräch mit ihr allein, in dem sie von ihrer eigenen Geschichte erzählen konnte. Das fand ich sehr gut.

Zwei Familiengespräche in einem Jahr, davon eines als Onlinemeeting ohne funktionierenden Computer – da bin ich als Zuhörerin ein bisschen irritiert. Wie soll das gutgehen? Glaubst du, es wären auch mehr Treffen zwischen deinen Eltern und den Menschen aus der Wohngruppe möglich gewesen?
YURI: Nein, ich glaube nicht. Im Konzept der Wohngruppe ist vorgesehen, dass es ein Familiengespräch pro Halbjahr gibt. Aber ich kann mir vorstellen, dass man als Zuschauer wie bei einem Film genau sieht, was schiefläuft. Nur die Leute im Film sehen es nicht. Und wir waren ja in dem Film drin. Besser gesagt, alle in einem anderen. In meinem Film bin ich der Hauptcharakter, meine Mutter ist ein starker Nebencharakter und die Menschen aus den Kliniken und Wohngruppen sind die Bösen. Im Film meiner Mutter ist sie selbst der Hauptcharakter, ich bin ein zweiter Hauptcharakter und die Fachleute sind Nebendarsteller. Für die Menschen in den Wohngruppen und Kliniken sind glaube ich alle anderen Nebendarsteller. Sie sind ja auch in ihrem eigenen Film.

6.2 Eine Anorexie-Erfahrene über eine intensive Zeit mit ihrer Familie

Stella, heute 21, erkrankte mit 14 Jahren an Anorexia nervosa. Gesund wurde sie nicht in einer Klinik, sondern daheim. Sie erzählt, wie sie das Miteinander und Gegeneinander der Erwachsenen erlebte.

Stella, wer hat deine Anorexie zuerst bemerkt: du selbst oder deine Eltern?

STELLA: Das war ich selbst. Ich hatte mich mit 14 entschieden, wegen einer Angststörung und Depression in eine Psychiatrie zu gehen. Da hieß es anfangs: »Dein Gewicht ist zwar sehr niedrig, aber deine Mutter ist ja auch sehr schlank, wahrscheinlich ist es genetisch bedingt.« Doch als ich anderthalb Wochen später abgenommen hatte, bekam ich die Diagnose Anorexie und wurde in das Programm für Essgestörte aufgenommen. Da haben meine Eltern es erfahren. Ich selbst hatte es schon irgendwie geahnt. Bevor ich in die Klinik ging, hatte ich Angst, dass es dort erkannt und behandelt würde. Das wollte ich nicht, denn die Essstörung half mir, mit meiner Angst und Depression umzugehen. Aber ich habe zu dem Zeitpunkt nicht gedacht: »Ich habe eine Essstörung.«

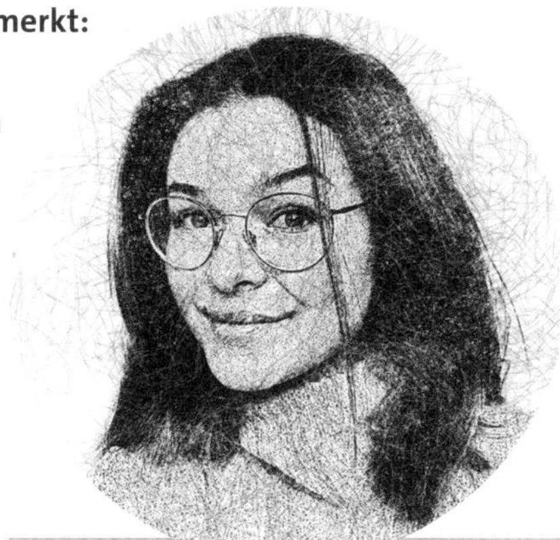

Porträt von Stella

Gab es etwas, das du dir von deinen Eltern gewünscht hast?

STELLA: Ich hatte nicht den einen großen Wunsch an meine Eltern. Je nachdem, in welcher Phase meiner Krankheit ich war, hat sich das verändert. Anfangs wollte ich einfach nur, dass es ihnen egal ist. Denn erstens hatte ich ein schlechtes Gewissen, wenn es anderen wegen mir schlecht ging, und zweitens ging es mir am Anfang mit der Krankheit erstmals wieder besser, da meine anderen psychischen Erkrankungen in den Hintergrund gedrängt wurden. Ich dachte, dass meine Eltern sich doch für mich freuen könnten. Später wollte ich einfach nur noch, dass sie für mich da sind, mir zuhören und ich mich auf sie verlassen kann. Das haben sie auch gut gemacht. Ich konnte sehr schnell auseinanderhalten, wann meine Eltern hinter mir standen oder vor meiner Krankheit, und fand es super legitim, wenn sie gegen die Krankheit agiert haben – solange sie mich einfach nur nicht verließen.

Gab es irgendetwas, was du an deinen Eltern komisch fandest?

STELLA: Nein, eigentlich fand ich alles, was sie getan haben, nachvollziehbar. Selbst anfangs, als sie es sich noch schönredeten. Wenn meine Mutter sagte, dass ich es ja ändern könne, wenn ich nur wolle, dachte ich zwar: »Ganz sicher bin ich nicht mehr an dem Punkt, an dem ich noch irgendwas kann.« Aber die Anorexie verbot mir, Hilfe anzunehmen. Solche Aussagen setzten mich immer enorm unter Druck, weil sie mich zwischen meinen Eltern und die Krankheit brachten.

Nach meinem ersten Klinikaufenthalt hatten wir so eine kurze Phase, in der es bei vielen Familien ziemlich kracht, weil wir uns alle gegenseitig verarschten. Ich habe gepanscht, also Essen verdünnt, und meine Mutter hat gepanscht, also Kalorien hinzugefügt. Ich glaube, meine Mutter hat es nur einmal gemacht und hatte dann innerlich Stress, weil sie wollte, dass ich wenigstens ihr vertrauen kann. Ich habe es mehrmals gemacht und hatte die ganze Zeit Paranoia und Streit mit mir selbst.

Und trotzdem haben sie versucht, in mir nicht nur die Krankheit zu sehen, sondern auch daran gedacht, wie mein Leben weitergeht. Das war sehr wichtig, denn wenn man auf die Krankheit reduziert wird, stellt man sich ja irgendwann die Frage: »Was bin ich ohne Krankheit noch?«

Je mehr ich getrickst und gelogen habe, desto mehr verlor ich auch das Vertrauen in andere Menschen. Ich möchte aber nicht, dass solche Erzählungen zu Anschuldigungen gegen das Umfeld führen, die eigentlich unbegründet sind. Deshalb ist mir wichtig, zu sagen, dass ich eigentlich alles, was meine Eltern machten, total legitim fand. Mir war klar, das ist jetzt eine komische Situation und deshalb machen wir alle komische Sachen.

Was haben deine Eltern intuitiv richtig gemacht?

STELLA: Sie waren immer für mich da, also für mein psychisches Wohlbefinden. Sie haben zugehört, mich unterstützt und waren eine Zeit lang meine einzigen Vertrauenspersonen, was die Krankheit angeht. Obwohl ich bis heute sehr gute Freundschaften halten konnte, habe ich mit denen nicht übers Kranksein gesprochen. Die Freundschaft war für mich ein krankheitsfreier Raum. Also waren meine Eltern dafür meine Ansprechpersonen. Und trotzdem haben sie versucht, in mir nicht nur die Krankheit zu sehen, sondern auch daran gedacht, wie mein Leben weitergeht. Das war sehr wichtig, denn wenn man auf die Krankheit reduziert wird, stellt man sich ja irgendwann die Frage: »Was bin ich ohne Krankheit noch?«

Meine Eltern haben mich zweimal aus der Klinik geholt. Beim zweiten Mal gegen ärztlichen Rat, beim ersten Mal war es mit allen abgesprochen und wurde auch begleitet. Für beide Male bin ihnen bis heute super, super dankbar. Sie haben sich einen Essenplan gemacht und ihn mit mir durchgezogen. Es war eine gute Kombination aus Kontrolle und Selbstbestimmung. Und sie haben für mich mit der Schule gesprochen, damit ich die Klasse nicht verlassen musste, oder meine Freunde auf dem Laufenden gehalten, was gerade bei mir los war. In der Klinik durfte ich nur eine halbe Stunde pro Woche mein Handy nutzen, da habe ich meistens mit meiner Mutter telefoniert.

Das heißt, deine Eltern sind in einer Situation eingesprungen, die viele Eltern wahrscheinlich sehr verunsichern würde?
STELLA: Ja, aber wir hatten das Privileg, dass ich nie Streit mit ihnen angefangen habe. Ich wusste, dass sie mich sofort wieder in eine Klinik bringen würden, wenn ich eine Mahlzeit auslassen und nicht nachholen würde. Zu dem Zeitpunkt waren sie alles, was ich hatte, und die einzigen, denen ich vertraute. Auch konnte ich sie und ihren Standpunkt verstehen. Vor allem hat es geholfen, offen zu sprechen und zu akzeptieren, dass man nicht immer die gleichen Ziele und Sichtweisen auf die Dinge hat. Wichtig war, sich bei einem gemeinsamen Nenner zu treffen, auch wenn er noch klein war und zusammen daran zu arbeiten anstatt gegeneinander.

Es gibt Menschen, die sagen: »Aber mit 15 müsste sie diese Dinge mit der Schule doch selbst regeln, das sollten die Eltern nicht für sie machen.« Was hältst du davon?
STELLA: Meine Lehrer hätten mir den Vogel gezeigt, wenn ich als 15-Jährige erklärt hätte, dass ich jetzt erst mal nur zwei Stunden täglich zur Schule komme. Solche Dinge müssen Erwachsene regeln und meine Lehrer sind damit auch nie zu mir gekommen, weil sie sich ja gar nicht mit der Krankheit auskannten. Davon abgesehen hatte ich nicht nur den Körper und das Gewicht einer Neunjährigen, sondern ich war auch wie eine Neunjährige. Diese Krankheit lässt einen zum Kind werden. Ich hätte das gar nicht regeln können.

Als du in der Klinik warst, gab es da einen Menschen, der dir nahe war?
STELLA: Es gab nicht die eine Person, die mir nahestand. In der ersten Klinik hatte ich zwei Betreuerinnen, mit denen ich ganz gut klar kam, genauso mit meiner Therapeutin und meinen Mitpatientinnen und Mitpatienten. Die Leute waren nett und aufgeschlossen. Sie haben mich sogar aus dem Essgestörten-Programm wieder rausgenommen, weil es mir damit so schlecht ging, dass ich mir die Arme aufkratzte. Ich muss dazu sagen, dass das eine Privatklinik war, bei der die gesetzliche Krankenkasse trotzdem den Tagessatz bezahlte. Wir haben einen gewissen Betrag hinzugesteuert.

Und wie war es beim zweiten Klinikaufenthalt?

STELLA: Schrecklich. Ein Totalausfall. Erst mal waren das andere Gegebenheiten: Ich wurde mit krassem Untergewicht gegen meinen Willen eingeliefert, weil ich akut lebensbedroht war. Die Zwangseinweisung war auch gegen den Willen meiner Eltern. Ich habe ein Kindheitstrauma, was damit zu tun hat, dass man mir die Selbstbestimmung genommen hat und da gab es so viele Parallelen, dass ich immer wieder Panikattacken bekam. Mir wurde gesagt: »Wenn du abnimmst, kriegst du eine Sonde.« Dann wurde ich einmal gewogen und obwohl ich alles aß, was man mir gab, war ich am nächsten Tag durch den Stress 50 Gramm leichter – und wurde sondiert. Auf dieser geschlossenen Station war ich zwei Wochen. Da hatte ich immerhin noch das Gefühl, dass sie versuchten, es für mich leichter zu machen. Zum Beispiel haben sie mir gut zugeredet, während ich sondiert wurde, damit ich mich entspannen konnte und die Flüssigkeit in meinen Magen gelangte. Ich durfte auch einmal eine Hunde-Therapie machen, da war ich zehn Minuten lang an der frischen Luft.
Dann kam ich auf die Essgestörten-Station und das war völlig anders. Ich hatte das Gefühl, dass viele Betreuer dahin zwangsversetzt worden waren. Die haben uns Patientinnen und Patienten wie ein Problem gesehen, das es zu lösen galt. Die Haltung war so: »Die Patientin kann man nicht für voll nehmen, denn alles, was sie sagt, kommt nur davon, dass sie mit ihrer Krankheit kämpft.« Tatsächlich war meine Krankheit zu der Zeit am stärksten, weil ich sie brauchte, um irgendwie mit der Situation klarzukommen. Ich habe mir alles von den anderen Patientinnen und Patienten abgeschaut, war plötzlich Profi im Schummeln und die Betreuer waren damit komplett überfordert. Sie haben mir selbst noch Tricks verraten, weil sie so naiv waren zu glauben, dass sowieso alle Essgestörten schummeln.

Denkst du manchmal, die Menschen in der Klinik hätten Hilfe gebraucht?
STELLA: Ich bin mir nicht sicher, ob da Leute waren, die Hilfe hätten annehmen können. Vermutlich hat die Leitung viel nach unten gedrückt. Wahrscheinlich hätte man auch passenderes Personal akquirieren müssen, denn es braucht schon eine gewisse Persönlichkeit, um Empathie kognitiv lernen zu können. Es ist einfach, Kritik als Teil einer Krankheit einzuordnen, von der die kritisierende Person gerade aktiv betroffen ist. Zuhören ist schwieriger. Ich denke, dass jede angestellte Person in so einer Klinik mindestens einmal eine Fortbildung besucht haben müsste, bei der sie jemandem zuhört, der die Krankheit überwunden hat – denn dann gilt das Argument nicht mehr. Ich kann jedenfalls für mich sagen, dass es mir aktiv scheiße ging und ich mich nicht nur beschwert habe, weil die Krankheit mir das einflüsterte. Das Klinik-Trauma beschäftigt mich sechs Jahre später immer noch, während ich mit der Angst und der Essstörung keine Probleme mehr habe.

Es ging dir schlecht und manches war kontraproduktiv. Aber haben die Menschen in der Klinik auch Dinge gemacht, die die du einfach merkwürdig fandest?

STELLA: Ja, manche Sachen waren nicht therapierelevant. Für Außenstehende klingt das oft nicht so schlimm, aber ich durfte zum Beispiel drei Monate lang das Gebäude nicht verlassen, mit Ausnahme eines zwanzigminütigen Abendspaziergangs. Wenn eine Betreuerin sagte »Heute ist es mir zu kalt«, fiel der einfach aus. Es gab Betreuer, die meinten, man könne eine 300-Kalorien-Mahlzeit innerhalb einer Minute exen. Aber wenn dir ein Mitpatient dann vor die Füße kotzt, weil er in der Ruhepause nicht aufstehen darf, ist das eher beängstigend.
In der Multifamilien-Therapie wurde man gezwungen, sein Gewicht und was man am Morgen gegessen hatte vor zehn Betroffenen und ihren Eltern in der Runde offen zu sagen. Einmal weigerte sich ein Mädchen. Ihr Nein wurde nicht akzeptiert. Es hatte überhaupt keinen Mehrwert für die Gruppe, war für die Betroffenen stressend und förderte das Vergleichen. Zudem lernte man, dass dein Nein keinen Wert hat und so wurde einem die Stimme genommen, statt einem eine zu geben. Solche Dinge haben sich durchgezogen. Die Betreuer waren auch nie bei uns im Aufenthaltsraum. Manche von uns hatten abends eine feste Zeit mit einem Betreuenden. Allerdings nicht alle und wie das ausgewählt wurde, war unklar.

Du hast dein Fachabi in Gesundheitswissenschaften gemacht und ein Jahr lang in einem Krankenhaus gearbeitet. Wie war es da?
STELLA: Wenn man als Pflegerin oder Pfleger ausgebildet ist, ist man es gewohnt, dass Patientinnen und Patienten dankbar sind, wenn sie behandelt werden. Man verdient zu wenig, aber bekommt ein Dankeschön, weil es den Menschen besser geht. Bei Patientinnen und Patienten mit einer Essstörung ist das anders, weil sie die Hilfe oft nicht wollen. Man muss geschult sein, um damit klarzukommen.
Als ich im Krankenhaus arbeitete, gab es dort auch ein paar Magersuchtpatientinnen und -patienten und mein Eindruck war, dass viele Kolleginnen und Kollegen deren Rückschritte so persönlich nahmen, dass die Patientinnen und Patienten es spürten. Das fand ich unprofessionell. Konsequenz ist bei einer Anorexie sehr wichtig und darf auf keinen Fall von einer persönlichen Beziehung abhängen. Wenn man einer Person, die seit einem Monat nichts gegessen hat, einfach einen Fresubin-Proteindrink ins Zimmer stellt und rausgeht, ist das meiner Meinung nach fahrlässig. Solche Dinge habe ich erlebt, konnte aber nichts daran ändern, das wäre die Aufgabe der Ärzte gewesen.

Wie ging es deinen Eltern, als du in der Klinik warst?
STELLA: Richtig schlimm. Meine Mutter hat oft auf der Station angerufen, aus Angst, dass ich mir etwas antue. Die Oberärztin hat ihr erklärt, ich sei chronisch krank, dabei war ich erst seit einem Jahr in der Krankheit. Sie hat auch behauptet, ich sei arrogant, weil ich irgendwann nicht mehr mit den Therapeuten redete. Einmal sagte eine Ärztin im Krankenhaus zu mir, es sei ja nicht schön, so dünn zu

sein. Ich habe sie nur angeguckt und dachte: »Ich will nicht schön sein, sondern ich will gar nicht sein.« Als sie den Raum verließ, merkte ich, dass die Ärztin weinen musste. Das war furchtbar und ich denke nicht, dass Eltern einfach abschalten können, wenn sie mitbekommen, dass ihre Kinder in einer Klinik solche Dinge erleben. Es war ja auch klar, dass ich nur durch die Sonde zugenommen hatte. Nach zwei Wochen nahm ich gar nicht mehr zu, weil ich mit meiner Krankheit gegen die Klinik kämpfte. Anfangs wurde gesagt, dass meine Eltern mich erst aus der Klinik holen dürften, wenn ich 20 Kilo zugenommen hätte, sonst würden sie das Sorgerecht für mich verlieren. Später wurde ein Gewicht festgelegt, ab dem sie mich gegen ärztlichen Rat entlassen konnten. Das hatte ich nach drei Monaten erreicht.

Hast du mitbekommen, dass deine Mutter Streit mit der Klinik hatte?
STELLA: Ja, und das war für mich auch ganz gut. Auch wenn es normalerweise super wichtig ist, dass die Erwachsenen zusammenarbeiten. In dem Fall hätte die Klinik das stärker versuchen müssen. Insgesamt war die Kommunikation schwierig. Familiengespräche, die eigentlich mit allen geführt werden, wurden nur mit meinen Eltern geführt. Einmal brach ich aus der Klinik aus und fuhr mit dem Zug nach Hause. Erst als die in der Klinik anriefen, sagte man ihnen, dass ich abgehauen sei.

Ich habe neulich mit einer Klinikleiterin gesprochen, die sagte, sie gehe gar nicht erst davon aus, dass sie mit den Eltern ihrer Patientinnen und Patienten einen Konsens haben könne. Wie schätzt du das ein?
STELLA: Wenn ich von meinen Erfahrungen aus der zweiten Klinik ausgehe, waren die meisten Eltern eher pro Klinik eingestellt. Es gab dort eine Multifamilientherapie, da habe ich deren Sicht ein bisschen mitbekommen. Manche waren hier und dort etwas skeptisch, aber eigentlich wollten sie, dass ihr Kind gesund nach Hause kommt und sie dann möglichst nichts mehr mit der Krankheit zu tun haben müssten. Es ging in die Richtung, dass die Eltern keine Ahnung haben oder co-abhängig sind, wenn sie eine andere Sicht haben als die Therapeuten. Die meisten Eltern schienen das hinzunehmen oder genauso zu sehen. Das war bei meinem ersten Klinikaufenthalt allerdings ganz anders gewesen, da hatten meine Eltern engen Kontakt zum Chefarzt und der Therapeutin. Als ich Sertralin bekam, wurde meine Angststörung durch die Nebenwirkungen getriggert. Meine Mutter sagte zum Chefarzt, sie habe ein schlechtes Bauchgefühl. Er fand, man müsse auf das Bauchgefühl einer Mutter hören und hat etwas verändert. So konnte ich differenzieren: »Es geht mir zwar sehr schlecht, aber die Fachkräfte tun ihr Bestes.« Wenn das fehlt, passiert es wahrscheinlich sehr schnell, dass Klinik und Eltern gegeneinander arbeiten.

Ich glaube insgesamt, dass Kliniken eher anti-Eltern eingestellt sind als Eltern anti-Klinik. Man merkt das daran, wie Therapeutinnen und Therapeuten Fragen stellen. So was wie: »Na, wie ist denn die Beziehung zu deiner Mutter, klammert sie sehr? Würdest du dich gern davon lösen?«, finde ich kontraproduktiv für jemanden, der gesund werden will. Ich hatte später mal drei Sitzungen bei einem ambulanten Therapeuten, weil ich kurzfristig mit dem Kliniktrauma besser umgehen wollte. Der hatte noch diese altmodische Haltung zu Essstörungen. Allerdings sagte er selbst, dass er davon nicht viel Ahnung habe.

Nachdem deine Eltern dich aus der zweiten Klinik entlassen haben, hast du ein ↗ Home Treatment gemacht. Wie war das für dich?

STELLA: Anstrengend, aber gut. Meine Eltern hatten ein Netzwerk aufgebaut. Es gab einen Arzt und Psychotherapeuten, der früher mal in meiner zweiten Klinik angestellt war, aber trotzdem eine sehr empathische Haltung hatte. Bei ihm wurde ich gewogen, damit wir in der Familie keinen Stress damit bekamen. Nachdem ich drei Monate lang zur Therapie gezwungen worden war, wollte ich mit ihm nicht reden. Aber ich wusste, dass meine Mutter es tat, und das hat mich indirekt entlastet. Ich habe meistens vor der Tür auf sie gewartet und hätte jederzeit reingehen können. Außerdem habe ich Reittherapie gemacht. Ich hatte ein superkrasses Essensprogramm und wusste, wenn ich eine Mahlzeit verweigere, lande ich wieder in der Klinik, wo die Leute dachten: »Entweder sie kommt in zwei Wochen wieder oder wir lesen demnächst ihre Todesanzeige.« Es hat mich herausgefordert, zu beweisen, dass sie falsch lagen.

Manchmal habe ich eine Mahlzeit nicht geschafft. Die wurde dann einfach verschoben, dann aß ich eben eine Nachtmahlzeit. Einmal war ich an dem Punkt, wo ich dachte: »Wenn ich es jetzt nicht schaffe, dann gar nicht.« Da habe ich entschieden, meinen Eltern noch mehr Kontrolle zu übergeben. Das war tatsächlich mein kleiner Klick-Moment. In die Schule ging ich erst nur zwei Stunden pro Woche, später kam meine Mutter zum Mittagessen, damit ich länger bleiben konnte. Für mich war es sehr wichtig, bei meinen Freunden zu bleiben. Deshalb habe ich auf den Hauptschulabschluss verzichtet. Den bekam ich nach der neunten Klasse nicht automatisch, weil ich in Sport nicht mitgemacht hatte, und manche Lehrer dachten, ich solle zur Sicherheit die Klasse wiederholen, falls ich das Abi nicht schaffe. Aber ich wollte keinen Plan B, das hätte meine Krankheit angestachelt, so nach dem Motto: »Wenn ich eh wiederhole, kann ich auch wieder krank sein.«

Du bist jetzt 21. Wenn du zurückreisen und den Erwachsenen einen Rat geben könntet, welcher wäre das?

STELLA: Dem ehemaligen Oberarzt, der meine Mutter beim Home Treatment unterstützte, würde ich sagen: »Weiter so!« Vielleicht ist er für andere Patienten zu lasch, aber für mich war es ausreichend, weil meine Mutter so viel gemacht hat. Der Oberärztin aus der zweiten Klinik rate ich, Menschen wirklich einmal zuzuhören und sich selbst zu reflektieren, statt sich für jede Kritik ein neues Krankheitssymptom zu überlegen. Sondierung, Isolierung oder Zwangseinweisung können für manche Menschen sogar entlastend sein, wenn man sie professionell begleitet. Aber diese Begleitung muss von oben gewollt sein, und das fängt damit an, den eigenen Mitarbeitenden und natürlich den Patienten zuzuhören. Meinem Vater würde ich raten, einen Ausgleich für sich selbst zu finden und mehr mit anderen Menschen zu reden. Beim Home Treatment war er erst skeptisch, weil er aus einer Familie kommt, in der man Ärzten, Richtern und anderen Experten einfach vertraut. Meine Mutter hat viel gemacht und er hat es mitgetragen. Vielleicht hat es seine zögerliche Art gebraucht, damit ich wusste, dass ich wirklich auf der Kippe stehe und ich selbst das jetzt schaffen muss, weil er einfach nicht mehr geben kann. Für meine Mutter wäre es gut gewesen, ein größeres Netzwerk zu haben, also Menschen, die mithelfen und denen man vertrauen kann. Sie hat natürlich irgendwann einen Burnout bekommen. Allerdings ist das kein rückblickender Rat an sie, denn es war zu dem Zeitpunkt einfach niemand da, der dieses Netzwerk hätte erweitern können. Inzwischen schwappt das Home Treatment immer mehr aus England und den USA zu uns herüber und ich glaube, dass es auch immer mehr Fachleute gibt, die es unterstützen. Man muss sie nur erst mal finden.

6.3 Ein Traumapatient über die Rätsel, die er den Erwachsenen aufgab

Tom, heute 40, bekam mit 17 Jahren die Diagnose paranoide Schizophrenie. Sie hat sein Leben stark geprägt, wurde aber später revidiert. Jetzt lautet die Diagnose »atypische Anorexie in Folge einer komplexen posttraumatischen Belastungsstörung«. Was würde er seinen erwachsenen Helfern gern rückblickend sagen?

Tom, wer hat deine Krankheit zuerst bemerkt – du selbst oder deine Eltern?
TOM: Die Frage lässt sich gar nicht so einfach beantworten. Ich glaube, meine Eltern hätten gerne früher gemerkt, dass es mir nicht gut ging. Aber mein Suizidversuch kam für alle überraschend. Keiner konnte sich den erklären. Obwohl ich zu der Zeit schon stark untergewichtig war, war nicht aufgefallen, dass ich kaum gegessen habe. Ich habe nach außen funktioniert. Erst in der Klinik fiel auf, dass es ein Problem mit dem Essen gab. Das wurde nicht als Essstörung diagnostiziert, aber

beobachtet und eine Zeit lang auch so behandelt. Aber die Diagnose atypische Anorexie als Traumafolge bekam ich erst mit 38 Jahren.

Bist du nach dem Suizidversuch direkt in eine Psychiatrie gekommen?
Tom: Nein, meine Eltern haben sich anfangs dagegen geweigert. Vor allem, weil ich das selbst auf keinen Fall wollte. Ich war 16, hatte keinerlei Berührungspunkte mit dem psychiatrischen System und Angst davor. Meine Eltern sind Mediziner und konnten mich erst mal zu Hause versorgen. Sie haben aber ihre Kontakte genutzt, um einen passenden Behandlungsplatz für mich zu finden. Ich erinnere mich an mehrere Gespräche in Kinder- und Jugendpsychiatrien, wo die Aufnahmeärzte rieten: »Lassen Sie ihn hier!«, und meine Eltern sagten: »Nein, wir fühlen uns damit nicht wohl und Tom selbst möchte ja auch etwas anderes.«

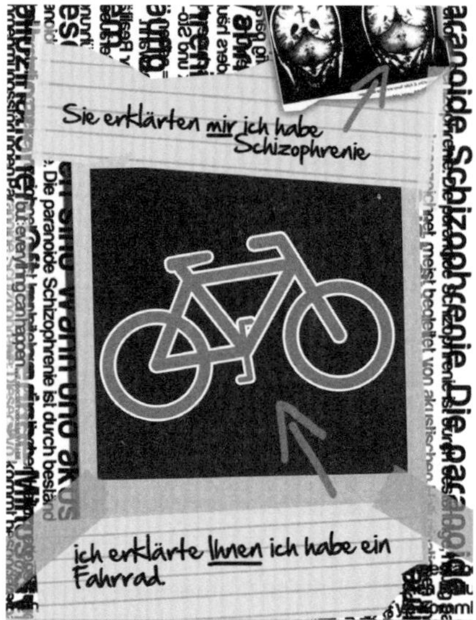
Sie erklärten mir ich habe Schizophrenie
ich erklärte Ihnen ich habe ein Fahrrad

Toms Collage

Sie haben mit deinem Wunsch argumentiert?
Tom: Ja, aber ich glaube, dass es auch ihr eigener Wunsch war. Sie haben sich nicht wohl damit gefühlt, mich abzugeben. Das lag auch daran, dass sie das Psychiatriesystem selbst nicht kannten und Sorgen hatten, mich in eine solche Klinik zu schicken. Wir haben uns einige Stationen angeschaut, aber erst mal wirkte sehr fremd, was dort passierte. Ich glaube, dass meine Eltern auch Schuldgefühle hatten, weil sie nicht verstanden, was mit mir war.

Erinnerst du dich, ob du bestimmte Wünsche an deine Eltern hattest?
Tom: Ich wollte nicht mehr leben, also hatte ich auch keine Wünsche. Meine Suizidgedanken waren noch da. Es hat mir Angst gemacht, dass ich Dinge sah und hörte, die andere nicht sahen und hörten und ich hatte keine Idee, wie ich damit weiterleben sollte. Ich konnte nicht mit meinen Eltern reden und wollte keine Fragen beantworten. Meine Eltern sollten einfach verhindern, dass ich in eine Klinik muss, wo ich irgendwas sollen würde. Eine Tagesklinik hat dann eine Ausnahme gemacht und mich aufgenommen. Das ist nach einem Suizidversuch unüblich. Der vorgezeichnete Weg geht über einen stationären Klinikaufenthalt. Dafür haben meine Eltern auch sehr gekämpft. Für mich war die Tagesklinik einfach das kleinere Übel.

Fandest du etwas komisch, was deine Eltern gemacht haben?
TOM: Ich habe gar nicht verstanden, was passiert. Meine Eltern haben in dieser Ausnahmesituation geschaut, was sich für sie gut anfühlte, und das passte am ehesten zu dem, was ich wollte.

Haben sie etwas intuitiv richtig gemacht?
TOM: Genau das. Ich hatte in der Tagesklinik ein Umfeld, das mich auffing und das mir Zeit gab. Ich konnte zu Hause schlafen. Es war ruhiger als in der Psychiatrie später, weil die Jugendlichen entweder schon aus einer akuten Krise herausgekommen oder nicht so schlimm betroffen waren, so dass eine Tagesklinik für sie ausreichte. Ich war mit den anderen Jugendlichen zwar etwas überfordert, weil die meisten schon einen stationären Aufenthalt hinter sich hatten – aber ich konnte mich herantasten. Irgendwann hieß es auch in der Tagesklinik: »Tom braucht mehr, wir können ihn hier nicht halten.« Aber da wusste ich schon ungefähr, was in einer Psychiatrie für Menschen sind, wie schlecht es manchen geht. Mir war da aber nicht klar, was Psychiatrie überhaupt bedeuten kann. Nämlich, dass es sein kann, dass man auf eine bestimmte Art behandelt wird, weil man bestimmte Kriterien erfüllt.

Gab es in den Kliniken Menschen, die dir nahe waren?
TOM: Definitiv. In der Tagesklinik hatte ich einen tollen Therapeuten, der mich auffing und mir Sicherheit gab. Aber ich konnte in den Therapien kaum sprechen und mich auch nicht öffnen. Mir ging es immer schlechter und irgendwann ging es darum, mich auf bestimmte Medikamente einzustellen. Deshalb kam ich dann doch in eine stationäre KJP. Vielleicht wäre mein Lebensweg anders verlaufen, wenn ich in der Tagesklinik mehr Zeit bekommen hätte. Eine Patientin dort wurde meine erste Freundin. Sie war Borderlinerin und nach mehreren Klinikaufenthalten auf dem Weg zurück ins normale Leben, während es bei mir umgekehrt war. Die Beziehung war für mich herausfordernd und gleichzeitig habe ich durch sie sehr viel gelernt, verstanden und mich schließlich auch sicherer gefühlt, weil sie von ihren Psychiatrieaufenthalten regelrecht schwärmte, sie vielleicht auch romantisierte. Mir hat das erleichtert, zu sagen: »Ich will etwas ändern und vielleicht brauche ich die Psychiatrie dazu.«

Hast du dich in der Klinik sicher gefühlt?
TOM: In der Tagesklinik sehr. Klar war es anfangs schwierig, aber das ist es anfangs immer. Stationär in der KJP war es nicht gut für mich. Ich wollte unbedingt wieder zurück in das tagesklinische Setting, wo ich mich sicher gefühlt habe.

Was hat die Sicherheit ausgemacht?
TOM: Die Tagesklinik war kleiner und die Patienten waren dort relativ jung. Ich war mit 16 Jahren der Älteste in meiner Gruppe, außerdem gab es noch eine

Kindergruppe ab vier Jahren. Da habe ich gut hingepasst, weil ich im Kopf viel jünger war als 16. Die Psychiatrie später hatte ein Riesengelände und mehr als zehn Stationen für Jugendliche bis 21 Jahren. Ich kam auf die Station für Essstörungen, weil das die »ruhigste« Station war. Das schien den Erwachsenen für mich passend. Dort wurde ich zum ersten Mal gewogen. Mein Gewicht war sehr niedrig und eigentlich schon im Bereich, wo eine Sondierung nötig gewesen wäre. Das passte für das Behandlungsteam der Station sehr ins Bild einer Essstörung. Die Behandlung orientierte sich dann sehr stark an Zahlen, also dem stationsüblichen Stufenplan für Patienten mit einer Anorexie und nicht mehr an etwas, das aus der bisherigen Therapie heraus entstanden war.

Fandest du irgendwas merkwürdig, das die Erwachsenen in den Kliniken taten?
TOM: In der Tagesklinik gab es Elterngespräche, in denen viel über mich gesprochen wurde. Natürlich auch mit mir, aber ich habe nicht immer alle Infos bekommen und es wurde über mich entschieden. Das fand ich nicht immer leicht. Andererseits war ich heilfroh, wenn ich nicht dabei sein musste. Viele Dinge mussten noch sehr lange für mich entschieden werden, weil ich selbst nicht in der Lage war, Gespräche mitzuführen und auch als Erwachsener habe ich oft Entscheidungen an meine Eltern abgegeben, da ich diese nicht selbst treffen konnte. Selbst Therapiegespräche fand ich anfangs schwierig, weil ich gar nicht verstand, worum es ging. Das kam erst mit der Zeit.
Vollstationär fand ich es schwierig, wie stark der Fokus plötzlich auf der Essstörung lag. Ich war in dem vorgegebenen Stufenplan ganz unten und musste ihn mitmachen, allein schon aus Fairness den anderen Patienten gegenüber. Alles, was ich erzählte – also was mein eigentlicher Grund für mich war, dort zu sein – war für das Behandlungsteam nebensächlich. Es ging nur ums Essen und die Gewichtszunahme. Eben das Therapiekonzept der Station. Der einzige andere männliche Patient auf unserer ruhigen Essstörungsstation war dort, weil er auf den anderen Stationen, wo er schon mehre Jahre verbracht hatte, wegen dauerhaften Regelverstößen nicht tragbar war. Die Klinik hat versucht, viel für ihn möglich zu machen, aber er hat mich bedroht und beklaut und wurde dennoch immer in Schutz genommen und sein Verhalten verteidigt. Da wurden meine Eltern der Klinik gegenüber sehr kritisch. Irgendwann musste er die Klinik verlassen, weil er einen Hochsitz im Wald anzündete. Da wurde es für mich besser. Unter den Patienten habe ich einen großen Zusammenhalt und viel Verständnis erlebt.

Wie geht es dir rückblickend, wenn du als Erwachsener noch mal drauf schaust?
TOM: Ich finde es schlimm, wie wenig meine Diagnose hinterfragt wurde. In der Tagesklinik war man davon ausgegangen, dass ich eine Depression und eine Form der Psychose hatte. Das wurde bei dem stationären Klinikaufenthalt in

der KJP dann völlig ausgeklammert. Ich konnte zu der Zeit schon formulieren, welche Symptome ich habe, und ich habe auch immer wieder gesagt, dass ich dabei Hilfe brauche. Aber darauf wurde nicht eingegangen. Ich spürte, dass ich auf der Essstörungsstation nicht richtig war, obwohl sich die Diagnose viele Jahre später als richtig erwiesen hat. Wenn ich heute zurückblicke, ist es ein Gefühl von Machtlosigkeit. Mir ging es nicht besser, sondern schlechter. Das war der Grund, weshalb mich meine Eltern schließlich gegen ärztlichen Willen entließen. Sie wurden für diese Entscheidung sehr kritisiert, fühlten sich während des ganzen Aufenthalts aber auch nicht mitgenommen.

Hätten die Menschen in der Klinik Hilfe gebraucht?
Tom: Ja, ich glaube, dass sie eine Art von Supervision gebraucht hätten, die nicht den Stationsalltag kennt. Also eine völlig neutrale Person, die von außen draufschaut, auch mal die Eltern anhört und Fragen stellt. Das wäre auf jeden Fall gut gewesen. Viele Mitarbeiter haben schon lang auf dieser Station gearbeitet und waren sehr erfahren. Das war für die meisten Mitpatienten auch genau richtig. Sie haben sich wohlgefühlt und hatten ein enges Verhältnis zur Pflege. Es wurde bestimmt viel richtig gemacht und solange man in ein bestimmtes Schema passte, hat es funktioniert. Besonders für die Jugendlichen, die nicht den Rückhalt einer Familie hatten, wo sich niemand kümmerte oder interessierte. Viele waren Drehtürpatienten, aber vielen von ihnen geht es heute auch gut. Doch wenn ein Patient wie ich aus der Norm fiel, war die Klinik unflexibel. Allein, weil ich der einzige Junge auf der Station war, stand ich sehr im Fokus.
Die wenigsten Patienten bekamen Besuch von ihren Eltern. Das habe ich später immer wieder so erlebt, als ich in einer Jugendhilfeeinrichtung lebte. Meine Eltern kamen zu Besuch, sie haben nach Gründen gefragt, wieso etwas so oder so gemacht wird und gesagt, wenn ihnen etwas nicht gefiel. Das war in der Jugendhilfe möglich und wurde von einer Sozialpädagogin begleitet. In meiner damaligen Klinik war es für das Behandlungsteam wahrscheinlich schwierig, weil sie so einen »Störfaktor« von außen nicht kannten. Ich spürte in den Gesprächen mit meiner Therapeutin, dass sie sich komisch verhielt, und auch die Ärztin war persönlich gekränkt. Es wirkte so vorwurfsvoll: »Deine Eltern haben schon wieder angerufen, aber du machst hier doch die Therapie. Was ist da eigentlich los bei euch, warum lassen sie dich nicht in Ruhe?« Ich habe meinen Eltern gesagt, sie sollen nicht mehr anrufen. In meinem Abschlussbericht steht explizit, dass meine Eltern mir eine Therapie verweigert und mich gegen ärztlichen Rat entlassen hätten.

Hast du mit deinen Eltern darüber gesprochen, wie es ihnen ging?
Tom: Jahre später. Erst mal ging es mir zu schlecht, um reflektiert drauf zu schauen. Meine Eltern haben aber immer wieder bei Aufnahmegesprächen in anderen

Kliniken erzählt, was in der ersten Klinik schiefgelaufen ist. So habe ich es immer wieder mitbekommen. Meine Eltern fühlten sich dort wie abgeschoben. So nach dem Motto: »Ihr Sohn ist jetzt bei uns, Sie müssen sich keine Sorgen machen, wir kümmern uns darum.« Sie bekamen wenig Informationen darüber, was in der Klinik konkret geschah. Regelmäßig telefonieren, Sachen vorbeibringen oder sich als Eltern engagieren, das schien gar nicht gewünscht zu sein. Am liebsten wäre es der Klinik gewesen, wenn ich auch am Wochenende dortgeblieben wäre; Hauptsache, raus aus der Familie und aus dem System, das mich mutmaßlich krank gemacht hatte. Irgendwann stellten wir fest, dass meine Eltern und ich von der Klinik sehr unterschiedliche Infos bekamen oder dass Dinge meinen Eltern und mir mit unterschiedlicher Dringlichkeit vermittelt wurden. Erst dachten sie, dass ich sie anlüge, weil sie den Behandlungsteam zunächst vertrauten.

Findest du es okay, dass deine Eltern das so beschäftigte, dass sie es sogar noch während späterer Aufnahmegespräche thematisierten? Oder hätte es mehr um dich gehen sollen als um sie?
TOM: Es wäre besser gewesen, wenn es mehr um mich gegangen wäre. Andererseits habe ich durch die Erfahrungen in der ersten Klinik Ängste entwickelt und war in solchen Situationen immer heilfroh, wenn ich nicht selbst reden musste. Ich weiß nicht, ob es immer klug von meinen Eltern war, anderen Ärzten von diesen negativen Erfahrungen zu erzählen. Vielleicht haben sich manche gefragt, ob diese Eltern zu engagiert sind. In den späteren Aufenthalten wurde mir später aber oft gesagt: «Gut, dass Sie so engagierte Eltern haben.« Wahrscheinlich es ist schon hilfreich, wenn man als Fachperson solche Dinge erfährt und entsprechend sensibel mit Angehörigen umgehen kann.

Wie hat sich die Beziehung zwischen deinen Eltern und Behandelnden weiterentwickelt?
TOM: Meine Eltern haben sich mit der Zeit stärker herausgezogen. Dennoch blieb es noch lange so, dass ich wichtige Entscheidungen an sie abgab. Ich war zeitweise durch Medikation so eingeschränkt oder blockiert, dass ich gefühlt gar nicht dazu in der Lage war. Für die Kliniken war das schwierig, als ich volljährig wurde. Erst, nachdem ich über Jahre hinweg immer wieder in einer bestimmten Klinik gewesen war und alle sehr gut kannte, wurde ich stärker in die Entscheidungen hereingeholt.

Psychische Erkrankungen haben unterschiedliche Auren. Deine Diagnose war lange Zeit Schizophrenie und schwere Depression. War das für deine Eltern schlüssig, hilfreich oder eher schwierig?
TOM: Ich glaube, sie haben es aus Sorge vor Stigmatisierung lang nur sehr eng vertrauten Menschen erzählt. Aber sie haben sich sehr viel damit beschäftigt, also

recherchiert und gelesen. Für sie war es wahrscheinlich gut, dass meine Krankheit endlich einen Namen hatte – Schizophrenie, da gibt es Medikamente, da kann man was tun. Die Diagnose passte von außen zu dem, was ich gezeigt habe, und fühlte sich stimmiger an als das, was ich auf der Essstörungsstation erlebt hatte. Tatsächlich haben meine Eltern die Diagnose Essstörung schwerer angenommen als die Schizophrenie, auch wenn es heute meine eigentliche Diagnose ist. Aus irgendeinem Grund war die Schizophrenie für sie greifbarer. Auch für mich war es hilfreich, sagen zu können: »Ich habe eine Paranoide Schizophrenie.« Auch, wenn ich nicht die Antworten bekam, die ich haben wollte. Wenn man in einer Psychiatrie seine Diagnose nennen kann, wissen die meisten Menschen Bescheid und man muss nicht so viel erklären.

20 Jahre später kam ein Wendepunkt, deine Diagnose wurde revidiert. Heute lebst du – ohne regelmäßige Psychopharmaka, abgesehen von Bedarfsmedikation – ein völlig anderes Leben. Wie kam das?
TOM: Ich war als Erwachsener viele Jahre Patient in einer Klinik, wo ich nicht von der Oberärztin behandelt wurde, die die Station verantwortete, sondern vom Chefarzt, der zu Schizophrenie forschte. Sie kannte mich aber sehr gut. 2022 war ich in einer Krise dort und es war klar, dass auch diesmal keine der bisherigen Behandlungsmöglichkeiten wirken würde. Da wurde ihr zum ersten Mal gestattet, die Behandlung zu übernehmen. Ihre Intuition war, alle Medikamente abzusetzen, obwohl das bei meinem Krankheitsverlauf gegen jede »normale« Vorgehensweise spricht. Das haben wir gemacht, und es ging mir nicht schlechter damit. Zum ersten Mal seit Jahren konnte ich wieder fühlen, frei denken und obwohl die Symptomatik anhielt, ging es mir besser. Aber es kamen quälende Erinnerungen an die Zeit vor dem Suizidversuch zurück, die ich teilweise zeichnete und jetzt in einer Traumatherapie aufarbeite.
Für mich ist ein sehr wichtiger Unterschied, dass es jetzt nicht mehr darum geht, gegen die Symptome anzukämpfen, sie loswerden zu wollen. Ich sehe und höre immer noch Dinge, die andere Menschen nicht sehen und hören. Es sind Persönlichkeitsanteile, die meine Psyche als Unterstützung nach außen projiziert. Für mich sind es »Begleiter«. Sie waren trotz der Medikamente immer da und wenn sie mal kurze Zeit unterdrückt waren, haben sie mir gefehlt. In der Schizophrenietherapie wurde mir gesagt, dass ich sie nicht beachten solle, das sei schädlich. Jetzt weiß ich, dass sie mein Überleben gesichert haben, und kann mich endlich damit auseinandersetzen.

Du bist jahrelang auf eine Weise behandelt worden, die nicht die richtige für dich war. Bis hierher hast du erzählt, wie die Erwachsenen ihr Bestes gegeben haben. Aber denkst du auch manchmal, dass sie Fehler gemacht haben?

TOM: Gut möglich, dass ich an den Punkt noch komme. Ich weiß jetzt definitiv, dass ich zwanzig Jahre verloren habe, weil Menschen sich für eine Diagnose entschieden und daran festgehalten haben, obwohl sich trotz vieler Therapieversuche meine Symptomatik nie veränderte. Vielleicht werde ich das meinen Behandlerinnen und Behandlern irgendwann vorwerfen. Aber jetzt gerade macht es mich nicht wütend, sondern eher traurig. Als meine Diagnose revidiert wurde, wollte mein damaliger Psychiater das bis zuletzt nicht glauben und meine ambulante Therapeutin hat die Behandlung abgebrochen. Sie war Expertin für Paranoide Schizophrenie und hatte mich lang begleitet. Sie war die Einzige, die offen sagte: »Ich habe einen Fehler gemacht.« Nachträglich finde ich das richtig gut, auch wenn das abrupte Ende für mich schwierig war.

Wenn du zurückreisen und als Erwachsener den Erwachsenen sagen könntest, was der kleine Tom braucht: Was wäre das?
TOM: Der kleine Tom hätte Zeit gebraucht. Der Tagesklinik würde ich sagen: »Behaltet ihn noch eine Weile«, auch wenn es nur bedingt realistisch ist. Und bei dem ersten stationären Klinikaufenthalt hätte man über den Tellerrand schauen und von dem Plan, der im Lehrbuch steht, abweichen müssen. Von dort aus hätte alles eine grundlegend andere Richtung nehmen können, wenn man das einbezogen hätte, was von außen kam – aus der Tagesklinik und von meinen Eltern. Es gab auch später immer wieder Menschen, die meine Behandlung hinterfragt haben oder Dinge anders machen wollten. Oft fühlte sich das gut an. Und dann hörte ich: »Der Chefarzt hat entschieden, dass es krankheitsförderlich ist, wenn wir so arbeiten, also dürfen wir nicht weitermachen.« Ich weiß, dass strukturell und durch die Krankenkassenleistungen viel vorgegeben ist. Aber manchen Menschen würde es sehr helfen, wenn man hier und da flexibler sein und Dinge ausprobieren könnte. Vielleicht braucht es mehr Mut, Diagnosen zu hinterfragen.

Nun hat der kleine Tom das alles aber nicht sagen können. Wie würdest du als Behandler damit umgehen, wenn einer nicht spricht?
TOM: Es ist bestimmt ein Dilemma, wenn man mit jemanden arbeiten muss, der nicht sprechen darf. In der Zeit, in der ich das Trauma erlebt habe, wurde ich von den Tätern so »programmiert« und konditioniert: Ich *durfte* nicht erzählen, was passiert war. Diese »Programmierung« ist so stark, dass sie auch heute noch wirkt und sich nur schwer auflösen lässt. Wahrscheinlich geht man als Behandler*in dann von dem aus, was man mit den Augen sieht. Trotzdem denke ich, dass man auch fragen könnte: Wieso spricht er denn nicht mit uns? Und was braucht er, damit er das kann?

7 Wie Hypothesen, Diagnosen und Narrative erlebt, gedeutet und weiterentwickelt werden

Wenn vieles unklar ist und schnelle Entscheidungen nötig sind, bieten Fachtermini, Diagnosen oder Arbeitshypothesen Orientierung. Sie machen Situationen überschaubar, reduzieren Widersprüche und schaffen die Grundlage für weiteres Denken oder Handeln. Davon profitieren nicht nur Patientinnen und Patienten, sondern auch die Systeme, in denen sie sich bewegen. Dieses Kapitel beschreibt, welche Folgen das für betroffene Familien haben kann, wenn ihre Perspektiven, Erfahrungen, Befürchtungen oder Selbstbeschreibungen nicht ausreichend einbezogen werden.

7.1 »Zwischen den Zeilen«

Annalena – eine Mutter erzählt

> *Dieses Thema ist für mich sehr anstrengend. Es liefert keine Antworten, sondern wirft Fragen auf. Ich bin auf der Suche nach Mustern – und damit vermutlich auf der falschen Spur. Ich will herausfinden, ob es bestimmte therapeutische Annahmen über Familien gibt, die eine Zusammenarbeit zwischen Familien und Fachleuten erschweren oder begünstigen. Ich will wissen, was hinter den Geschichten steckt, die mir von befreundeten Sozialpädagogen schon lang vor dem Klinikaufenthalt meiner Tochter begegneten: Von Ärzten, die Jugendhilfe »verordnen« und die gerne mal verschwörerisch unter vier Augen mit anderen Profis reden möchten, um sagen zu können, was sie wirklich denken – während meine Sozialpädagogen-Freunde sagen: »Nein, das tun wir nicht, wir arbeiten partizipativ«, und sich darüber ärgern, wie mit und über ihre Adressatinnen und Adressaten gesprochen wird. Von anderen Ärzten, die sich darüber wundern, wie ihre mit Familien sorgsam ausgearbeiteten Entlasspläne von Jugendamtsmitarbeitern zunichte gemacht werden: »Nein, die sonderpädagogische Schule mit Förderschwerpunkt emotionale und soziale Entwicklung ist nicht verhältnismäßig, wir empfehlen eine stationäre Wohngruppe«, oder »die stationäre Unterbringung ist nachrangig, wir versuchen es erst mit einer sozialpädagogischen Familienhilfe«. Ich denke an Eltern, die sagen*

»Wir haben uns im Entlassbericht unseres Kindes nicht wiedererkannt«. An Therapeuten, die die Köpfe über Jugendamtsmitarbeiter schütteln, weil die Gutachten für Familiengerichte erstellen, ohne je mit ihnen gesprochen zu haben – obwohl sie doch die Familie seit Monaten begleiten und es wirklich, wirklich komplex war, ein Gefühl für den Fall zu entwickeln. Ich denke an den Sachgebietsleiter, der in meine Richtung gewandt sagte: »Die Kliniken wollen für ihre Patienten meistens das 5-Sterne-Paket, wir müssen aber schauen, was machbar ist.« Und an die Mutter, die ich zu diesem Gespräch begleitete, weil sie mir so oft abends bei einem Gin Tonic auf meiner Terrasse erzählt hatte, wie ihr bei solchen Terminen die Worte fehlen – und ihr Geist hinter ihren Körper rückt, wie damals, als »es« passierte.
Als Pädagogenkind kenne ich diese Geschichten schon lange. Früher hatte ich dazu eine kritische Distanz, die ich heute auch »bildungsbürgerliche Ignoranz« nenne. Niemals hätte ich damit gerechnet, selbst an der Stelle einer Mutter zu sein, über die gesprochen und die gedeutet wird, was aber niemand offen sagt, so dass kein Einspruch möglich ist. Die nicht mehr weiß, wo ihr der Kopf steht, weil alle mit Scheuklappen in tausend Richtungen rennen. Die mit ihrer Tochter über den Hof einer freundlichen Kinder- und Jugendpsychiatrie läuft und dabei an Kafka denkt, weil sich das alles so unwirklich anfühlt, so als hätte sie sich über Nacht in ein stinkendes Ungeziefer verwandelt.
Ich suche nach Mustern, frage, lese, schreibe. Spreche mit klugen Menschen, die blinde Flecken und das Herz an der richtigen Stelle haben. Die so wunderbare Sachen sagen, wie: »Ich habe gerade ein zweistündiges Aufnahmegespräch mit einer Mutter geführt, deren Kind neu in unsere Tagesklinik kam« oder »Also ich persönlich habe sehr früh eingeführt, Eltern auf die Station einzuladen, damit sie sehen können, wie der pädagogisch-pflegerische Dienst mit ihrem Kind umgeht.« Diese Offenheit, dieses Vertrauen hätte ich mir so sehr gewünscht! Ich höre das Fingerschnipsen derjenigen, die jetzt rufen möchten: »Würden wir gerne auch so machen, aber geht bei uns in der Riesenklinik nicht, wir haben eklatanten Fachkräftemangel und die Krankenkasse hat uns nicht mal ein Familienzimmer bewilligt!« Und auch sie sagen tolle Dinge, wie etwa diese Fachkraft: »Ich bin mal sehr harsch dazwischengefahren als Mitarbeiter einem Kind vorgeschlagen haben: ›Du kannst ja auch zum Jugendamt gehen.‹ Natürlich dürfen Kinder das, aber diesen Diskurs können wir als Klinik nicht führen, ohne vorher mit den Eltern gesprochen zu haben. Das geht einfach nicht. Und wenn Kinder in einer Ausnahmesituation sind, saugen sie alles an Interpretationen auf. Da müssen wir sehr achtsam sein!« Ich weiß aus Erfahrung, wie recht sie hat.
Heute ist es exakt drei Jahre her, dass ich meine Tochter in eine solche Riesenklinik brachte. Einmal quer durchs Land, die einzige Option, die uns damals offenstand. Auf der Rückfahrt ruft mich das Sekretariat der freundlichen kleinen Kinder- und

Jugendpsychiatrie an, die bei uns in der Nähe liegt und in der es zwar keine Elterngespräche, aber Zuhause-Wochenenden und jeden Monat ein Familiengespräch gibt. Ich könne meine Tochter nächsten Dienstag bringen. Ich sage nicht, wo ich gerade bin, aus Angst, sie könne den Platz anderweitig vergeben – zu lange haben wir auf einen Aufnahmetermin gewartet, ohne Anhaltspunkt, wie lange es noch dauern könne. Ich weiß, dass der Verwaltungsmitarbeiter und seine Kollegin unterschiedlich darüber denken, wie die Warteliste funktioniert, und dass er sich von meinem Nachfragen bedrängt fühlte. Letztes Mal hat er mich angeschrien. Er tut mir leid. Ich frage, ob er mir den Termin schriftlich bestätigen könne. »Nein«, sagt er. »Sie können kommen oder jemand anderes kriegt den Platz.«

Sechs Tage später entlasse ich meine Tochter gegen ärztlichen Rat aus der Riesenklinik. Eine Oberärztin erklärt mir, weshalb das so heißen muss, es geht um die Abrechnung mit der Krankenkasse. Sie sagt, dass die neue Klinik eine Kinder- und Jugendpsychiatrie sei, nicht auf Essstörungen spezialisiert – versteht aber, dass es für eine 13-Jährige gut ist, in der Nähe ihrer Eltern zu sein. Sie erklärt mir, weshalb meine Tochter in den wenigen Tagen so stark »zugenommen« hat (Wassereinlagerungen, Ernährung der Organe) und dass das Gewicht wahrscheinlich bald noch mal sinken wird. Ich überbringe die Nachricht an die Ärztin der neuen Klinik. Die hört mir nicht zu und setzt neue Gewichtsziele obendrauf. Zusammengenommen müsste meine Tochter jetzt in zwei Wochen mehr als zweieinhalb Kilo »schaffen«, was nicht gelingt, nicht gelingen kann. So gerät der zweite Klinikaufenthalt immer wieder ins Schwanken und das Personal in Aufruhr.

Und hier kommt Kafka ins Spiel. Denn ich beherzige durchaus den guten Rat, den mir kluge Menschen nachträglich geben: »Frag nach, auch wenn die Ärzte dich abwimmeln, sie müssen dich nicht mögen, nur dein Kind gut behandeln.« »Sei wertschätzend und würdige, was gut ist, bevor du deine Bedenken ansprichst.« »Geh auf Augenhöhe und sei dir bewusst, dass deine Kompetenz als Mutter genauso viel zählt.« »Schreib vorher auf, was du sagen willst.« Doch die Menschen in der Klinik sehen und erleben etwas anderes. Ich rufe dort an und sie notieren nicht, was ich sage, sondern was sie denken, was ich denke, fühle, »möchte« und manchmal sogar, was ich hätte sagen können. Meine Tochter hat in kurzer Zeit 20 Kilo verloren, wird aber als »nicht so schwerer Fall« eingeordnet, wie ich nachträglich vom Klinikleiter erfahre. In den ersten Tagen spricht sie nicht viel. Sie nickt, schüttelt den Kopf. Manche Klinikmitarbeiter formulieren daraus ganze Sätze, die wir später – erstaunt – in der Patientenakte lesen. Sie begreifen nicht, wie sehr der starke Gewichtsverlust einen kleinen Menschen reduzieren kann. Stattdessen lesen sie meine Tochter als »unsicher«, »unselbständig«, daraus folgt »fehlende Selbstwirksamkeit« und eine »symbiotische Mutter-Kind-Bindung«. Bei mir kommt nur das Ende der Assoziationskette an, die »Symbiose«. Der Gedanke ist so absurd, dass ich ihn beiseiteschiebe. Jemand spürt bei meiner Tochter »unterdrückte Wut«, notiert es, und nun spüren auch andere Fachkräfte »unterdrückte Wut«. Niemand fragt sich, was das Gefühl mit ihm selbst zu tun haben könnte. Niemand fragt nach körperlichen Gründen dafür, dass der Stufenplan der Klinik bei meiner Tochter nicht aufgeht. Wenn ich danach frage, erscheint es als Versuch, etwas auszublenden. Sie sind in der Klinik, aber schauen nach draußen, mit verschlossenen Rollläden.

Meine Tochter ruft meist abends an, sie versteht manches nicht, ich auch nicht. Nach wenigen Wochen – mit einem Body Maß Index (BMI) von 16 – soll sie ihre Mahlzeiten selbst portionieren. Es ist gut gemeint, soll ihre Selbstwirksamkeit stärken, doch ihre Anorexie ist noch sehr laut und sie bräuchte jemanden, der sich dagegenstellt. Ich dachte, genau das würde in einer Klinik passieren.

Ein Pädagoge erlaubt ihr, am zweiten Wochenende, das sie bei uns zu Besuch ist, auf eine Party zu gehen – wenige Tage, nachdem sie zum ersten Mal fast wegen starker Gewichtsschwankungen geflogen wäre. Ich denke: »Nett, dass er sich kümmert«, doch als am Wochenende bei uns Fragen auftauchen, schiebt er die Verantwortung von sich und auf mich. Anfangs melde ich mich noch auf der Station. Ich bitte um das angekündigte Anorexie-Konzept und erfahre, dass ich es doch nicht bekomme, auch keinen Essensplan für die Wochenenden. Ich äußere Bedenken bezüglich des Zielgewichts, das mit einem BMI von 17,4 fast drei Kilo niedriger liegt als in der Klinik davor und bekomme drei verschiedene Erklärungen, die bei genauem Hinsehen keinen Sinn ergeben. Nach vier Wochen frage ich, ob die S3-Leitlinien bekannt sind und bitte um Akteneinsicht. Erst bei der Entlassung erklärt mir die Ärztin, dafür sei sie nicht zuständig. Oft zweifle ich an meinem Verstand. Kann personelle Überlastung der ausschlaggebende Grund hierfür sein? Wie viele pädagogische Binsenweisheiten passen in einen Klinikaufenthalt? Wieso soll sich ein Kind, das bis kürzlich noch selbstständig war, ausgerechnet in einer Krise von seiner Mutter lösen? Glauben sie, Gras wächst schneller, wenn man dran zieht?

Eine Pädagogin wirkt auf mich besonders engagiert. »Frau C., die arbeitet zu viel«, sagt meine Tochter, als ich nach einem ersten Aufeinanderprallen frage, wer das denn bitte gerade war? Frau C. wirkt undurchschaubar, aber handfest und scheint irgendwas zu wollen. Ihr Stress kommt daher, dass sie sich wirklich Sorgen macht, denkt meine Tochter. Ich denke, dass es hier nicht um mich geht und unterdrücke mein ungutes Bauchgefühl. Ein paar Wochen lang glaube ich, »die eine vernünftige Person‹ in der Klinik gefunden zu haben, bis Frau C. mir in den Rücken fällt: Ich sage, mein Gefühl sei, dass die Stimmung kippt und ich das schade finde. Sie notiert in der Akte: »Die Mutter möchte sich über Konzept und Personal beschweren.«

Meine Tochter reagiert alterstypisch, schnappt ein paar Dinge auf, wägt für sich ab und beginnt, die Erwachsenen auseinander zu differenzieren. Anfangs ist sie noch sauer auf mich, weil ich sie »in eine Klinik gesteckt« habe. Sie findet, es geschehe mir recht, was die anderen so über mich, die »Kindesmutter« (KM), denken. Und es nervt, dass die Pädagogen meiner Tochter sofort erzählen, wenn ich angerufen habe. Was bei ihr ankommt, klingt nach Stiller Post und ist reichlich verzerrt. Mit zunehmender Überforderung drückt sie ihren Unmut immer deutlicher aus, bis sie die Kontrolle verliert und nach Hause will.

Aktennotiz vom 24.02.2021, 08:47, Leonie Kindle, vierter Behandlungstag:

> *»Beziehung zur KM: Im Gespräch über die Wochenenden in der Klinik und mögliche Besuchskontakte äußert A., dass die KM sie ›wohl mehr vermisse‹, als sie dieselbige. Habe kein Bedürfnis nach Besuchskontakten an den Wochenenden.«*

Aktennotiz vom 04.03.2021, Dr. W., erstes Familiengespräch:

> *»Großes Thema in der Familie: Kommunikation bzw. das nicht Stattfinden von Kommunikation. Vater rational, Mutter emotional, A. steht dazwischen. Insgesamt sind Emotionen das Thema und der Umgang mit Emotionen. Da scheint es wenig Ideen und Vorbilder zu geben. Trauer um die Uroma – Wunsch von A. mit der Mutter zusammen auf den Friedhof zu gehen (ohne dass sich die Mutter in Tränen auflöst [...]) Wie dieser Friedhofsbesuch sein soll, wird vorab noch mit A und den Päd überlegt (geht darum Wünsche zu formulieren).«*

Aktennotiz vom 06.03.2021, 14:53, Dr. Langhans, Aurelia:

> *»Psychotherapie in Vertretung: …Als ich nach ihren Lebensumständen frage, verdüstert sich ihr Gesichtsausdruck merklich, sie sagt dann aber, sie verstehe sich mit ihrer Mutter sehr gut, es sei alles in Ordnung…«*

Aktennotiz vom 22.03.2021, 18:48, Leonie Kindle:

> *»Anruf der KM: Ruft an, um mir mitzuteilen, dass A. sich am Wochenende gewogen habe und schlechte Stimmung habe, ich solle sie unbedingt darauf ansprechen. Präsentiert mir verschiedene Lösungsansätze, die M. ›heilen‹ könnten: Sie habe herausgefunden, dass A. einfach mehr trinken müsse. Ich reagiere wenig auf Ihre Ausführungen, ermutige sie am Schluss dazu, selbst mehr Distanz zu dem Thema Essen und Gewicht zu bekommen.«*

Aktennotiz vom 23.03.2021, 07:38, Leonie Kindle – Tag der ersten Beinah-Entlassung aufgrund zu geringer Gewichtszunahmen:

> *»Anruf der KM: Erkundigt sich danach, ob M. heute gewogen worden sei. Gebe in Rückblick auf das Telefonat gestern an, heute mit keiner Nachtwache Kontakt gehabt zu haben und gebe keine Auskunft…«*

Ich lese von der Idee, dass es in unserer Familie keine Trauerrituale gebe und viel Wichtiges ungesagt sei. Die Beispiele dafür sind sehr konkret – und falsch. »Die Familie« scheint nur aus zwei Menschen zu bestehen, meiner Tochter und mir. Durch die Patientenakte erfahre ich von einer »Familienanamnese«, an der ich nicht beteiligt war – oder doch, weil ich einen Lebenslauf abgegeben habe? Und ich lese von einem »langen Gespräch« zwischen der Therapeutin und einer Jugendamtsmitarbeiterin über »die Geschichte der Familie«. Nur welcher Geschichte? Die Therapeutin notiert, die Jugendamtsmitarbeiterin habe einen »ähnlichen Eindruck« wie sie. Die Mitarbeiterin vom Jugendamt kennt aus unserer Familie aber nur mich, und zwar vom Telefon, weil ich während der beiden Fast-Entlassungen verzweifelt versucht habe, alternative Hilfen zu organisieren. Ich unterdrücke den Impuls, auch beim Jugendamt um Akteneinsicht zu bitten. Egal, was sie dort denken: Sie sind mir gegenüber professionell geblieben und irgendwo muss ein Ende sein.

Nach einem abschließenden Gespräch mit einer Beschwerdestelle und dem ärztlichen Direktor der Klinik dauert es etwa zwei Jahre, bis ich merke: »Ich denke nicht mehr jeden Tag an Frau C. und Frau W.« Ich mache ↗ korrigierende Erfahrungen mit der ambulanten Therapeutin meiner Tochter, deren Handeln mit dem übereinstimmt, was sie sagt und was ich denke. Ich gehe aktiv zum Arzt, um damit umgehen zu lernen, dass im Entlassbrief meiner Tochter steht, sie sei wegen der brüchigen ↗ Behandlungscompliance ihrer Mutter in einen Loyalitätskonflikt geraten und deshalb entlassen worden. Gemeint ist, dass meine Tochter sich gegen Ende ihres Klinikaufenthalts so stabilisiert hat, dass sie eigene Themen einbringen kann. Die passen so wenig zum Bild und zu den Entlassplänen der Klinik, dass sie nun glauben, es käme von mir.

Später spreche ich mit einem Wiener Historiker und Familientherapeuten, der vor Jahren einen Zeitschriftenbeitrag zu »Hilde Bruch« publiziert hat. »Hilde Bruch« kenne ich bis dahin nur als Synonym für »Kliniken, die nicht mit Eltern kooperieren«. In meiner Selbsthilfegruppe reagierten manche allergisch auf den Namen der Psychoanalytikerin, die den »Goldenen Käfig« geschrieben hat. Darin beschreibt Hilde Bruch, wie sich amerikanische Mittelschichtsfamilien in den 1970er-Jahren stärker an äußeren Werten orientierten als an Bedürfnissen und Gefühlen ihrer Mitglieder. Ihre Erkenntnisse sind längst in die Populärkultur eingegangen, genauso wie »toxische Eltern«, »narzisstische Mütter«, »parentifizierte Kinder«. Manche Menschen bringen das Narrativ des Goldenen Käfigs heute noch mit Essstörungen in Verbindung und auch ich habe sehr schlechte Gefühle, wenn ich den Namen »Hilde Bruch« nur lese. Denen will ich mich stellen.

Der Historiker erzählt, dass ihn die Psychoanalytikerin vor allem als jüdische Emigrantin interessiert habe. Sie habe die Anorexie mit ihrer lebensbedrohlichen Wucht sehr ernst genommen und ihr ein ganzes Berufsleben gewidmet. Ich frage,

ob sie vielleicht traumatisierende Erfahrungen gemacht habe – etwa, weil Patientinnen in ihrer Obhut verstarben? Ich will auf die Furcht hinaus, die andere Eltern und ich spüren, wenn Fachleute unsere Kinder in ihren Texten als »kalt« oder »manipulativ« beschreiben. Wir nehmen unsere Kinder nicht als kalt, sondern verängstigt wahr, und die Gefühle der Behandelnden sollten nicht hinter Fachsprache verschwinden, sondern offen benannt werden, genauso wie unsere.
Der Historiker weiß es nicht. Er hat Hilde Bruch auch nicht unter dem Aspekt des »Goldenen Käfigs« gelesen. Er vermutet, dass sie respektvoll mit Familien umgegangen sei. Ihn habe vor allem interessiert, dass sie zwischen Patientinnen unterschied, die die Erkrankung aus ihrer eigenen Psychodynamik heraus entwickelten oder durch Vorbilder darin bestärkt wurden. Als Therapeut will er »die psychoanalytischen Wurzeln wieder stärker mit dem systemischen Denken verbinden«. Radikale Abgrenzung, die er bei seinen Kollegen wahrnimmt, hält er nicht für zielführend. Mir kommt das alles zuerst etwas lebensfremd vor und ich denke: »Das muss so ein Therapeuten-Ding sein.« Doch dann erinnere ich mich, dass meine Tochter auf keinen Fall in der Riesenklinik sein wollte, weil sie genau das, die Konkurrenz mit ihren Mitpatienten, so fürchtete.

7.2 Erkenntnisse eines Zweitgutachters: Wie man vom Einordnen zum Verstehen gelangt

Wenn Situationen verfahren wirken, kann es sinnvoll sein, noch einmal neu zu denken. Stefan Cinkl kennt sich damit gut aus. Er ist Diplom-Psychologe und Familientherapeut. Beruflich sozialisiert ist er in der Kinder- und Jugendhilfe, in der er seit Anfang der 90er-Jahre als freiberuflicher Berater, Dozent und Supervisor arbeitet. Unter anderem erstellt er Zweitgutachten, wenn Jugendämter mit besonders »schwierigen« Fällen konfrontiert sind – etwa, wenn Sorgerechtsstreitigkeiten eskalieren, ein Verdacht auf Kindeswohlgefährdung lange unklar im Raum steht oder Jugendliche scheinbar jedes Hilfsangebot »sprengen«. Im Auftrag des Landespräventionsrats Brandenburg hat er mit Kolleginnen und Kollegen einen Vorschlag erarbeitet, wie die freien Träger der Jugendhilfe durch die kontinuierliche Analyse von Einzelfällen dabei unterstützt werden könnten, den Jugendschutz zu verbessern (Cinkl & Marthaler, 2009). Ziel ist es, Lernen aus Fehlern zu ermöglichen, ohne juristische Schuldzuweisungen zu produzieren. Anlass war, dass um das Jahr 2000 herum mehrere gravierende Fälle von Kinderschutz stark in der Öffentlichkeit standen, die mit nachhaltiger Kritik an der Arbeit von Jugendämtern verbunden waren. Viele Menschen erinnern sich bis heute gut an die Namen »Kevin« (Bremische Bürgerschaft, 2007) oder »Lea-Sophie« (Biesel & Wolff, 2014). »Ich habe es mit sehr schwierigen Kindern, Jugendlichen und Familien zu tun«, sagt Stephan Cinkl, »und oft auch mit Kinder- und Erwachsenenpsychiatrien.« Seine Erkenntnis ist, dass es oft hilfreich sei, die Psychiatrie »komplett rauszuhalten«. Oder, mit weniger akutem Unmut formuliert: Diagnosen beiseitezustellen, bisherige Einordnungen zu hinterfragen und Fachsprache so gut wie möglich zu vermeiden.

Er denkt dabei an einen Jungen, dessen Geschichte er im Auftrag eines Jugendamtes für ein Zweitgutachten untersucht hat. Das Kind hatte bereits viel Zeit in KJPs verbracht, nun war eine geschlossene Unterbringung geplant. In seinen Diagnosen las Stefan Cinkl von mangelnder »Impulskontrolle«, einer »abweichenden Familiensituation« und »institutioneller Erziehung«. »Es erschien offenbar erst psychiatrisch bemerkenswert, dass die Mutter des Jungen alleinerziehend war, und später, dass er im Heim lebte.« Die fachliche Einschätzung war zudem, dass der pubertierende Junge einen Mann an seiner Seite bräuchte, die Mutter allein könne die Situation nicht stemmen. Die Diagnose »Störung der Impulskontrolle« schien sich auch immer wieder zu bestätigen, der Junge wurde aus mehreren Heimen entlassen. Im Rahmen der sozialpädagogischen Diagnose stellte sich aber heraus, dass er einfach verstanden hatte: »Wenn ich meine Mutter sehen will, muss ich ausflippen und mein Zimmer zerkleinern – dann komme ich in die KJP und die holen meine Mutter zu Hilfe, weil sie nicht weiterwissen.« Pädagogisches Grundwissen, eigentlich. Auf Cinkls Anraten blieb der Junge schließlich wieder zu Hause, was zunächst nur als Übergangslösung gedacht war, während das Jugendamt eine passende Unterbringung suchte. Eine sozialpädagogische Familienhilfe stärkte die Alleinerziehende in ihrer Mutterrolle, was laut Stefan Cinkl »wunderbar gelang«. Nun gab es auch spezialisierte Hilfe für das Diabetes des Jungen. Zuvor war er oft unterzuckert gewesen, was sein impulsiv erscheinendes Verhalten verstärkt hatte. »Ein Teil des ursprünglichen Problems war also schlicht eine fehlende medizinische Versorgung«, so Stefan Cinkl.

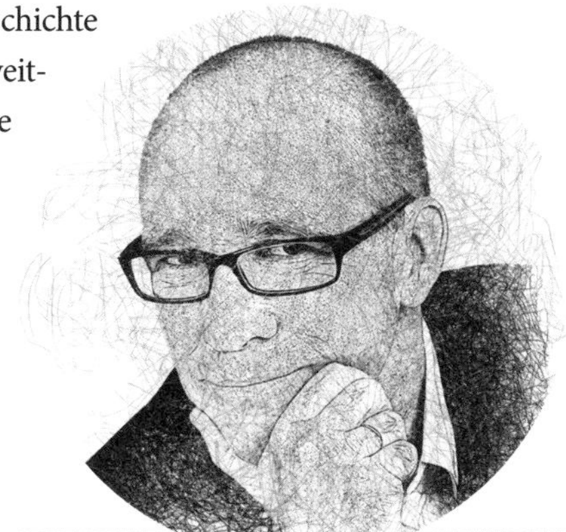

Porträt von Stefan Cinkl

Er hat sich lange mit ↗ sozialpädagogischen Diagnosen beschäftigt, den Ansatz zu einem dialogischen Verfahren ausgebaut und daraus die sozialpädagogischen Familiendiagnosen neu entwickelt. Inzwischen bietet er auch sozialpädagogische

Teamdiagnosen an, denn wenn Kinder, Jugendliche oder Familien aus der Sicht von Fachkräften »schwierig« sind, gibt es seiner Erfahrung nach oft ungeklärte Themen in Teams, die manchmal mehr mit der Logik der Institutionen zu tun haben als mit den Jugendlichen oder Familien selbst. Ein Beispiel für eine solche Organisationslogik sei, dass die Kinder- und Jugendhilfe ein Interesse daran haben könne, einen Fall zu behalten, wenn er bereits mit viel Aufwand und Kosten verbunden gewesen ist. »Und wenn dann ein Mädchen sagt: ›Ich will hier nicht bleiben, weil es so schwierig ist, meinen Freund zu sehen‹, kommt schnell die Frage von Macht auf«, sagt Stefan Cinkl. Wird dem Mädchen entgegengekommen, »zum Beispiel, indem die Betreuer mit ihr zum Frauenarzt gehen und sich um Verhütung zu kümmern? Oder bleibt es dabei, dass sie jedes Mal einen Antrag stellen muss, um ihren Freund zu sehen, worüber nach zwei Wochen in der Teamsitzung verhandelt wird oder eben auch nicht?« Eine andere Organisationslogik sei der »sehr menschliche Wunsch, nicht kritisiert zu werden«. Um Kritik zu umgehen, könne das Verhalten des Mädchens als »kooperativ« oder »unkooperativ« gewertet und als Begründung für das weitere Vorgehen herangezogen werden. Auf Eltern bezogen werde analog dazu oftmals beurteilt, ob sie »erziehungsfähig oder nicht erziehungsfähig«, »kooperativ oder unkooperativ« oder »psychisch gesund oder krank« seien, was mit der Einordnung in »zurechnungsfähig oder nicht zurechnungsfähig« einhergehen könne, selbst wenn keine entsprechende Diagnostik vorliegt. Diese Kategorien hat der Sozialarbeitswissenschaftler Timo Ackermann in seiner Dissertation über problematische Kinderschutzfälle herausgearbeitet (Ackermann, 2021). Stefan Cinkl hält die Kategorien für relevant, weil sie die eigentlichen Ausgangsfragen eines Konflikts potenziell von der Bühne verschwinden lassen und Entscheidungen so beeinflussen können, dass letztere für die betroffenen Jugendlichen und Familien nicht hilfreich oder nicht handhabbar sind.

Bei seinen Analysen von »schwierigen Fällen« und »Fehlern«[6] fällt ihm oft auf, dass ein wichtiger Schritt gefehlt hat: das Gespräch mit den Betroffenen. Ein

6 Unter einem «Fehler« wird an dieser Stelle verstanden, dass ein unerwünschtes Ereignis (z. B. ein Schaden für ein Kind) nach dem Stand der fachlichen Kunst hätte vermieden werden können. Gemeint ist nicht ein Schaden, sondern ein vermeidbarer Schaden im Licht professioneller Standards – oder zumindest ein Geschehen, bei dem das Handeln rekonstruiert und verstehend analysiert werden muss, um daraus für die Zukunft zu lernen. Die Bewertung, ob ein Fehler vorliegt, ist hypothetisch, da sie auf Annahmen über mögliche Alternativen beruht. Es wird von unterschiedlichen Fehlerniveaus ausgegangen, etwa Fehler im engeren Sinne – Missachtung allgemein anerkannter fachlicher Standards; Fehler im weiteren Sinne – es hätte eine andere, theoretisch fundierte Herangehensweise gegeben, die den Schaden vielleicht verhindert hätte; unvermeidbare Fehler – die gewählte Handlung war plausibel, obwohl es Alternativen gab. Auch Beinahe-Fehler werden als lernrelevant betrachtet. (vgl. Cinkl & Marthaler, 2009, S. 24)

Problem können hierbei »Delegationsketten« sein. Wenn KJP und Jugendhilfe eng zusammenarbeiten, gilt das häufig als Qualitätsmerkmal und Errungenschaft vieler Arbeitsstunden. Doch Studien legen nahe, dass insbesondere, wenn Fachleute sich untereinander schnell einig sind, weniger mit den Betroffenen gesprochen wird (Fegert in: Cinkl & Marthaler, 2009). Die Zusammenarbeit könne dazu führen, dass Familiendynamiken unklar bleiben, übersehen werden oder sich niemand für das Gesamte zuständig fühlt. So bestünde das Risiko, dass nicht ausreichend geprüft wird, ob Kinder tatsächlich nach gewichtigen Anhaltspunkten in ihrem Wohl oder ihrer Entwicklung gefährdet seien, so Stephan Cinkl. Oder, im Fall der Kinder- und Jugendpsychiatrie, ob sie unter den aktuellen gesundheitlichen oder familiären Bedingungen in der Lage sind, notwendige Entwicklungsschritte wie Selbstregulation, das Einnehmen sozialer Rollen oder altersangemessene Verantwortungsübernahme zu bewältigen. Vor seinem familientherapeutischen Hintergrund weist Stephan Cinkl darauf hin, dass Helfendensysteme auch familiäre Konflikte übernehmen, verstärken, antizipieren oder diese zu Rückzugstendenzen führen können, etwa weil man sich nicht »in etwas hineinziehen lassen« möchte.

Hinzu kommt der strukturelle Konflikt, dass sich KJP und Jugendhilfe in unterschiedlichen Rechtskreisen bewegen. Die Krankenhausbehandlung ist nach dem Fünften Buch des Sozialgesetzbuches (SGB V) so organisiert, dass die Jugendlichen als Indexpatienten behandelt werden. Eltern können zwar einbezogen werden, was in der ambulanten Therapie als »begleitende Elternbehandlung« gilt, aber stationär ist es keine Verpflichtung. Die Jugendhilfe hingegen folgt dem SGB VIII und richtet sich nach dem erzieherischen Bedarf eines jungen Menschen. Je nach Maßnahme kann die Hilfe auch hier individuell auf den Jugendlichen bezogen oder auf Familien ausgerichtet sein. Arbeiten KJP und Jugendhilfe zusammen, sieht die Arbeitsteilung oft so aus, dass erstere Diagnosen liefert und Symptome behandelt, während die Jugendhilfe den Alltag organisiert und pädagogische Stabilität schafft. Runde Tische sollen zwar helfen, medizinische, pädagogische, juristische und lebensweltliche Sichtweisen in Einklang zu bringen. Statt der intendierten Aushandlungsprozesse können Entscheidungen aber dadurch vorgeprägt sein, dass (familienbezogene) Hypothesen und Diagnosen bereits als objektive Grundlage wahrgenommen werden und sich das Aushandeln institutioneller Zuständigkeiten in den Vordergrund schiebt.

Wenn Stefan Cinkl Schulungen zur sozialpädagogischen Diagnostik gibt, ↗ Reflecting Teams anleitet, auf Podien spricht oder »Unerhörten-Tagungen« organisiert, bei denen betroffene Kinder, Jugendliche oder Angehörige in einem Roten-Sofa-Format vor Fachleuten selbst zu Wort kommen, nimmt er Unterschiede bei Fachkräften wahr. Manche sind sehr geübt darin, die Selbstdeutungen der Kinder, Jugendlichen und Familien aufzugreifen und wörtlich oder sinngemäß wiederzugeben, während andere im Zuge ihrer beruflichen Sozialisation stärker lernen mussten, direkt in

Erklärungen, Lösungen oder Diagnosen zu denken. Das Zuhören – und damit Vermeiden von Fremdzuschreibungen – müsse dann wieder aktiv geübt werden.

Für sozialpädagogische Diagnostik ist das Konzept der Lebensweltorientierung zentral: Jeder Mensch lebt in einer Umgebung, die ihm vertraut erscheint, ihn prägt, stabilisiert und mit Sinn erfüllt. »Wenn Menschen Probleme haben, lassen sie sich meistens da verstehen, wo sie wohnen, arbeiten oder zur Schule gehen, und dort gibt es auch Unterstützungsmöglichkeiten«, erklärt Stefan Cinkl. »Und eine Lebenswelt lässt sich nicht erfassen, indem man Menschen beobachtet, sondern nur durch Sprache.« Das Verfahren funktioniert so: Stefan Cinkl führt ein leitfadengestütztes Interview mit der betroffenen Person, das »alle wesentlichen Lebensbereiche« abdeckt. Ein Fachkräfteteam hört sich das Interview gemeinsam an und »wertet aus«, was es gehört hat. Nun bekommt die betroffene Person eine Rückmeldung: Es werden Flipcharts aufgestellt, die aus Sicht der Fachkräfte bei Kindern die »Lebensthemen« oder bei Erwachsenen die »Konfliktthemen« der betroffenen Person zeigen. »Und das ist die Grundlage, zu fragen: ›Sieh mal, haben wir dich richtig verstanden?‹«, sagt Stefan Cinkl. »Dann gibt es einen dialogischen Prozess der Veränderung, in dem sich ein Meinungsbild entwickelt. Und da wird es spannend.« Menschen haben unterschiedliche Perspektiven, die man als solche akzeptieren oder ablehnen könne. »Die wesentliche Frage ist aber, ob die Perspektive des betroffenen Menschen als handlungsleitend anerkannt wird«, sagt er, »oder ob die Professionellen seine Sichtweise zumindest verstehen und akzeptieren.«

Auch nimmt er wahr, »dass das Thema ›Scheitern‹ in der Kinder- und Jugendpsychiatrie oft mit Fremddeutungen zu tun« habe: »Wenn keine tragfähige Beziehung zustande kommt, gilt jemand schnell als ›nicht kooperationsbereit‹.« Die Vorstellung, dass »Krankheitseinsicht« für einen Therapieerfolg notwendig sei, widerspreche jedoch der Erkenntnis, dass der Behandlungserfolg im psychiatrischen Bereich größer sein könne, wenn die Patientinnen und Patienten widerständig seien (Bock, 2012). In Anlehnung an den Psychologen und Mitbegründer des ↗ Trialogs, Thomas Bock, der von »Compliance und Krankheitseinsicht« als zwei »Höllenhunden« spricht, wertet er Widerstand als Zeichen dafür, dass sich Patientinnen und Patienten mit einer Therapie auseinandersetzen und möglicherweise eigene Perspektiven entwickeln. Diese können nicht nur für Behandelnde wichtig sein, um Hilfeprozesse sinnvoll auszugestalten, sondern sind auch ein wichtiger Hinweis auf den ↗ »Sense of Coherence«, der Menschen hilft, mit Belastungen umzugehen. »Werden hingegen Menschen nicht ernst genommen in ihren Selbstdeutungen, müssen sie auf anderem Wege das bekommen, was sie wollen. Das machen sie dann unter Umständen manipulativ oder aggressiv oder durch Scheinkooperation und dergleichen.« Das Fachpersonal treibe die Patientinnen und Patienten in Widerstandsformen, wenn sie sie nicht ernst nehmen.

7.3 Schwierige Diagnosen und Fachtermini in Frage stellen

Entfremdung und Manipulation

In den vergangenen Jahren sind verschiedene diagnostische Begrifflichkeiten in die mediale Öffentlichkeit geraten, verbunden mit Kritik an der Kinder- und Jugendpsychiatrie und Jugendhilfe. Ein Beispiel ist das sogenannte ↗ Parental Alienation Syndrom (PAS), das Mitte der 1980er Jahre von dem US-amerikanischen Kinder- und Jugendpsychiater Richard Gardner vorgelegt und bis in die 2000er Jahren wissenschaftlich intensiv diskutiert wurde. PAS unterstellt, dass der hauptbetreuende Elternteil eine Gehirnwäsche bei den Kindern betreibe, sodass die nicht mehr wissen, was ihre Bedürfnisse sind und den anderen Elternteil unbegründet zurückweisen (Sommer, 2024). Befürwortende wollten das Syndrom als Diagnose psychischer Erkrankungen in das internationale Klassifikationssystem der Krankheiten (ICD) einbringen. Der Vorschlag wurde abgelehnt, weil mehrere Studien das Konzept des Syndroms widerlegen konnten. Dennoch hat das Bundesverfassungsgericht noch im Herbst 2023 den Beschluss eines Oberlandesgerichts als gegenstandslos erklärt, nach einem Vater aufgrund einer PAS-Vorannahme das alleinige Aufenthaltsbestimmungsrecht für ihre zwei Kinder zugewiesen worden war.
Die Direktorin des Deutschen Jugendinstituts, Sabine Walper, erklärt den Verlauf der Debatte mit einem gesellschaftlichen Wandel: »Als die Fachwelt in den 90er-Jahren begann, sich mit Fällen von Kontaktverweigerung zu befassen, war es in Deutschland noch die Regel, dass Kinder nach einer Trennung bei einem Elternteil – mehrheitlich der Mutter – blieben«, sagt sie. »Wir haben lange Zeit damit gelebt, dass etwa ein Drittel der Kinder den Kontakt zum anderen Elternteil – mehrheitlich dem Vater – verlor. Das war ein gesellschaftlich legitimer Weg, um Konflikte zu vermeiden. Als Richard Gardner dann das PAS als Denkkonstrukt publik machte, gab er enttäuschten Eltern etwas an die Hand.« sagt Sabine Walper. Auch für Fachleute sei die Vorstellung erst einmal faszinierend gewesen, Kindern helfen zu können, ihre wahren Bedürfnisse zu erkennen und erfüllen.
Inzwischen gelte es gesellschaftlich als normal, wenn beide Eltern sich nach einer Trennung um ihre Kinder kümmern, und es gebe einen politischen Kampf darüber, ob das Wechselmodell, bei dem Kinder abwechselnd bei beiden Eltern leben, zur Norm werden solle. Einige sagen ja, weil es die Bindung zu beiden Eltern fördere. Andere meinen nein, da es nicht für alle Familien und Kinder geeignet sei und finanziell schwächere Eltern benachteiligen könne, solange die Rollen und das Einkommen zwischen Männern und Frauen noch so ungleich verteilt sind. »Auf jeden

Fall schauen wir gerade wieder sehr intensiv auf die Situation in Trennungsfamilien«, sagt Sabine Walper. »Es bleibt kompliziert und klappt nicht immer, dass Eltern nach einer Trennung mit einer engen Beziehung zu ihren Kindern leben können. Vielleicht sprechen wir deshalb auch wieder vereinfachend über Konzepte wie PAS.« Sie sei überrascht gewesen, dass wissenschaftliche Autorinnen und Autoren es 2023 plötzlich wieder hervorholten. In einem Whitepaper (Zimmermann et al., 2023) habe sie mit Kolleginnen und Kollegen darauf hingewiesen, dass es inzwischen ein sehr viel differenziertes Instrumentarium gebe, um Kontaktprobleme zwischen getrenntlebenden Eltern und Kindern zu analysieren. Es sei nicht ausgeschlossen, dass das PAS-Phänomen existiere, jedoch gebe es keine Evidenz dafür, wie viele Fälle den Kriterien entsprächen. Die Daten des Deutschen Jugendinstituts zeigen übereinstimmend mit denen aus anderen Ländern, dass sich in »hochstrittigen Fällen« oft beide Eltern verhärtet oder feindselig gegenüberstünden. Es könne legitime Gründe geben, weshalb ein Elternteil gegenüber Kontakten des Kindes zum anderen Elternteil skeptisch ist, etwa wenn Gewalterfahrungen vorliegen. Außerdem könne das PAS als Kampfbegriff missbraucht werden, um Mütter im Streit um das Kind zu diffamieren und dem noch einen wissenschaftlichen Anstrich zu verleihen. PAS sei also durchaus »gefährlich«. Einige Analysen würden zudem darauf hinweisen, dass Narrative wie das der manipulierenden, entfremdenden Mutter sich verstärkt in Gruppierungen wiederfänden, die politisch weit rechts stehen und sich demokratieskeptisch äußern.

Laut Sabine Walper ist es sinnvoller von »Kontaktproblemen«, statt »Entfremdung« zu sprechen, denn eine enge Eltern-Kind-Bindung sei nicht naturgegeben, sondern setze voraus, dass sich Eltern feinfühlig verhalten und Sicherheit vermitteln.

In der Arbeit mit hochstrittigen Trennungseltern sehe sie derzeit viel Unsicherheit bei Beraterinnen und Beratern. Die Trennungsberatung habe zum Teil schon gute, sensible Konzepte entwickelt, doch das Wissen müsse beständig fortgeführt werden. »Man ist sehr schnell in Gefahr, vor allem die Eltern in den Blick zu nehmen«, sagt sie. »Das raubt Energie, vielleicht hat man wenig Zeit und will die Kinder nicht in die Konflikte hineinziehen.« Das Kunststück sei, trotzdem einen eigenen, unverstellten Blick auf die Kinder zu bewahren, unvoreingenommen zu hören, was sie sagen, sich wünschen, aber auch zu sehen, was ihre Bewegungsspielräume sind. Jüngere Kinder bräuchten entwicklungsbedingt einen verlässlichen Bezugspunkt. Mit zunehmendem Alter könnten sie unabhängigere Positionen einnehmen.

»Zu enge Bindung« als Erklärungsmuster

Der Soziologe Wolfgang Hammer hat in einer Studie rund 700 Inobhutnahmen untersucht, in denen »gesunde und sozial gut integrierte Kinder« (Hammer, 2020, S. 22) von ihren alleinerziehenden Müttern getrennt wurden. Die Untersuchung bezieht sich auf Rückmeldungen von Betroffenen, die zwischen 2019 und 2021 bei ihm eingegangen waren. In 90 Prozent der untersuchten Fälle wurde die Trennung mit einer »zu engen Mutter-Kind-Bindung« begründet, wofür es der Studie zufolge keine Belege gab (Hammer, 2022, S. 81). Hinweise auf sexuelle oder gewalttätige Übergriffe seien oft als Falschaussagen der Mütter gewertet worden und Jugendamtsmitarbeitenden hätten Ärztinnen und Ärzten geraten, sich von den Müttern nicht manipulieren zu lassen. Viele dieser Fälle haben laut der Studie gemeinsam, dass auch mit dem PAS gegen die Mütter argumentiert wurde. Die PAS-Diagnose hätten die Verdächtigten widerlegen müssen, was in der Logik der PAS-Theorie jedoch kaum möglich sei, weil ihnen bereits Manipulation unterstellt wird.

Auch in der medialen Auseinandersetzung mit dem Prozess gegen den Kinderpsychiater Michael Winterhoff geht es um die Zuschreibung einer »symbiotischen Eltern-Kind-Beziehung«. Winterhoff wurde zunächst vorgeworfen, 36 Kindern und Jugendlichen das Medikament Pipamperon ohne medizinisch nachvollziehbare Begründung dauerhaft verordnet und Sorgeberechtigte nicht ausreichend über die Nebenwirkungen aufgeklärt zu haben. Später wurden 26 Fälle aus dem Verfahren abgetrennt. Sie sollen zunächst von der Staatsanwaltschaft »ausermittelt« werden. Einige der Interviewten kommen selbst auf diesen Fall zu sprechen oder äußern sich dazu; er ist zum Zeitpunkt der Recherche medial sehr präsent.

»Ich bin mir nicht sicher, ob die mediale Aufmerksamkeit nur gut ist«, sagt Prof. Dr. Jörg Michael Fegert, der intensiv an der Aufarbeitung von Zwangsbehandlungen aus den 1970er Jahren in der Kinder- und Jugendpsychiatrie mitgearbeitet hat. Winterhoffs vorangegangener Erfolg sei bereits einer »Medienblase« zu verdanken, innerhalb derer er »hochgehypt« worden sei. »Und der Witz ist: Im Fach kannte den eigentlich kein Mensch. Das ist niemand, der an irgendeiner Leitlinie mitgearbeitet hat. Und es gibt keine Therapieschule, die die Partizipation von Betroffenen und Eltern nicht befürwortet«, sagt Jörg Fegert. Es gehe in dem Fall Winterhoff um Machtmissbrauch durch Einzelne. »Das fällt uns aber als Fach vor die Füße, weil Menschen glauben, es gehe in der Psychiatrie immer so zu. Das schreckt ab, und zwar meistens die Falschen«, sagt Jörg Fegert.

Zusammen mit seinen Fachkolleginnen Dr. Ulrike Altendorfer-Kling und Dr. Andrea Kliemann hält er in einem Aufsatz fest: Benennungen und Begriffe, die nicht in den aktuellen anerkannten Klassifikationsschemata aufgeführt sind, seien nach dem aktuellen Stand der Wissenschaft klar zurückzuweisen. Dazu zählen etwa

PAS (Parental Alienation Syndrome), Eltern-Kind-Entfremdung(-syndrom), Kindesentfremdung, Elternentfremdung, Eltern- Feindbildsyndrom, Besuchsrechtssyndrom, adaptable age/anpassungsfähiges Alter und Bindungstoleranz, Narzisstische Überidentifikation des Elternteils, Entwicklungsretardierung mit Fixierung im frühkindlichen Narzissmus oder Eltern-Kind-Symbiose, False Memory Syndrome oder Stockholm Syndrom (Altendorfer-Kling et al. 2024).

Verschiedene Fachkräfte versuchen, sich in den Interviews dem Thema der »Symbiose« oder zu »engen Bindung« zu nähern. Dabei wird deutlich, wie unterschiedlich er verstanden werden kann und wie schwer er operationalisierbar ist. Eine Chefärztin betont: »Das gibt es mal, dass Eltern meinen, nur sie höchstpersönlich könnten ihr Kind behandeln und heilen. Ich hatte mal eine Mutter, die schlief beim Sohn vor dem Zimmer auf einer Fußmatte, um ihn vor seinen Ängsten zu schützen. Das hatte zur Folge, dass seine Ängste immer schlimmer wurden. Und weil sie so wenig einsichtig war, kamen wir irgendwann darauf, dass es die Mutter war, die die Ängste hatte. Wenn so viel Pathologie auf Seiten der Eltern im Spiel ist, sind wir gehalten, einzugreifen, denn das Kindeswohl hat Vorrang. Oder auch in den wirklich seltenen Konstellationen, wo Eltern das Kind gar nicht als getrenntes Wesen erleben können.« Dann müsse das Kind quasi befreit werden. Aber das gehe nur mit Einschaltung des Familiengerichts und einem zusätzlichen Gutachtenden. Die Chefärztin hat sich kritisch mit dem Prozess um Michael Winterhoff auseinandergesetzt. Sie sagt, sie wünsche sich, dass Familiengerichte und Jugendämter unabhängige Meinungen bilden, statt sich »dem zu beugen, was Ärzte sagen: Unserem Berufsstand tut es nicht gut, wenn uns da zu viel Macht zugesprochen wird.«

»Symbiose ist ganz schlecht, denn das kann man den Eltern nicht sagen«, beschreibt eine KJP-Pflegerin eine Assoziation, die sie in ihrem Team bei diesem Thema häufig erlebt habe. »Die Erfahrung ist, dass da von den Eltern meistens Widerstand kommt, und den will man umgehen, indem man ganz vorsichtig mit ihnen umgeht.« Es könne also passieren, dass ein möglicher Konflikt gedanklich vorweggenommen werde, der dazu führe, dass Fachkräfte sich intransparent verhalten und eher untereinander sprechen, statt mit den Eltern. So fehle die Basis, um Beobachtungen gemeinsam mit Betroffenen oder Eltern einzuordnen und die Hypothese der Symbiose oder der zu engen Bindung zu überprüfen und hinterfragen.

Ein systemischer Familientherapeut denkt wiederum an eine Familie, bei der zwischen der erwachsenen Tochter und ihrer Mutter täglich hundert WhatsApp-Nachrichten hin und her gegangen, was er »bei einer Erwachsenen zu viel« empfunden habe. Zudem habe die Mutter die erwachsene Tochter mit Geschenken »überhäuft« habe, was diese emotional überforderte. Das sei offenbar mit einer Kaufsucht der Mutter einhergegangen. Das eigentlich Bemerkenswerte sei gewesen, dass die Patientin das Verhältnis zu ihren Eltern trotzdem als sehr gut beschrieben habe.

Eine Fachärztin reflektiert auf Anorexia nervosa bezogen: »Manche Patienten mit dieser Erkrankung begegnen einem sehr abweisend und da hat man als Therapeut so das Gefühl, man rutscht am Eisberg runter und das macht manchmal auch sehr wütend. Man kann nicht so loshelfen, wie man vielleicht gerne möchte.« Wenn es dann eine Mutter gebe, die ganz nah an ihrem Kind sei und alles zu wissen scheine, könne das wie eine doppelte Blockade wirken. »Es entsteht so das Gefühl: Die Mutter verhindert, dass ich mit der Patientin in Kontakt komme.« Mit einer bewussten Verschiebung des eigenen Blicks – weg von Defiziten hin zu Ressourcen – verändere sich das: »Man versteht, dass die Mutter die Aufgabe hat, ihr Kind zu schützen, und dass die Bindung für beide gerade überlebenswichtig ist. Vielleicht muss man umdenken und findet mit ihr zusammen einen Weg, damit sich das Kind öffnen kann.«

»Ja, das ist vielleicht zu symbiotisch am Anfang, aber das muss sich auch alles erst mal zurecht ruckeln«

Der folgende Text unterscheidet sich etwas von den anderen Erfahrungsberichten; er stammt aus einem mitgeschnittenen, transkribierten, leicht verdichteten autorisierten Gespräch zwischen zwei Müttern. Zum Schutz der Beteiligten wurde es in einigen Details verfremdet. Julia hat nach einer durch körperliche Gewalt geprägten Beziehung einen Sorgerechtsstreit erlebt, in dem gegen den Willen von Mutter und Tochter deren Aufenthalt beim Vater familiengerichtlich durchgesetzt wurde. Das damals zugrunde liegende Gutachten folgte der ↗ PAS-Vorannahme, also der Idee, dass die Mutter das Kind dem Vater gegenüber entfremde, und argumentierte mit einer ↗ symbiotischen Mutter-Kind-Beziehung, die für das Kind schädlich sei. Im Jugendalter entwickelte die Tochter eine Anorexia nervosa, die aufgrund eines extrem niedrigen Gewichts in einer Klinik zwangsbehandelt wurde. Hier kam es zu Konflikten, weil das Verhalten des Mädchens für die Behandelnden unverständlich blieb.

Sarah erlebte während eines Klinikaufenthalts ihrer Tochter mit Anorexia nervosa, wie die Hypothese einer symbiotischen Mutter-Kind-Beziehung entstand und damit einherging, dass Behandlungsentscheidungen über ihren Kopf hinweg getroffen wurden. Wie die Hypothese entstand, blieb für sie unklar. Möglicherweise sei sie durch Gespräche der Behandelnden mit dem Vater ihres Kindes beeinflusst worden. Dessen Umgang mit der Therapie des Kindes sei in ihrer Wahrnehmung von dem Wunsch geprägt gewesen, sich selbst vor Schuldfragen zu schützen und zu vermeiden, dass eigene belastende Erfahrungen berührt würden. Der Fokus auf die Mutter sei also für ihn mindestens praktisch gewesen und möglicherweise auch durch eine Online-Väter-Community inspiriert, die für Fachkräfte anschlussfähige

Argumente liefere, um ein Bild der Mutter-Kind-Beziehung als »symbiotisch« zu stützen und eigene Handlungsweisen zu rechtfertigen.[7]

Den beiden Fällen ist gemeinsam, dass scheinbar diagnostische Zuschreibungen vorgenommen wurden, die für die Betroffenen diffus blieben. Weder wurde transparent gemacht, auf welche diagnostischen Systeme oder Konzepte sich die Zuschreibungen bezogen, noch, inwiefern sie entwicklungsangemessen, zeitlich stabil oder von akuten Krisen- und Traumareaktionen abzugrenzen seien. Implizit wird in dem Gespräch daher auch die Frage verhandelt, was als »gute« oder »schlechte« Nähe gilt: Wann gilt elterliche Fürsorge als angemessene Reaktion auf eine existenzielle Krise? Ab welchem Punkt wird sie als pathologische »Symbiose« gelesen? Wie kann das operationalisiert werden?

Der folgende Gesprächsausschnitt ist kein Bericht über eindeutige Fehldiagnosen, sondern thematisiert, ob und wie Nähe moralisch bewertet wird, wie vor dem Hintergrund von Hypothesen Verantwortung verschoben und Deutungshoheit hergestellt werden kann und welchen Nutzen die Hypothesen für Betroffene, Eltern und Fachkräfte jeweils haben könnten.

Julia und Sarah – zwei Mütter im Gespräch

JULIA: Also, bei uns haben sie in der KJP gar nicht so viel gesagt, weil wir nach zweieinhalb Monaten wieder weg waren. Irgendwann meinte die Oberärztin: »Ihre Tochter hat eine Persönlichkeitsstörung« und ich sage: »Wie? Wieso? Wie kommen Sie denn darauf? Ich meine, dass sie jetzt irgendwie durchgedreht ist aufgrund der Anorexie ist ja logisch.« Sie meinte: »So was weiß ich als Oberärztin.« Also, sie konnte das nicht richtig begründen.

Ich habe dann gegoogelt: Was meint sie damit? Was heißt das jetzt genau? So ungefähr wusste ich das natürlich, aber nur so ungefähr. Und das war völlig überflüssig, so eine Diagnose zu stellen. Natürlich sind wir alle durchgedreht in dem Moment, wenn die Krankheit so stark ist. Die Eltern wie auch die betroffenen Geschwister, alle sind total bescheuert und dysfunktional, aber die hat doch keine Persönlichkeitsstörung. Ich habe dann gelesen, dass man das bei Jugendlichen gar

7 Gemeint ist der Väteraufbruch für Kinder e. V., dessen Landesverband Berlin-Brandenburg sich am 19. September 2023 mit einem offenen Brief gegen den Artikel „Väterrechtler auf dem Vormarsch" von Correctiv gewandt hat. In dieser Stellungnahme weist der Verband ausdrücklich die Unterstellung zurück, er arbeite gegen Mütter oder vertrete eine frauenfeindliche Agenda (https://berlin.vaeteraufbruch.de/presse-original/stellungnahme-zum-correctiv-artikel-vaeterrechtler-auf-dem-vormarsch-vom-19092023). Weitere Perspektiven bieten die MIA – Mütterinitiative für Alleinerziehende e. V. (die-mias.de) sowie die Internetseite www.familienrecht-in-deutschland.de.

nicht diagnostizieren kann. Ich sag mal, da war sie 14, 15. Da kann man vielleicht noch sagen: »Wenn es nach fünf oder zehn Jahren immer noch nicht besser ist, kann man vielleicht mal überlegen. Aber so ist das ja eine selbsterfüllende Prophezeiung. Also, die meisten Eltern würden wahrscheinlich sagen »Oh Gott, ach du meine Güte, das hat sie auch noch«. Mich hat das richtig aggressiv gemacht und ich habe gedacht, der werde ich es zeigen. Ja, und das gleiche hat es bei unserer Tochter auch bewirkt. So eine Antihaltung. Und so sind wir auch aus der Erkrankung rausgekommen. Wir haben es dann zusammen geschafft.
Du sagst ja auch, ihr habt es zusammen geschafft. Trotz dieses: »Es ist zu eng, zu dysfunktional, zu ungesund, was Sie da machen.« Die Eltern können nicht einfach sagen: »Das ist deine Anorexie, damit haben wir nichts zu tun.« Leider wohnt die ja in der Familie und das Kind ist trotzdem das eigene Kind, auch wenn es von der Anorexie besessen ist, befallen ist, umklammert ist, was auch immer. Das ist ein Familiending. Man kann bei allem irgendwas finden, wo so eine sogenannte Symbiose da ist und irgendwas schlecht ist. Erst mal ist die Frage: Was ist jetzt schlecht? Ist Symbiose schlecht? Wenn ein Kind so krank ist, ist es ja völlig normal, dass man klammert. Und wenn das Kind dann gesund wird, muss man natürlich zusehen, dass man sich irgendwie zurückzieht. Und das ist schwierig und das wird vielleicht nicht immer glatt laufen. Ja, das ist vielleicht zu symbiotisch am Anfang, aber das muss sich auch alles erst mal zurecht ruckeln.
SARAH: Ja, also wichtig finde ich halt wirklich über diese möglichen Prozesse, über den Stoffwechsel und diese ganzen Konzepte einfach Bescheid zu wissen, dass man für sich gucken kann, was trifft da bei mir zu, wie sehe ich das? Wie ordne ich das ein und wie gehe ich damit um?
JULIA: Was würdest du denn selbst sagen? Bist du zu symbiotisch oder nicht?
SARAH: Ach was. Nee, bin ich nicht. Also, natürlich gab es Situationen, wo dann die Diagnose endlich ausgesprochen war, wo ich tatsächlich nachts neben ihr im Bett lag und geguckt habe: Atmet sie noch? So ein Blödsinn. Aber das war eine Trauma-Krisenreaktion.
JULIA: So, und was ist da jetzt falsch dran?
SARAH: Nee, ich bin nicht symbiotisch, aber es beschäftigt mich. Weil ich es nicht verstehe. Durch diese Zuschreibung hat sich die Ebene einfach komplett verschoben. Ich war mir ganz sicher, dass die mit mir zusammenarbeiten werden, aber der Gedanke war für die ganz weit weg. Ich bin wie vernebelt aus diesen Gesprächen rausgegangen. Ich hatte auch Mitleid. Die wollten ja helfen. Mein Gehirn hat sich einfach geweigert, wütend zu sein, weil ich diese Beziehung hinkriegen wollte. Irgendwann hat meine Therapeutin gefragt, ob ich vielleicht die Klinik abfackeln möchte und ich dachte: Wäre gut, wenn ich das wollen könnte. Aber sie haben es schlimmer gemacht, weil mein Ex diese Symbiose-Theorien

gut fand. Der musste sich nicht mit sich selbst beschäftigen. Das war dann auch nicht mehr einzufangen. Unsere ambulante Therapeutin hat später irgendwann gesagt: »Es hat keinen Sinn, wir machen das jetzt ohne ihn.« Und das Schlimmste war: Ich habe es kommen sehen, ich habe versucht, es abzuwenden und durch das vorausschauende Benennen wurde ich so interpretiert, dass ich ihm Böses will und das Kind zwischen uns beiden steht. Und wenn man es umdreht, kann man auch wieder die harmonisierende Magersucht-Mutter reininterpretieren, weil ich versucht habe, den Laden zusammenzuhalten. Aus diesen Theorien gibt es kein Entrinnen, da passt immer was, wie beim Horoskop.

JULIA: Meine Tochter hat auch bei mir im Bett geschlafen. Auch andere Kinder haben bei ihren Eltern im Bett geschlafen, als sie Anorexie hatten. Wie gesagt, wenn ich das vor zehn Jahren gehört hätte, hätte ich gesagt, die sind irgendwie ein bisschen gestört, die Eltern. Beziehungsweise ich hätte das nicht gesagt, aber ich hätte mich gefragt: Was ist falsch mit denen? Aber wenn ich Fachkraft bin und ich arbeite mit Essstörungsmenschen, dann muss ich wissen, dass so was nicht falsch ist. Und gerade wir sind auch nachts aufgestanden und haben geguckt, ob unsere Tochter noch atmet. Also ja, das war traumatisch, aber das war eine notwendige Maßnahme. Wenn ein Kind gesund ist und man nachts ständig aufsteht und guckt, dann müsste man sich mal fragen: Was? Warum ist das so? Wie kommt das? Aber das Kind ist ja in der Krisensituation gewesen, bei euch, bei uns und natürlich schläft man nachts nicht, wenn man nicht weiß, ob das Kind das überlebt.

SARAH: Ja, nee, also das mit der Symbiose, das passt nicht. Die Überfürsorglichkeit passt auch nicht. Ich denke, ich war einfach definitiv belastet, auch überlastet.

Nicht therapierbar

Jasmin Benser ist Trainerin für gewaltfreie Kommunikation und Trauma-Therapeutin, sie unterstützt Menschen in verschiedensten schwierigen Lebenssituationen. Studiert hat sie Ernährungswissenschaften – und sich viel mit Ernährungspsychologie beschäftigt. Sie hat selbst erlebt, wie in schwierigen Lebensphasen »durch große Verluste ausgelöst« ihr Appetit vollständig verschwand. Weil in ihren Kursen für gewaltfreie Kommunikation immer wieder Menschen waren, die eine Essstörung hatten, entschied sie, sich zur Fachberaterin für Essstörungen und Coach für neurosystemische Integration weiterzubilden. Erst kürzlich begann sie mit einem Coaching-Angebot für Eltern, deren Kind eine Essstörung hat. Manchmal erlebe sie Eltern, die nach einigen Gesprächen sagen: »Wir wünschen uns eigentlich nur, dass unser Kind therapiert wird.« Andere würden eher einen Raum für sich suchen, der auch das Kind flexibel einbezieht. Die »laufenden Studien« und eine mediale

Auseinandersetzung mit familienbasierter Therapie bei Anorexia nervosa nimmt Jasmin Benser wahr und ernst, denn sie hat bis jetzt » viele Geschichten mitbekommen, wo ich mit den Ohren geschlackert habe, was da alles passiert ist und ich mir dachte: ›Wie gut wäre es gewesen, wenn die Familie schon vor ein oder zwei Jahren eine ganzheitliche Unterstützung bekommen hätte.‹«
Einer ihrer ersten »Fälle« ist eine Familie, deren zehnjähriges Kind nach einem odysseehaften Jahr der Hilfesuche gerade mit dem Label »nicht therapierbar« nach Hause zurückgekehrt ist. Nun geht es darum, ein eigenes Kompetenzteam für ein Home Treatment aufzubauen. »Wir sind noch dabei, die größte Sorge zu bearbeiten, nämlich Rückfallprophylaxe«, erzählt Jasmin Benser. »Die Angst der Mutter ist, dass jeder Streit sich wieder ins Gegenteil verkehren kann und sie dann erneut in der Notaufnahme landen.« Durch einen Aufenthalt in einer geschlossenen Psychiatrie seien in der Beziehung der Familie »Wunden entstanden, die wir jetzt so langsam heilen möchten. Oder eher, versorgen«. Durch das Getrenntsein von der Familie habe das zehnjährige Mädchen den Wunsch »übernommen«, dass niemand bei ihren psychotherapeutischen Sitzungen dabei sein solle, auch die Eltern nicht. Es sei eine große Umgewöhnung, zu sagen: »Jetzt übernehmen wir als Familie.«

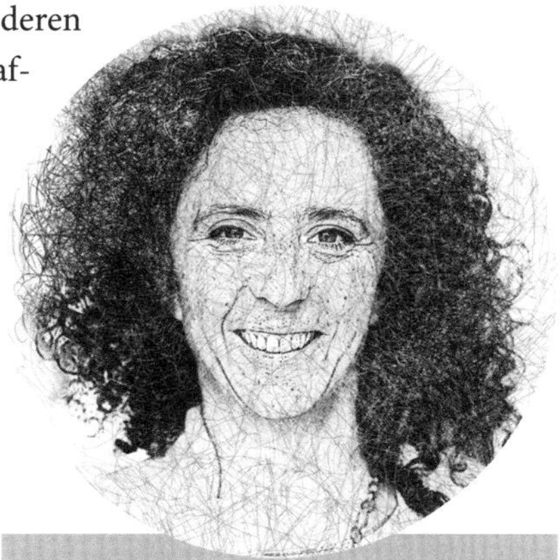

Porträt von Jasmin Benser

Die Erwachsenen beschäftigt auch, was das Label »nicht therapierbar« mit den Gefühlen und Beziehungen der Familienmitglieder macht. Jeder noch so kleine Rückschritt kann unter dem Schatten dieser Worte erlebt werden. Es ist zu einer emotionalen Zusatzaufgabe geworden, wieder Vertrauen in sich selbst aufzubauen. Jasmin Benser sagt: »Nicht therapierbar, das kann man doch als Fachperson so nicht sagen. Im Grunde geht es darum, dass die Klinik an ihre Grenzen gekommen ist – nicht das Kind, nicht die Familie.«

Überfürsorglichkeit

Auch Anna, 41, Mutter von zwei Kindern, kennt diese Art von Logik, die für Betroffene unauflösbar erscheinen kann. Nicht in Verbindung mit »PAS« oder »Symbiose«, sondern mit »Überfürsorglichkeit«. 2023 suchte die Pädagogin, die selbst in der Jugendhilfe gearbeitet hatte, Beratung bei einem Kinderschutzzentrum. »Es ging um Geschwisterrivalität«, sagt sie, »durch die Geburt meines zweiten Kindes hatte sich unsere Familiendynamik sehr verändert und ich wollte nichts übersehen.« Ihre Beraterin war »jung, jünger als ich«, wirkte engagiert. Und doch fühlte sich etwas komisch an. Die Beraterin habe viel in ihren Block geschrieben, wenig Blickkontakt gehalten oder nachgefragt und nach drei Terminen angekündigt, beim Jugendamt eine Familienhilfe zu beantragen. Anna beendete die Beratung, begründet mit ihrem unangenehmen Gefühl – zumal sie sich mit aktiven Großeltern, Unterstützung durch Kita und Schule sowie psychologischer Beratung gut eingebunden sah. Dieser »Abbruch« aus Sicht der Beraterin führt zu einer unmittelbaren Meldung von Kindeswohlgefährdung nach Paragraph 8a, Achtes Buch Sozialgesetzbuch (SGB VIII). Begründung: Überforderung, Überfürsorglichkeit, Ausgebranntsein der Alleinerziehenden, deren Baby sich angeblich selbst verletze. »Es patschte sich während der Beratung vielleicht mal gegen den Kopf«, sagt die Betroffene, immer noch fassungslos. Im Jugendamt wurde der Fall schnell wieder geschlossen. »Haben wir hier öfter mal, dass sich jemand was zusammen konstruiert«, sagt die dort Zuständige zu Anna: »SGB VIII oder Familienhilfe sind nichts für Sie.«

Zwei Jahre hat es gedauert, bis Anna sich traute, den Leiter des Kinderschutzzentrums anzuschreiben. Dieser reagierte bestürzt und bot ein klärendes Gespräch und umfassende Aufklärung an. Trotzdem hängt Anna die Erfahrung nach, dass Fürsorge, Interesse an pädagogischen Fragen und ein hohes Gerechtigkeitsempfinden kritisch umgedeutet werden können – vielleicht nur, weil das Gegenüber gerade eine bestimmte Fortbildung gemacht hat und auf Aspekte fokussiert ist, die nicht zutreffen müssen. Sie fragte sich zudem, ob sie als Alleinerziehende »anders gelesen« werde als jemand, der aktuell in einer Paarbeziehung sei. Besonders verunsichert habe sie, dass jede ihrer Reaktionen die Hypothesen ihres Gegenübers noch verstärken könnten. Sie resümiert: »Wirke ich zu rechtfertigend, entsteht der Eindruck, ich hätte etwas zu verbergen. Kritisiere ich die Fachkräfte, wirkt es übertrieben oder wie elterlicher Widerstand, um der Wahrheit nicht ins Auge sehen zu müssen, oder als Reaktion narzisstischer Kränkung. Egal wie ich es ausdrücke, ich habe schon verloren.« Um solche Hilflosigkeitserfahrungen wiedergutzumachen, wünscht sie sich Ideen, Räume und Konzepte.

Die Zahl der von Jugendämtern festgestellten Kindeswohlgefährdungen und regulären Inobhutnahmen steigt seit Jahren kontinuierlich. Im Jahr 2024 wurden 63.700 Kindeswohlgefährdungen festgestellt, in rund 70 Prozent der 211.700 eingegangenen Meldungen allerdings nicht (Kappauf, 2024). Anna führt es darauf zurück, dass durch einige medial stark beachtete Kinderschutzfälle eine Übersensibilisierung in der Bevölkerung entstanden sei. Auch eine Absicherungsmentalität von Fachkräften könne zu voreiligen Meldungen führen (›Ich will nicht schuld sein, wenn doch was passiert‹).

»Das muss nicht heißen, dass bei den betroffenen Familien alles so läuft, wie wir es uns vor dem Hintergrund von moderner Bindungsforschung und Entwicklungspsychologie wünschen«, sagt Anna. »Doch es gibt einen Unterschied zwischen ungutem Bauchgefühl und gewichtigen Anhaltspunkten. Diese sollten durch mehrere Menschen und im Austausch mit den Eltern selbst validiert werden. In Fachsprache: durch dialogisches Fallverstehen.« In ihrem Fall habe die Beraterin vermutlich stattdessen vor dem Hintergrund einer Hypothese (Kindeswohlgefährdung) nach Indizien gesucht, die diese stützen, anstatt ebenso danach zu suchen, welche Indizien und Anhaltspunkte sie entkräften könnten.
Diese Gefahr hält sie gerade beim ↗ Halo-Effekt auf alleinerziehende Mütter für sehr hoch, wenn einem Merkmal (wie alleinerziehend) weitere Merkmale hinzugedeutet werden (überfordert, psychisch schwach usw.). »Und Fachkräfte, die schon ein Familienbett oder längeres Stillen bei einer Alleinerziehenden in eine alarmierte Haltung versetzen, benötigen ein breites Kompetenzspektrum im Kinderschutz, die eine Reflexion der eigenen Bewertungsmatrix einschließt.« Sonst bestehe das Risiko, dass ihre Haltung sich stärker auf Bestätigung durch andere Fachkräfte ausrichtet, statt auf Kooperation oder Multiperspektivität«, so Anna.

Abnorme psychosoziale Umstände

Eine weitere Begrifflichkeit würde Prof. Dr. Jörg Michael Fegert gern mal auf den Prüfstand stellen. Nicht, weil sie nicht existiere, sondern weil sie einer seiner früheren Recherchen zufolge in der Kinder- und Jugendpsychiatrie am häufigsten vergeben werde: die »verzerrte intrafamiliäre Kommunikation« als Kontextfaktor auf Achse fünf des multiaxialen Klassifikationssystems. Er hält die häufige Vergabe für ein professionelles Missverständnis: »Vermutlich wäre unter dem Stress einer Erkrankung die Kommunikation in jeder Familie irgendwie verzerrt. Aber wenn das bei fast jedem Patienten angekreuzt wird, was ist dann noch der Referenzwert für eine ›heile Familie‹?« Eine solche Diagnose sollte dann vergeben werden, wenn sich langfristige Kommunikationsmuster konkret beobachten lassen, die als dysfunktional gelten – wie Rollenumkehr, Doppelbotschaften oder Parentifizierung – und einen klaren Bezug zur Symptomatik des Kindes haben. Ähnlich verhält es sich mit dem »abweichenden Familienstand«: Oft ist nicht klar definiert, was als »abweichend« gilt, und von welcher Norm.
Manche der interviewten Eltern oder Fachkräfte schildern eine Verunsicherung, wenn solche familienbezogenen Diagnosen in einem Arztbrief oder Bericht auftauchen, aber vorher nicht besprochen wurden oder kein konkreter Zusammenhang zur Erkrankung eines Kindes erkennbar war. Ein Sozialarbeiter mit beruflichem Hintergrund in der Jugendhilfe schildert den Eindruck, dass »manchmal einfach

alles angekreuzt wird, was irgendwie passen könnte – etwa, wenn eine Mutter oder ein Vater alleinerziehend ist, ein Kind in einer Regenbogenfamilie aufwächst oder im Heim lebt«. Den Behandelnden sei dann möglicherweise nicht bewusst, wie stigmatisierend und schuldzuweisend es wirken könne, wenn solche Lebensrealitäten mit psychischer Erkrankung in Verbindung gebracht würden. Seiner Meinung nach sollte der Familienstand in der Diagnostik aber nur dann eine Rolle spielen, wenn etwa eine Alleinerziehende stark belastet sei, wenig Unterstützung habe oder chronisch erkrankt sei – und klar erkennbar sei, dass es das Kind emotional belaste. Selbst ein statistisches oder vermutetes Risiko reiche nicht aus, es sollten konkrete Beobachtungen vorliegen.

»Bei uns stand alles Mögliche im Entlassbrief der Klinik, wie verzerrte intrafamiliäre Kommunikation«, erzählt eine Mutter. Die Therapeutin ihres Kindes habe zwar erklärt, sie müsse den Arztbrief »so schlimm wie möglich« schreiben, um der Familie möglichst viele Behandlungsoptionen offen zu halten. Das habe sich aber nicht wie eine gemeinsame Entscheidungsfindung angefühlt und wirke – selbst Jahre später – noch wie eine Schuldzuweisung. Nachträglich frage sie sich, woher die Vorgabe, »möglichst schlimm« zu schreiben, gekommen sei: Von der Klinikleitung? Von der Krankenkasse? Oder fühlte sich die Therapeutin selbst dazu verpflichtet? Es bleibe ein Rätsel, trübe den Rückblick auf etwas, wofür sie gerne dankbar wäre – und das fühle sich nicht gut an. Verletzend sei auch, dass Fachkräfte in der Klinik dem Kind damals vermittelt hätten, es könne als Stammpatient zurückkehren. Die Familie habe das als beruhigende Rückversicherung empfunden. Nun sei die Wiederaufnahme durch eine andere Fachkraft als damals mit der Begründung abgelehnt worden, dass sich die Familie damals gegen die Empfehlungen der Klinik entschieden hätten. Ein erneuter Aufenthalt würde daher »nichts bringen«.

Zwischen Abrechnung und Beziehung

»Defizitär schreiben, in Ressourcen denken« – den Leitsatz nennt eine Kinder- und Jugendtherapeutin als möglichen »Insidertipp« für Eltern, die sich über Arztbriefe oder familienbezogene Diagnosen wundern, wenn diese nicht besprochen und erklärt werden. Der Satz sei ihr in der Ausbildung mitgegeben worden. Hintergrund ist, dass es für die Abrechnung mit der Krankenkasse notwendig sei, (mögliche) Belastungsfaktoren detailliert zu dokumentieren. Auch im Handbuch systemisch-familienorientierter Arbeit »SYMPAthische Psychiatrie« wird dieses Problem benannt. »Wie jede schizophrene Situation wird aber auch diese auflösbar, wenn man über sie metakommunizieren kann« (Schweitzer & Nicolai, 2010, S. 49), heißt es dort. Die Empfehlung lautet, Patientinnen und Patienten verständlich zu machen, dass eine bestimmte Diagnose für die Abrechnung, Befundmitteilung oder Krankschreibung richtig und nützlich sei, dass man aber in der Behandlung intern einer anderen (z. B. Situationsdiagnose) folgen könne (Schweitzer & Nicolai, 2010).

Eine KJP-Chefärztin hält es vor diesem Hintergrund auch für »wichtig, die Diskussion um den ICD-10 zu verstehen.« Hier brauche es im Gegensatz zum ICD-11 noch stärker einen defizitären Blick auf Symptome, um eine Diagnose und damit einen Abrechnungsschlüssel zu haben. Fachkräften sei zwar bewusst, dass dies etwas anderes sei als die Beziehung zu Betroffenen und Angehörigen, doch es könne über Berufsjahre hinweg die Haltung prägen, wenn man das Negative ständig im Blick haben müsse. Auch das Erleben schwieriger Fälle könne bei Fachkräften zu einer Defizitorientierung führen. »Es ist schon so, dass ich durchaus selbst in Haushalten war, wo es die Tiere besser hatten als die Menschen – und alle hatten ein Problem, nur die Eltern nicht«, erzählt sie. »Da fragt man sich: Bin ich jetzt zu sehr Wohlstandsbürger? Und es gibt Situationen, das sind natürlich besonders eklatante Geschichten, da warte ich jetzt auf das dritte Kind der Familie, nachdem uns die ersten beiden hier in der Klinik mit einer hohen Turbulenz über Jahre beschäftigt haben. Und ich weiß, dass es acht Jahre gedauert hat, bis die Mutter etwas zuverlässiger wurde und verstanden hat, dass das Kind nicht nach Hause kommen kann, weil es zu Hause einfach nicht geht.«

7.4 Impulse und Übungen

Hypothesenbildung transparent machen

Lernziele: Die Teilnehmenden reflektieren, wie Hypothesenbildung transparent, dialogisch und entwicklungsfördernd gestaltet und Eltern aktiv in Denkprozesse einbezogen werden können – sowohl im direkten Gespräch als auch über begleitende Materialien.

Checkliste für Eltern: Wie erkenne ich, ob Hypothesenbildung hilfreich und tragfähig ist?

Wenn Kinder oder Jugendliche psychisch erkranken, geraten oft auch familiäre Beziehungen in den Blick. Fachkräfte entwickeln in der Diagnostik oder Beratung sogenannte Hypothesen – also Annahmen darüber, welche Faktoren die aktuelle Krise beeinflussen oder aufrechterhalten könnten. Solche Hypothesen können sehr

hilfreich sein, um neue Perspektiven zu gewinnen und passende Unterstützung zu entwickeln.
Doch nicht alle Hypothesen sind automatisch hilfreich. Besonders aufmerksam sollten Erwachsene (also z. B. Eltern und Fachkräfte) sein, wenn vage Begriffe ins Spiel kommen. Dazu zählen etwa »Überfürsorglichkeit«, »Symbiose«, »Abgrenzungsschwierigkeiten« oder der Gedanke, dass ein Jugendlicher sein »schwieriges« Verhalten steuern könnte, wenn er wollte. Solche Konzepte können zutreffen, aber manchmal fehlen wichtige Informationen oder sie wirken einseitig oder schuldzuweisend, wenn sie nicht gut erklärt und gemeinsam hinterfragt werden.
Diese Checkliste soll Eltern dabei helfen einzuschätzen, ob Hypothesen offen, verständlich und entwicklungsfördernd formuliert sind. Gute Hypothesen laden zum gemeinsamen Nachdenken ein und führen oft dazu, dass Eltern sich zunehmend trauen, offen zu sprechen.

Merkmale konstruktiver Hypothesenbildung

Transparenz: Die Fachkraft erklärt, warum sie eine bestimmte Hypothese in den Raum stellt und worauf sie sich stützt (z. B. Beobachtungen, Studien, Erfahrungen, Diagnosen). Beispiel: »Ich frage mich, ob … – weil mir aufgefallen ist, dass…«

Gemeinsames Denken: Die Hypothese wird als offene Einladung zum Mitdenken formuliert, nicht als feststehende Wahrheit. Beispiel: »Wie klingt das für Sie?« oder »Könnte das passen oder sehen Sie es anders?«

Raum für Gegenvorschläge: Eltern dürfen widersprechen, mitdenken, ergänzen – ohne sich abgewertet zu fühlen. Beispiel: »Was sagt Ihr Bauchgefühl dazu?«

Verbindung zur Praxis: Die Hypothese führt zu nachvollziehbaren nächsten Schritten – sie ist nicht nur Theorie. Beispiel: »Wenn das stimmt, dann könnten wir Folgendes ausprobieren…«

Offenheit für Revision: Die Fachkraft signalisiert: Hypothesen sind vorläufig, können überprüft und verworfen werden. Beispiel: »Vielleicht stimmt es nicht – dann denken wir noch mal neu.«

Zeit: Hypothesen gelten als vorläufig und können sich verändern, wenn neues Wissen hinzukommt oder sich die Situation verändert. Eltern wird Zeit gegeben, um Hypothesen zu reflektieren, mit wichtigen Personen abzugleichen (Kinderarzt, Familie, Freunde) und zu einem späteren Zeitpunkt darauf zu reagieren.

Reflexionsfragen für Eltern:

- Verstehe ich, worauf die Hypothesen der Fachkräfte basieren, die mein Kind behandeln?

- Wurde ich in die Gedankenbildung einbezogen?
- Fühle ich mich als denkfähiger Gesprächspartner, als denkfähige Gesprächspartnerin behandelt?
- Dienen die Hypothesen meinem Kind oder einer Entlastung des Systems?
- Darf ich widersprechen, ohne dass das Gespräch kippt oder endet?
- Wurden Alternativen besprochen oder nur eine Sicht angeboten?

Übung für Fachkräfte zur Checkliste für Eltern

Schritt 1: Erste Reaktion auf die Checkliste festhalten

Lesen Sie die Checkliste für Eltern aufmerksam durch. Notieren Sie:

- Welche Gefühle und Gedanken löst die Checkliste bei mir als Fachkraft aus?
- An welchen Stellen erlebe ich Zustimmung, Irritation oder Abwehr?
- Welche Befürchtungen habe ich in Bezug auf die Nutzung durch Eltern?

Schritt 2: Anwendbarkeit im eigenen Arbeitskontext prüfen

- In welchen Situationen und Settings (z. B. Erstgespräch, Diagnostik, Behandlungsverlauf, Krisensituationen) könnte die Checkliste für Eltern hilfreich sein?
- Für welche Eltern oder Familiensituationen erscheint sie gut geeignet, für welche eher (noch) nicht?
- Welche Rahmenbedingungen (Zeit, Beziehung, institutionelle Vorgaben) könnten die Nutzung erleichtern oder erschweren?
- Welche Anpassungen oder Erläuterungen wären in meinem Arbeitskontext sinnvoll, ohne den Kern der Checkliste zu verändern?

Schritt 3: Zeitpunkt der Vermittlung reflektieren

- Zu welchem Zeitpunkt im Behandlungs- oder Beratungsprozess würde ich Eltern diese Checkliste zur Verfügung stellen?
- Was spricht für eine frühe Einführung, was für einen späteren Zeitpunkt?
- Woran würde ich erkennen, dass Eltern gerade offen für solche Reflexionsfragen sind?
- Wie könnte ich Eltern signalisieren, dass sie sich Zeit nehmen dürfen und nicht sofort reagieren müssen?

Schritt 4: Umgang mit Reaktionen bedenken

- Welche Reaktionen könnte die Checkliste bei Eltern auslösen (z. B. Erleichterung, Verunsicherung, Rückzug, Kritik)?
- Wie würde ich reagieren, wenn Eltern einzelne Fragen nutzen, um Hypothesen klar zu hinterfragen oder abzulehnen?
- Wie kann ich im Gespräch verdeutlichen, dass Widerspruch und abweichende Sichtweisen ausdrücklich erwünscht sind?
- Was brauche ich selbst, um auch bei kritischen Rückmeldungen dialogisch und offen zu bleiben? Welche fachliche Unterstützung brauche ich, wenn kritische Rückmeldungen erst gegen Ende einer Zusammenarbeit auftreten?

Wahrnehmungsverzerrungen erkennen und systemisch handeln

Lernziele: Die Teilnehmenden sensibilisieren sich für die Wirkung impliziter Annahmen, reflektieren deren Einfluss auf Jugendliche und Eltern und entwickeln Strategien für einen bewussten Perspektivwechsel in der Praxis.

Beispiel: *Das Klinikpersonal vermutet bei einem Mädchen mit Anorexia nervosa Waschzwang oder Erbrechen, weil ihre Hände rau sind und sie während des Refeedings häufig zur Toilette geht. Sie wird angehalten, seltener zur Toilette zu gehen. Um unangenehme Situationen zu vermeiden, uriniert sie auf dem Zimmer in ihre Trinkflasche. Einige Zeit später erzählt sie der Mutter davon, die überlegt, Kontakt zum Klinikpersonal aufzunehmen.*

Schritt 1: Interpretationen sichtbar machen

Versetzen Sie sich in die Lage des Klinikteams. Wählen Sie zwei der untenstehenden Denkweisen, die sich möglichst stark widersprechen, und wägen Sie ab: Welche Chancen und Risiken bietet die Denkweise? Wie könnte sich die Denkweise auf unsere Zusammenarbeit mit der Mutter und der Jugendlichen auswirken?

- Die Jugendliche ist Erwachsenen gegenüber unsicher, sonst würde sie direkt mit uns reden statt mit ihrer Mutter. Das ist das eigentliche Problem, mit dem wir die Familie konfrontieren müssen.
- Ein Klinikaufenthalt ist eine krisenhafte Ausnahmesituation, in der unsicheres Verhalten einer Jugendlichen nicht verwundert.
- Das würde bei uns nicht passieren. Die Jugendliche hat übertrieben, um ihre Mutter gegen uns aufzubringen.

- Es ist normal, sensible Themen mit einer vertrauten Person zu besprechen. Gut, dass die Beziehung stabil ist.
- Es ist enttäuschend, dass die Jugendliche sich nicht traute, uns anzusprechen. Aber selbst eine gute Beziehung zur Klinik bleibt immer noch eine Beziehung zu einer Institution und sollte machtsensibel hinterfragt werden.
- Die Mutter ist zu nah dran an ihrer Tochter und sollte lernen, loszulassen.

Beantworten Sie diese Fragen:

- Welche Chancen und Risiken bieten diese Denkweisen?
- Wie könnte sich diese Denkweisen auf die Arbeit mit der Jugendlichen und der Mutter auswirken?

Schritt 2: Transparenz schaffen

Diskutieren Sie, wie Sie die Jugendliche und ihre Mutter bereits in den Austausch über Ihre Denkweisen einbeziehen könnten.

Schritt 3: Handlungsstrategien aus systemischer Sicht verstehen

Versetzen Sie sich nun in die Rolle einer Fachkraft (z. B. Familienberatung, ambulante Therapeutin der Tochter), bei der die Mutter Rat sucht. Sie hat gerade von dem Vorfall erfahren und möchte ihre Tochter unterstützen, ohne sie zusätzlich zu belasten oder die Beziehung zur Klinik zu gefährden. Entwickeln Sie mit der Mutter eine Handlungsstrategie.
Orientieren Sie sich an diesen Fragen:

- Was braucht die Mutter in dieser Situation?
- Wie kann sie das Vertrauen ihrer Tochter in die Klinik stärken, ohne ihre elterliche Fürsorge zu vernachlässigen?
- Wie kann sie das Klinikteam für eine Zusammenarbeit gewinnen, wenn ähnliche Anfragen bereits mit dem Hinweis auf Überfürsorglichkeit abgewehrt wurden?
- Wie erfahren Sie, ob die Handlungsstrategie der Mutter erfolgreich war?

Schritt 4: Stolpersteine vermeiden

Bleiben Sie in der Rolle der beratenden Fachkraft. Wählen Sie aus der Liste unten einen »Stolperstein«, also eine Reaktion, die die Beratung unbeabsichtigt erschweren könnte. Überlegen Sie: Was könnte dazu führen, dass ich so handle oder argumentiere? Welche Auswirkungen hätte das auf meine Zusammenarbeit mit der Mutter? Was kann ich tun, um diese Reaktion bei mir selbst zu vermeiden?

- Beschwichtigen (z. B. »die Klinik tut ihr Bestes«, »hat nicht genügend Ressourcen«)
- Interpretieren (z. B. »Was möchte Ihre Tochter damit erreichen?«)
- Sich mit Beteiligten identifizieren (Tochter, Fachkräfte in der Klinik, Mutter)
- Vergleichen (z. B. mit anderen Fällen, in denen dieselbe Diagnose vorkam)
- Über den Auftrag hinausarbeiten (z. B. durch Tipps zur Selbstfürsorge)
- Eine Wahrnehmungsverzerrung andeuten (z. B. »Sie haben sicher auch einen Anteil an der Situation«, »Sie sind gerade sehr belastet, vielleicht sehen Sie es negativer, als es ist?«)

8 Mit Schuldfragen umgehen

Dieses Kapitel beschäftigt sich mit dem Spannungsfeld von Schuldgefühlen und Schuldzuweisungen. Es betrachtet, wie diese Gefühle bei Eltern und Fachkräften entstehen, wie sie sie deuten und wie sie damit umgehen können. Schuldgefühle gehören in vielen Krisensituationen zur emotionalen Realität, können nachvollziehbar, vielschichtig und tief verankert sein. Entscheidend ist, ob diese Gefühle in einer Zusammenarbeit verfestigt oder in einem respektvollen Miteinander allmählich entlastet werden. Gleichzeitig kann das Gefühl von Schuldzuweisungen entstehen, wenn Fachkräfte unklar kommunizieren oder Handlungen und Aussagen der Eltern als kritisch, falsch oder verantwortungslos gedeutet werden. Schuld wird damit zu einem Beziehungsthema zwischen Eltern und Fachkräften, das bewusste Aufmerksamkeit verdient. Eine Grundannahme des Kapitels lautet: Das Erleben, aktiv etwas zu tun können, mildert Schuldgefühle, während das Erleben von Ohnmacht wie eine Schuldzuweisung wirkt.

8.1 »Ist es meine Schuld?«

Tabea – eine Genesungsbegleiterin und Mutter erzählt

> *Eine der wichtigsten Fragen war für mich: Ist es meine Schuld? Ich arbeite mit vielen anderen krisenerfahrenen Mamas, deren Kinder auch betroffen sind. Obwohl manche es gar nicht offen aussprechen, kommt immer wieder die Frage auf: »Habe ich das vererbt? Hätte ich etwas anders machen können? Was habe ich getan, dass mein Kind so ist?« Und mit jeder Mama, mit der ich arbeite, sage ich mir selbst immer wieder: »Ja, natürlich, es sind auch meine Gene. Und dazu kommen Unterschiede, welches Kind welche Resilienz hat. Und die Umwelt. Und vielleicht waren die Eltern zu streng oder zu unempathisch oder zu unsensibel. So war das schließlich früher oft, das gesagt wurde: Stell dich nicht so an. Aber hätte ich mich anders entschieden, wenn ich es vorher gewusst hätte? Ich kenne keine Mama, die da »Nein« sagt. Damit hebt sich ja die Schuldfrage schon auf. Für mich war das die beste Lösung, so konnte ich einfach in die Liebe gehen. Wichtig ist, sich zu entschuldigen. »Ich habe es nicht besser gewusst.« Und dann einfach zu versuchen, es besser zu machen. Ich glaube, wenn es um Therapie geht, leiden oft die Beziehungen unter diesen »Schuldzuweisungen«. Deshalb denke ich, dass in der Jugendpsychiatrie sehr sensibel damit umgegangen und hingeguckt werden sollte, wenn diese Fragen aufkommen.*

8.2 »Unschuldig-schuldig und schuldig-schuldig«

Stefan – ein Psychologe und Bruder erzählt

Die Eltern von heute sind eine andere Generation als ich, klar. Ich habe in der Grundschule noch einen Direktor gehabt, der hat Schüler vor der Klasse zusammengeschlagen und da hat keiner was gesagt, weil der Kreisvorsitzender der CDU war und nur einen Arm hatte. Der wurde entschuldigt, weil er ein Held war. Mit Zigarre im Unterricht und solchen Sachen. Aber ich finde den Aspekt der Scham oder der Schuld wichtig. Wenn nämlich ganz deutlich ist, dass Eltern Kindern schaden. Und trotzdem ist es wichtig zu wissen, dass die das aus Gründen tun und sehr selten direkt, um jemandem zu schaden. Das gibt es hin und wieder auch. Häufiger gibt es aber eine verschachtelte, viele Generationen übergreifende Familiendynamik. Das ist, glaube ich, ein Aspekt, dass diese Verstrickungen analysiert werden müssen. Die reichen oft so lange zurück, dass sich die Schuldfrage meistens relativiert. Es gibt von Ferdinand von Schirach hierzu eine Unterscheidung. Er ist der Enkel von Baldur von Schirach, dem Anführer der Hitler-Jugend, und hat unterschieden zwischen unschuldig-schuldig und schuldig-schuldig. Und zwar hat Ferdinand von Schirach gesagt, sein Großvater war schuldig-schuldig, weil er aus einer sehr gebildeten Familie kam und wissen musste, was Hitler für ein Verbrecher ist.

Also, nun zu meiner Familie. Meine Schwester hatte eine Essstörung. Erst Anorexie, später Bulimie. Bei uns im Ort war kurz vorher ein Mädchen gestorben, weil ihre Familie keine Behandlung wollte. Das war das Dorfgespräch. Meine Eltern wollten so etwas auf keinen Fall erleben, und so waren wir eine der ersten Familien im Dorf, die überhaupt eine Familientherapie hatte. Das war ein Novum, und das war richtig gut. Ich würde sagen, es hat meiner Schwester das Leben gerettet. Deshalb bin ich später auch selbst Familientherapeut geworden. Mein Vater kam oft sehr aufgebracht aus der Therapie und sagte: »Der Therapeut beschuldigt mich!« Und als Junge dachte ich: »Ja, richtig so!« Heute weiß ich, dass der Therapeut viele konkrete Dinge benannt hat, die mein Vater nicht ändern konnte oder wollte. Dafür hat er sich geschämt. Aber diese Dinge auszusprechen, war wichtig. In meiner Arbeit mit Jugendämtern und Kinder- und Jugendpsychiatrien erlebe ich heute oft das Gegenteil: Es wird nicht offen gesprochen. Aktuell geht es um einen Fall, da wird ein Kind von seinem Vater geschlagen. Die Kinder- und Jugendpsychiatrie denkt, es sei besser, das Kind fremdunterzubringen. Ich denke das auch. Aber sie weigern sich, es dem Vater zu sagen. Sie wollen sogar einen Runden Tisch mit dem Jugendamt einberufen – ohne ihn. Da wird die Schuldfrage zum Machtinstrument, denn der Vater ist dem gänzlich ausgeliefert. Er kann sich nicht äußern, er kann seine Perspektive nicht darlegen, weil gar nicht offen gesagt wird, dass oder wofür er beschuldigt wird. Vielleicht haben die Fachkräfte Angst, er könne juristisch drohen, und dann müssten sie nachweisen, dass sie am richtigen Thema gearbeitet haben. Aber das sind ihre Gefühle, mit denen sie umgehen müssen. Verschweigen oder Entmündigung ist auch eine Form von Gewalt. Ich habe gesagt, dass ich den Runden Tisch gerne moderiere. Aber der Vater muss dabei sein, und das wird er jetzt auch.

8.3 »Aber es geht doch darum, dass unsere Kinder wieder ohne Angst essen lernen?«

Annalena – eine Mutter erzählt

Während der Klinikaufenthalt meiner Tochter immer schräger wird, komme ich in einer Online-Selbsthilfegruppe an, die sich mit Evidenz und familienbasierten Behandlungsansätzen auseinandersetzt. Vieles davon kommt aus dem englischsprachigen Raum, oft fällt der Begriff Family Based Treatment, kurz FBT. Gemeint ist: Die Eltern übernehmen die Verantwortung fürs Essen und geben sie in geplanten Schritten wieder zurück. Es gibt dazu Bücher und Blogs, die helfen sollen.
Ich habe früher schon versucht, FBT zu machen, aber es klappte nicht: Beim ersten Versuch sitzt meine Tochter auf der Küchenbank und guckt wie ein Dämon. Als ich mich umdrehe, schmiert sie mit der Hand Haferbrei unters Sitzkissen. Ich fahre sie in die Ambulanz der Kinder- und Jugendpsychiatrie, wo man uns wieder wegschickt: »Als Notfall nicht dünn genug, sorry.«
Doch jetzt bekomme ich handfeste Hilfe. Die anderen Eltern wissen, wie man BMI und Energiebedarf berechnet, welche Rezepte sich fürs Zunehmen eignen und schicken mir Pläne für die Wiedereingliederung in die Schule. Worauf soll ich hinweisen, ab welchem Gewicht ist Sport wieder möglich, gibt es einen Raum, in dem ich bei Bedarf mein Kind in den Pausen beim Essen begleiten kann?
Eine andere Mutter hilft mir, bei der Krankenkasse einen Reha-Antrag durchzuboxen, den die Rentenversicherung abgelehnt hatte – beide Kostenträger verweisen jeweils aufeinander. Den Reha-Antrag bräuchte ich für einen weiteren Klinikaufenthalt, falls meine Tochter spontan entlassen wird. Die Drohung steht schon länger im Raum, weil sie nicht schnell genug zunimmt. Stresstoleranz ist unter den Eltern

ein wichtiges Thema, und gewaltfreie Kommunikation am Esstisch. Das ist alles so wunderbar konkret.
Einige Kliniken arbeiten mit der Eltern-Selbsthilfegruppe zusammen. Eine Mutter erzählt mir von einem Treffen, bei dem sich Eltern, Therapeuten und Ärzte austauschten. Sie habe sich über die Skepsis mancher Fachleute gewundert, die oft nicht sicher seien, ob Eltern zu Hause mit einer psychischen Erkrankung umgehen und das Essen ihrer Kinder anleiten können; »führt das am Ende zu Gewalt?« Manche Fachleute sagen: »Viele Eltern konzentrieren sich zu sehr auf das Greifbare, auf Essen und Gewicht.« Wir denken andererseits: »Aber darum geht es doch – dass unsere Kinder wieder ohne Angst essen lernen. Woher kommt diese Angst der Fachleute vor uns Eltern? Sie sind doch auch Eltern. Und viele von uns sind selbst Sozialarbeiter, Ärzte, Pädagogen. Wieso arbeiten sich so viele Menschen an Beziehungsthemen zwischen Erwachsenen ab, statt gemeinsam für die Kinder da zu sein, die uns jetzt bräuchten?«
Ich spreche beruflich viel mit Menschen aus der Jugendhilfe, und so hörte ich etwa von einer erfahrenen Wohngruppenleiterin, dass in ihrem Haus zwei Mädchen mit einer atypischen Anorexie leben. Sie habe keine Idee, wie sie mit ihnen umgehen solle; beide seien normalgewichtig, also nicht »klinikreif«. Letztendlich sei keine Handhabe möglich. Da die Situation schon so lange andauere, sei das Essen freiwillig. Keines der Mädchen werde fachgerecht begleitet. An aktueller Literatur und Hilfestellungen für Helfer ist sie sehr interessiert, kennt sie aber nicht. Mich erschreckt zu hören, wie wenig Wissen da ist. Was geschieht mit Jugendlichen, deren Eltern nicht die Ressourcen haben, sich zu engagieren oder sich Wissen anzueignen? Die Angst um meine Tochter vergrößert sich zu einer Angst um alle, die keine adäquate Versorgung finden. Auch um die, die schon gestorben sind.
Hellhörig werde ich, als ich mit meiner Bekannten auf Elternarbeit zu sprechen komme: Sie macht seit Jahren Workshops für Eltern in der Jugendhilfe und wirft sofort ein, dass die Auseinandersetzung mit »Schuldgefühlen« und »Psychoedukation« da doch sehr wichtig sei. Ich bin irritiert: Gerade hat sie noch von ihrer eigenen Hilflosigkeit erzählt – und jetzt will sie Psychoedukation mit Eltern machen? Was meint sie damit? Und wieso geht sie automatisch davon aus, dass Eltern »Schuldgefühle« haben? Soll ich jetzt auch welche haben?
Als ich später die Klinik-Akte meiner Tochter lese, wird sie für mich zum Erkenntnisschatz. Nicht wegen der Klarheit, sondern wegen der Widersprüche. Die Fachleute beschreiben darin gerade genau jene Gespräche mit mir als »psychoedukativ«, die für mich die irritierendsten waren. Manche schreiben in der Akte, dass sie mich am Telefon »beruhigen«. Leider gingen so die eigentlichen Inhalte unserer Gespräche verloren: ich hatte konkrete Fragen, den Fachkräften fehlten konkrete Informationen. Beim Lesen wirkt es so auf mich, als nähmen sie Gefühle

wahr – Stress, Unruhe, Genervtheit. Doch statt sie als etwas Eigenes zu erkennen, projizieren sie sie auf meine Tochter und mich. Unsere Worte werden zu Symptomen, unsere Irritation zu Widerstand. Beobachtung und Interpretation verschmelzen in Halbsätzen wie: »Die Mutter rechtfertigt sich« – aber wofür? Oder: »Die Mutter hat einen hohen Anspruch, es allen recht zu machen«. Es ist ein Bild, das mich nicht trifft und doch in der Akte zu mir wird. Immer wieder werde ich als »co-anorektisch« beschrieben, eine Zuschreibung, die einfach gesetzt wird. Gleichzeitig erzählt meine Tochter: »Die haben richtig Angst bekommen, als ich am ersten Tag gesagt habe, dass ich nicht so viel zunehmen will.« Sie glaubt, dass ihr Zielgewicht deshalb so stark nach unten korrigiert wurde, aus einer emotionalen Reaktion heraus. In zynischen Momenten denke ich: »Wer war hier wirklich co-anorektisch – die oder ich?«
Trotz Akteneinsicht bekomme ich nie eine abschließende Begründung für diese Entscheidung. Alle drei Begründungen, die ich gehört habe, klingen vordergründig fundiert, sind aber medizinisch nicht sinnvoll, jede widerspricht der anderen und keine bezieht sich auf das, was meine Tochter erlebt hat. Ein Essensplan ist der Akte zwar endlich beigefügt, aber blanko. Bis heute fehlt mir die Information, wie hoch der Energiebedarf meiner Tochter angesetzt und ob er im Lauf der drei Monate einmal angepasst wurde. Es wirkt, als sei die somatische Sicht ausgeblendet und die Erkrankung rein psychodynamisch gedeutet worden. Und noch bevor ich es erlebe, höre ich im Selbsthilfenetzwerk dieselbe Geschichte von anderen Eltern – und kann nicht verhindern, dass es auch uns passiert.

8.4 Wie Eltern und Fachkräfte Schuldzuweisungen wahrnehmen und interpretieren

Der Umgang mit Schuld, Schuldzuweisungen und Schuldgefühlen ist ein wiederkehrendes Thema, wenn es um Hürden in der Zusammenarbeit geht, sowohl bei den interviewten Eltern als auch bei Fachkräften. Es zeigt sich ein ambivalentes Bild: »Wir sind von den früheren Schuldzuweisungstheorien heute weit entfernt«, sagt etwa die Chefärztin einer Kinder- und Jugendpsychiatrie mit mehreren Stationen und Ambulanzen. Gemeint sind ehemalige Konzepte, die etwa bei Essstörungen oder Psychosen familiäre Dynamiken als Hauptursache gesehen und dabei insbesondere Müttern eine Mitschuld zugeschrieben haben. Aus Sicht mancher der interviewten Fachkräfte wurden die Fragen nach Ursache, Einfluss, Schuld,

Schuldgefühl und Verantwortung in den daraus resultierenden Diskursen oftmals nicht klar getrennt. Andere interviewte Fachkräfte verweisen in den Interviews auf das Beispiel der frühen systemischen Familientherapie: Die Therapierenden hätten damals ihre Annahmen über familiäre Dynamiken aus beobachteten Krisensituationen abgeleitet und dabei die Folgen und Ursachen von Erkrankungen miteinander verwechselt.

Ambivalenz bei Eltern

Aus der Praxis berichten wiederum viele Eltern, dass sie sich – wenn auch subtil – weiterhin für die Entstehung einer Erkrankung ihres Kindes verantwortlich gemacht fühlen. »Das Schuldprinzip ist nicht verschwunden, es hat nur seine Form verändert«, beschreibt eine Mutter ihre Wahrnehmung. »Früher wurde es in der Fachliteratur transportiert, heute schwingt es eher zwischen den Zeilen mit.« Jedoch sei dieses Gefühl in der Behandlung ihres Kindes schwer greifbar und kaum zu benennen gewesen. Auch in Sozialen Medien nehme sie immer wieder Beiträge von Therapeuten, Coaches oder ehemals Betroffenen wahr, die mit den Worten beginnen: »Es ist nicht als Schuldzuweisung gemeint, aber …« oder »Natürlich geht es nicht allen Familien so, aber …«. Dann folge aber doch oft eine Pauschalisierung familiärer Dynamiken. Es wirke wie ein rhetorischer Kniff, um Kritik vorzubeugen.
Hinzu kommt das Erleben, dass es je nach Kliniksetting mehr oder weniger Räume geben kann, in denen Fachkräfte und Familien zusammenkommen. Wenn diese fehlen und sich trotzdem (unpassende) familienbezogene Hypothesen entwickeln, kann das pauschalisierend und damit schuldzuweisend wirken. Umgekehrt kann es irritierend sein, wenn einzelne Familienmitglieder Themen benennen möchten, die durchaus mit der Symptomatik des Kindes zusammenhängen, aber nicht zur Sprache kommen können. Auch dies erleben manche Befragten als impliziten Vorwurf (»Man fragt uns nicht, weil man uns misstraut«). Manche Eltern erleben auch, dass Fachkräfte mit Irritation, Unglaube oder Verärgerung reagieren, wenn sie von schwierigen Erfahrungen im Hilfesystem erzählen. So kann das Gefühl entstehen, dass ihre Erfahrungen umgedeutet, relativiert, beschwichtigt oder mit Lösungsvorschlägen reagiert wird, die sie bereits ausprobiert haben oder die unpassend wirken – also erneut das Erleben, nicht verstanden oder fehlinterpretiert zu werden.

Ambivalenz bei Fachkräften

Auch einige Fachkräfte nehmen eine Ambivalenz wahr. Eine Sozialarbeiterin und systemische Therapeutin beschreibt: »Offiziell sagt heute niemand mehr: Die Eltern sind schuld. Aber manchmal merkt man in Kommentaren, Blicken oder Gesprächen, dass diese Haltung noch da ist. Sie ist vielleicht verdeckter, aber spürbar. Das hat auch mit der Ausbildung zu tun: Wer vor zwanzig, dreißig, vierzig Jahren gelernt hat, hat bestimmte Bilder verinnerlicht, die nicht einfach verschwinden – besonders, wenn sie einmal als fachlicher Standard galten.« Die berufliche Identität von Therapierenden sei oftmals noch daran gebunden. Wenn dieses Fundament von Eltern hinterfragt werde, könne das dazu führen, dass die Theorie verteidigt, statt an ihrem Nutzen für die Familie gemessen werde. Bis hin dazu, dass das Hinterfragen umgedeutet werde: etwa als Widerstand, um sich nicht mit eigenen Schuldfragen oder Schuldgefühlen auseinandersetzen zu müssen. So werde das Thema „Schuld“ zum Perpetuum mobile, also zu einem sich selbst erhaltenden Konflikt.

Für Fachkräfte, die Familien innerhalb oder außerhalb therapeutischer oder klinischer Settings begleiten oder beraten, heißt das: sie sind mit Irritation, widersprüchlichen Botschaften und dem Bedürfnis von Eltern nach Orientierung und Handlungssicherheit konfrontiert. Was offiziell gesagt wird (»das machen wir nicht mehr«) kann der gelebten Praxis widersprechen (»So haben wir es immer gemacht und es funktioniert meistens«). Allerdings können außenstehende Beratende kaum einschätzen, wie fundiert eine Einschätzung der behandelnden Fachkräfte ist, ob es Missverständnisse gibt, ein fachlicher Konsens überdacht werden müsste oder jemand »seinen Anteil« an einer schwierigen Situation nicht sehen möchte und sich deshalb über die Therapie seines Kindes »beschwert«. Zudem wissen sie, dass sich in der Praxis nicht immer eins zu eins umsetzen lässt, was theoretisch bekannt ist, und dass sich Behandlungsstrukturen nur langsam verändern. Während manche Fachkräfte einen gesellschaftlichen Backlash sehen, also eine Wiederkehr traditioneller Rollenbilder und Zuschreibungen, oder eine »neue bürgerliche Kälte« (Meyer & Elke, 2025), sprechen andere von einem Knowledge-Gap, also dem Phänomen, dass die Praxis wissenschaftlichen Erkenntnissen meist hinterherhinke.

In diesem Kontext stellt sich die Frage: Ist die Wahrnehmung von Schuldzuweisungen nur ein Echo früherer Theorien, das nachhallt – oder entsteht sie eher aus einem Gefühl von Ohnmacht: also der Wahrnehmung von Eltern, nicht wirklich auf Augenhöhe gehört zu werden, aus der Rolle der unterstützenden Bezugsperson herauszufallen oder in der Dynamik zwischen Klinik und Kind eher als »störend« oder »mangelhaft« wahrgenommen zu werden?

Familienkontakte als Steuerungsinstrument und Quelle von Schuld- oder Ohnmachtsgefühlen

Bezogen auf Anorexia nervosa gibt es eine Fachdebatte über Behandlungsstrukturen, die historisch gewachsen seien: Die Notwendigkeit zur »Parentektomie«, also der »operativen Entfernung der Eltern« aus der Behandlung sei aus unterschiedlichen Annahmen entstanden, schreibt Prof. Dr. Beate Herpertz-Dahlmann, die von 2006 bis 2012 Mitglied im Vorstand der Deutschen Gesellschaft für Essstörungen (DGESS) war (Herpertz-Dahlmann, 2025). Die Psychoanalytikerin Hilde Bruch habe 1970 die Hypothese aufgestellt, »dass das Kind durch den Einfluss der Eltern, insbesondere der Mutter, keine Autonomie, um erwachsen zu werden, gewinnen könne.« Die systemische Familientherapie habe in ihren Anfangszeiten stark auf Wechselbeziehungen aller Familienmitglieder fokussiert. Die damalige Annahme von »typischen Verhaltensmustern der psychosomatischen Familie« habe die fachliche Haltung gestärkt, dass die ganze Familie in die Behandlung einbezogen werden müsse – allerdings weniger in dem Sinne, dass man gemeinsam Lösungen ausarbeitet, um das Kind im Alltag aufmerksam begleiten zu können, sondern eher im Sinne einer Familientherapie, also um die angenommenen oder beobachteten Beziehungsmuster in den Familien zu verändern. Zudem ergab sich aus der Verhaltenstherapie heraus das Prinzip der operanten Konditionierung, die im Krankenhauskontext »besonders effektiv eingesetzt werden konnte und zu Strafmaßnahmen bei Gewichtsverlust bzw. zu Belohnungen bei -zunahme führte«. Die Kombination dieser beiden Therapieformen hätte dazu geführt, dass Eltern im deutschsprachigen Raum teilweise heute noch einerseits von den Patientinnen ferngehalten werden und andererseits als Belohnungsfaktor (Elternbesuch bei Gewichtszunahme) eingesetzt würden.

Eine Schulsozialarbeiterin erzählt, welche Wirkung solche Praktiken für Familien haben können: Sie habe zu Beginn der Corona-Pandemie miterlebt, wie die Tochter einer Freundin an Anorexie erkrankte und ohne Absprache mit den Eltern aus einer Klinik entlassen wurde – noch mit sehr niedrigem Gewicht und ohne von der Sonde entwöhnt zu sein. »Es hat mich erschreckt, zu hören, wie sehr die Eltern bei solch wichtigen Entscheidungen außen vorgelassen wurden«, sagt sie. »Zudem war der Kontakt zwischen Eltern und Kindern stark eingeschränkt.« Solche Kontaktverbote kenne sie sonst eigentlich nur von Inobhutnahmen, wenn es um Missbrauch, Gewalt oder Vernachlässigung gehe. Sie habe selbst lang in der Jugendhilfe gearbeitet und kenne von dort »das Gerangel um jedes Viertelbrötchen« mit erkrankten Mädchen. Die beschriebene Elternperspektive sei ihr allerdings neu gewesen.

Solche Dynamiken beschränken sich nicht auf die Behandlung von Anorexia nervosa. Auch in anderen klinischen Kontexten können Kontakte zwischen Eltern und

Kindern als steuerbares Element eingesetzt werden, um auf akute Symptome zu reagieren. Eine KJP-Chefärztin beschreibt, dass sie dabei unter erheblichem Handlungsdruck stehe: »Wir versuchen sehr patientenorientiert und auch elternorientiert zu arbeiten. Wir werden aber tagtäglich mit unseren eigenen Vorstellungen massiv konfrontiert und stellen die infrage. Weil bei uns ganz oft die Situation aufkommt, dass Kinder in so einer qualifizierten Einzelbetreuung sind und drohen, sie wollen sich umbringen: ›Sie werden schon sehen, was sie davon haben, wenn Sie mich jetzt rauslassen.‹ Da sage ich schon mal: ›Na ja, wenn du jetzt in der Einzelbetreuung bist, dann gibt es aber auch erst einmal keinen Elternbesuch.‹« Die Idee sei, dass die Jugendlichen »vielleicht so gerne die Eltern sehen möchten, dass sie sich dann rauswinden. Aber manche verharren dann auch, das ist dann eher ein Diagnostikum für die Beziehung.« Das Prinzip kenne sie aus der Behandlung von Anorexia nervosa: Die Jugendlichen müssen bestimmte Gewichtsziele erreichen, damit sie die Eltern sehen dürfen. »Das zieht bei 70 Prozent der Patienten, dann fangen die an zu essen«, sagt sie. »Aber das ist ja eigentlich Notwehr. Man versucht, irgendwie eine Idee zu haben: Was kann dieses Kind noch locken, damit es sich irgendwie bewegt? Aber da habe ich jetzt gesagt, das lassen wir, das hat keinen Sinn, wir müssen das jetzt kappen. Wir müssen mit den Eltern sprechen und wir müssen die zusammenführen und regelmäßige Gespräche zusammen haben.«

Die interviewte Schulsozialarbeiterin hat die Situation der befreundeten Familie zum Anlass genommen, sich neu mit der Erkrankung auseinanderzusetzen. So habe sie etwa gelernt, dass der Body-Mass-Index allein nicht aussagekräftig sei, um eine drohende Essstörung zu erkennen. Schon zehn Prozent Gewichtsverlust könnten eine Anorexie verursachen, auch bei Übergewicht. Wenn heute Mädchen mit diffusen Ängsten in ihre Beratung kämen, achte sie immer noch auf eine gute Beziehung, bevor sie das Gewicht anspreche. Doch dann erkläre sie, dass das Gehirn schnell wiederernährt werden müsse, weil es sonst »eigenwillige Dinge macht«. Besonders bei Minderjährigen beziehe sie, wenn möglich, die Eltern ein, fragt, ob sie das aktuelle Gewicht kennen und bitte darum, einen Check beim Kinderarzt machen zu lassen. So sei schon mal eine Schilddrüsenüberfunktion zu Tage gekommen. Es gebe aber auch Schülerinnen, die heute zu ihr sagen: »Seit meine Eltern darauf achten, dass ich mehr esse, habe ich nicht mehr so viel Angst.« Überrascht habe sie wie skeptisch das Lehrkräftekollegium auf ihre neuen Erkenntnisse reagierte: »Magersucht? Dahinter steckt immer eine gestörte Mutter-Kind-Beziehung«, sei ein typischer Einwand gewesen. »Die Kinder gehören in eine Klinik. Sie ambulant zu Hause zu behandeln, das geht doch nicht!«

Bis wohin helfen familienbezogene Hypothesen – und ab wann beginnen sie, Beziehung zu ersetzen, unterlaufen oder als Schuldzuweisung zu wirken?

Bei der Suche nach Belastungsfaktoren und Ressourcen, die zur Genesung von Kindern oder Jugendlichen beitragen oder sie erschweren könnten, geraten immer wieder familiäre Kontexte in den Blick. Dabei geht es zunächst um Kinderschutz. »Wir mussten im Fachgebiet lernen, sehr offensiv anzusprechen, wenn wir Erziehungsmethoden für nicht passend oder entwürdigend oder gar misshandelnd halten«, berichtet etwa eine langjährig erfahrene Kinder- und Jugendpsychiaterin, »das müssen wir offensiv adressieren und das tut schon manchmal weh, aber es kann schon ein Teil der Behandlung sein.« Oft sei sie in solchen Situationen mit Eltern ins Gespräch über deren eigene Erziehung und Kindheitserfahrungen gekommen. Ihre Erfahrung sei, dass solche Gespräche in Familien etwas anstoßen könnten: »Wenn eine offene Kommunikation darüber herrscht, kann man gemeinsam Alternativpläne, alternative Sanktionen, überhaupt Sanktionen für konsequentes Elternverhalten üben«, sagt sie.

Dabei müsse jedoch zwischen Erziehungsfragen und weiteren Faktoren unterschieden werden, die etwa durch Stress, Kultur oder psychische Erkrankungen der Eltern bedingt sein könnten. Sie habe zu Beginn ihrer Berufslaufbahn häufig mit dem Ohlsonschen Komplexmodell gearbeitet. Dieses gliedere, von einer »Normalfamilie« ausgehend, mögliche Familienstrukturen in 16 Felder. Dahinter liegen gedachte Achsen, die sich zwischen Polen wie etwa »individualistisch« vs. »verstrickt« oder »rigide« vs. »regellos« bewegten. Eine Zeit lang seien bestimmte dieser angenommenen Familienformen mit bestimmten Erkrankungen in Verbindung gebracht worden: »Auf dem Pol verwahrlost und regellos sah man eher die verhaltensgestörten Jungs und auf dem Pol rigide und konfliktscheu die magersüchtigen Mädels.« Für diese Theorien habe man im klinischen Alltag auch immer wieder Bestätigung gefunden, wenn »zum Beispiel die magersüchtigen Mädchen während der Diagnostik ein Bild malen, wo die ganze Familie als dasselbe Tier dargestellt ist.« Das sei häufig so interpretiert worden, dass »alle sich liebhaben und alle gleich sind«, und in einem anderen Schluss, »dass diese Kids nicht konfliktfähig sind und die Eltern sind es auch nicht und die müssen es dann erst mal üben«. Solche Interpretationen könnten Einfluss auf die Haltung haben, mit der Fachkräfte in Familien- oder Elterngespräche hineingehen.

Allerdings habe sich im Lauf ihres Berufslebens durch ihre Arbeit mit Migrantenfamilien einiges an solchen Vorstellungen relativiert. »Wir haben durch Forschung festgestellt, dass Familien aus anderen Ländern sich oft stark in die Richtung überbehütend oder rigide und regelhaft bewegen, ohne dass es pathologisch wird. Da

haben wir erkannt, dass wir unsere Überzeugungen nicht auf sie übertragen können und dass man jede Familie individuell sehen muss.« Es ist ihr wichtig zu betonen, dass diese Erkenntnisse öffentlich publiziert und im Fach wahrgenommen worden seien, »damit nicht das Gefühl entsteht, dass man so vorgefasst arbeitet.«
Eine andere Fachkraft illustriert mit zwei Beispielen den Unterschied zwischen schützender Intervention und weitreichender Hypothesenbildung:

Beispiel 1: *»Wir hatten ein Mädchen, das wirkte völlig erschreckt. Sie sagte, der Vater, der brüllt immer so und das erlebt sie als vernichtend, weil die Mutter dann weint. Und dann gehen alle weg und sie ist allein. Der Vater war kein bösartiger Mensch, sondern es war schwierig und extrem belastend, weil sie zu Hause den dementen Opa pflegten. Aber wenn das ein Zustand über längere Zeit ist, kann ein Kind nicht mehr differenzieren: Geht es jetzt gegen mich? Geht es gegen andere? Was ist überhaupt gemeint? Das ist einfach eine beängstigende Situation.« Im Familiengespräch habe sie gesehen, wie der Vater kurz Luft holte, und sie habe gesagt: »Kurze Unterbrechung bitte, wir müssen etwas klarstellen. »Das Mädchen habe ihr später bestätigt, das sei »genau so ein Moment« gewesen.*

Beispiel 2: *Ein andermal habe sie beobachtet, wie ein Vater seine Tochter bei der Begrüßung in der Klinik »ausgiebig auf die Lippen geküsst« habe. Sie habe es ungewöhnlich gefunden »und es passte zu unserem Bild, dass die Tochter fast libidinöser besetzt war als die eigene Ehefrau, weil die zu Hause furchtbar depressiv und viel in Kliniken war. Da war dann unsere Hypothese, dass die Anorexie eine mögliche Abwehrstrategie der Tochter sein könnte.«*

Im ersten Beispiel bleibt die Hypothese (»Das Kind wirkt erschreckt, weil der Vater schreit«) an die Situation gebunden. Die schützende Intervention der Fachkraft wird im Gespräch mit der Patientin vertieft und knüpft an ihre Erfahrungen an. Im zweiten Beispiel führt die Hypothese (»Das Mädchen nutzt seine Anorexie, um sich gegen sexualisierte Grenzüberschreitungen des Vaters zu wehren«) deutlich über die Situation hinaus. Sie verlagert die Deutungshoheit von einer konkreten Beobachtung auf ein theoretisches Modell. Was die Fachkraft irritiert, kann ihre eigene kulturelle Prägung sein; in den meisten europäischen und westlichen Ländern ist es nicht üblich, Kinder auf den Mund zu küssen. Offen bleibt, ob das Kind oder die Eltern die Deutung der Fachkraft nachvollziehen und akzeptieren können, und ob überhaupt offen darüber gesprochen wird.

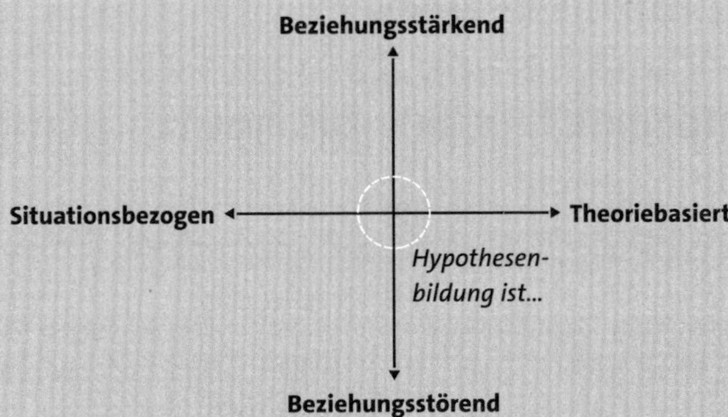

ABBILDUNG 15: Wirkung von Hypothesenbildung einschätzen

Eine Mutter ergänzt das Bild mit einer Erfahrung, die zeigt, wie latente, verdeckte oder nicht dialogorientierte Hypothesenbildung Beziehung schwächen kann:

Beispiel: *Ihr Kind habe erzählt, dass es bei seinem Therapeuten in einer probatorischen Sitzung die Familie als Tiere gemalt hätte. Sie sei verunsichert gewesen und habe gegoogelt, »was der Therapeut jetzt über uns denken könnte«. Zusätzlich habe der Therapeut irritierende Bemerkungen über die Mutter fallen lassen, wie etwa, dass sie sich »schon sehr viele Gedanken mache« oder dass ihr zwölfjähriges Kind »auch ohne ihr Einverständnis eine Therapie machen« könne. Auslöser eines Therapieplatzwechsels sei schließlich gewesen, dass der Therapeut die Einschätzung »atypische Anorexie« einer spezialisierten Essstörungsberatung bezweifelte und die Sorge äußerte, sie könne bei der Mutter ein überfürsorgliches oder kontrollierendes Verhalten auslösen, die das Kind erst recht in eine psychische Erkrankung treibe.*

»Das mag befindlich klingen«, sagt die Betroffene, »aber ich möchte kein Forschungsgegenstand und keine Projektionsfläche für den Therapeuten meines Kindes sein. Ich möchte vorher wissen, wenn jemand versucht, über den Umweg meines Kindes etwas über mich herauszufinden. Und ich möchte offen darüber sprechen, mit welchen Theorien und Methoden da hantiert wird und ob die zeitgemäß sind.« Sie hätte in ihrer Erzieherinnen-Ausbildung vor 25 Jahren gelernt, dass man »solche Tierzeichnungen mal machen kann, um ins Gespräch zu kommen, aber nicht zu diagnostischen Zwecken und erst recht nicht, um etwas daraus abzuleiten«. Die Methode habe sie irritiert, auch, dass mit ihr nicht darüber gesprochen wurde. In der späteren Therapie ihres Kindes sei sie erleichtert gewesen, dass viel mit standardisierten Fragebögen gearbeitet worden sei. Das sei ihr »seriöser« erschienen als die erste Erfahrung, und habe ihr Sicherheit gegeben.

8.5 Erkenntnisse eines Familientherapeuten: von der »Anorexiefamilie« bis heute

Der Psychologe, Familientherapeut und Professor Dr. Günter Reich beschäftigt sich seit vielen Jahren mit Anorexia nervosa. Das Arbeitsfeld habe er von seinem früheren Vorgesetzten, dem Göttinger Familientherapeuten Eckhard Sperling übernommen. Sperling hatte in den 1960er-Jahren als junger Assistenzarzt ein prägendes Erlebnis: Eine Patientin mit Anorexie starb noch während des Erstgesprächs an einem Herzstillstand. Die Reaktion ihrer Familie auf diese Nachricht irritierte ihn so sehr, dass er begann, nach familiären Dynamiken bei diesem damals noch weitgehend unbekanntem Krankheitsbild zu forschen. Für solche Dynamiken wurde zeitweise der Begriff der »Anorexiefamilie« geprägt.

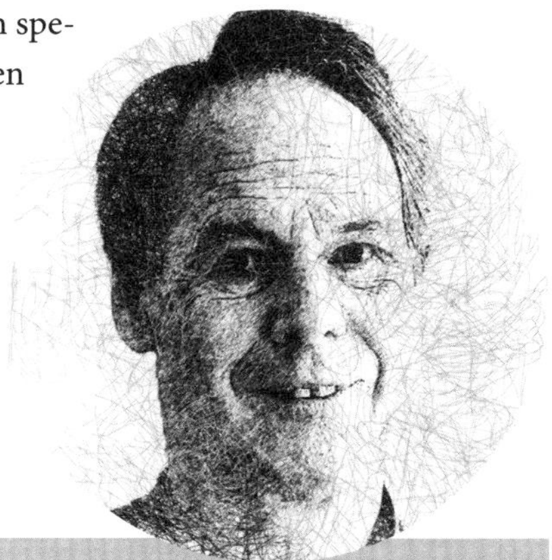

Porträt von Dr. Prof. Günter Reich

»In der Psychosomatik hat man lange nach spezifischen innerpsychischen oder familiären Konflikten gesucht, die bestimmten Erkrankungen zugrunde liegen«, erklärt Günter Reich. Heute sei jedoch klar: Solche eindeutigen, krankheitsspezifischen Konflikte gibt es nicht. Aus systemischer Sicht sei das auch logisch – Körper, Psyche, Familiensysteme, Institutionen wie Schulen oder Kliniken, die Peergroup und »Social Media« sowie die Gesellschaft als Ganzes folgen jeweils ihren eigenen Gesetzmäßigkeiten. Keine dieser Ebenen könne das Geschehen auf einer anderen Ebene vollständig vorhersagen. Stattdessen gebe es Risikofaktoren und Wahrscheinlichkeiten, die eine Erkrankungsentwicklung begünstigen können – etwa generationenübergreifende Bindungsstörungen, Gewalterfahrungen oder eine frühe Übernahme von Verantwortung durch Kinder, die schon in ihrer Kindheit »in eine Elternrolle gegenüber ihren eigenen Eltern kommen« (Parentifizierung).

Die zunehmende Auseinandersetzung mit Anorexia nervosa fiel ab dem Ende der 1960er-Jahre zeitlich mit der Entstehung der systemischen Therapie und Familientherapie zusammen. Im Zuge der neuen Blickrichtungen wurden bestimmte familiäre Muster als Risikofaktoren identifiziert, die eine Zeit lang speziell mit Anorexie in Verbindung gebracht wurden. Heute gelten viele dieser Faktoren allgemein als potenziell belastende Bedingungen für die psychische Gesundheit und nicht spezifisch für eine einzelne Diagnose. Dennoch erleben Familien Diskurse und die Suche nach Mustern und Risikofaktoren immer wieder als ambivalent, als ein »irgendwie nicht, aber irgendwie doch«. Einerseits wird ihnen versichert, dass das Narrativ von der »Anorexiefamilie« fachlich überholt sei. Andererseits finden sie sich in Beschreibungen psychodynamischer Muster wieder – ohne dass klar ist, welche Relevanz diese Zuschreibungen konkret für die Erkrankung ihres Kindes haben. Wenn das im Einzelfall nicht klar werde, sei dies ein Manko in der therapeutischen Kommunikation mit Betroffenen und Angehörigen, so Günter Reich.

Ein häufiges Problem in der Therapie sind aus Günter Reichs Sicht häufig latente Schuldgefühle der Eltern, die nicht angemessen thematisiert werden und auf latente Schuldzuweisungen, abweisendes oder misstrauisches Verhalten der Behandelnden treffen. Diese Kombination könne einen unglücklichen Teufelskreis bilden, der sich teils darin zuspitze, dass gar nicht mit den Angehörigen kommuniziert werde. Eltern würden sich als »Gegner« betrachtet fühlen, in ihren Sorgen nicht ernst genommen, alleingelassen, abgewiesen. So entstünde kein Arbeitsbündnis mit den Familien.

»Dass Eltern sich bei psychischen Erkrankungen von Kindern verantwortlich fühlen, ist völlig normal, auch die Frage, ob sie ›etwas falsch‹ gemacht haben«, sagt Günter Reich. »Als Eltern haben wir Verantwortung für unser Kinder. Schuldgefühle gehören zum normalen Leben dazu. Wer nie Schuldgefühle hat, ist in der Regel schwer psychisch gestört.« Deshalb plädiert er für einen offenen Umgang mit dieser Frage. Gern zitiert er in diesem Zusammenhang Sigmund Freud: »Er [der Patient] muß den Mut erwerben, seine Aufmerksamkeit mit den Erscheinungen seiner Krankheit zu beschäftigen. Die Krankheit selbst darf ihm nichts Verächtliches mehr sein, vielmehr ein würdiger Gegner werden, ein Stück seines Wesens, das sich auf gute Motive stützt, aus dem es Wertvolles für sein späteres Leben zu holen gilt.« (Freud, 1914, S. 212). Statt in eine verurteilende Haltung zu verfallen und die Abweichung möglichst schnell beseitigen zu wollen, gelte es zunächst, anzunehmen, was da ist – auch im Kontakt mit Familien – und hieran gemeinsam zu arbeiten.

Als Familientherapeut versucht Günter Reich, »einen nichtwissenden Standpunkt einzunehmen, um zu verstehen, was läuft«. Grundsätzlich unterscheidet er drei Ebenen, die verschiedene Aufgaben mit sich bringen: Auf der Beziehungsebene mit Betroffenen und Familien sei »Entdecken, anstatt zu beurteilen« als Haltung gefordert. »Es würde helfen, wenn sich Fachkräfte das mehr vergegenwärtigen.« sagt Günter Reich. Sonst vermische sich therapeutisches Handeln zu schnell mit den bisherigen Vorerfahrungen: »Man hat eine Reihe von Fällen gesehen und vergleicht: Was ist ähnlich, was unterschiedlich? Und dann fällt einem auf, okay, also die Familien wirken oft so oder so und man versucht, Muster zu erkennen.« Muster helfen, sich zu orientieren, können aber laut Günter Reich auch »zur Zwangsjacke werden und zu Pseudo-Erklärungen führen«, denn »Therapeuten und Mediziner neigen zur Komplexitätsreduktion dazu, immer wieder auf Lieblingshypothesen zurückzugreifen.« Hinzu komme, »dass wir die Patienten und Familien immer erst sehen, wenn das Kind schon in den Brunnen gefallen ist.« Man könne also nicht vom jetzigen Zustand auf den vorhergehenden Zustand schlussfolgern – erst recht nicht, wenn Betroffene oder Angehörige im Krisenmodus seien. Eine dritte Ebene sei die Statistik. Wenn man bestimmte Muster gefunden habe, versuche man, zu vergleichen. Zum Beispiel: »Sind Familien mit Depressionen ähnlich wie Familien mit Zwängen?« Dann würden Häufigkeiten, Varianzen und Mittelwertvergleiche verglichen, die »natürlich immer auch Streuungen haben«. Die Statistik sei jedoch sorgfältig von dem therapeutischen Handeln und den eigenen Vorerfahrungen zu trennen.

Günter Reich hat selbst mit seinen Kolleginnen mehr als 25 Jahre statistische Daten von über 500 Patientinnen untersucht. Für eine Studie haben er und seine Kolleginnen eine Gruppe von über 200 Patientinnen mit Essstörungen sowie nicht erkrankte Schülerinnen befragt, unter anderem zu ihren Familienbeziehungen. Als Ergebnis zeigte sich, dass die Bulimie-Patientinnen ihre Familienbeziehungen am »kritischsten« darstellen, die nicht erkrankten Schülerinnen waren am zweitkritischsten und die Anorexie-Patientinnen sahen ihre Familien am wenigsten kritisch. Doch interpretierten die Forschenden das nicht als »Entlastung« der Familien von Anorexie-Patientinnen, sondern vermuteten – auch aufgrund klinischer Eindrücke von diesen Patientinnen – unter anderem Tendenzen zum »Harmonisieren«. Gemeint ist, dass es aus Sicht der Fachkräfte Konfliktthemen gebe, über die die Patientin oder die Familie im therapeutischen Rahmen aber nicht sprechen möchte.

Als vielgenutztes Konzept für klinische Beobachtungen beschreibt Günter Reich auch heute noch das Konzept der »psychosomatischen Familie« von Salvador Minuchin und seinen Mitarbeitenden, das aus der klinischen Beobachtung heraus entstand: Familien kamen in die Therapie – und bestimmte Muster zeigten sich immer wieder. Dazu gehörten Verstrickung, Konfliktvermeidung, das Umleiten von Auseinandersetzungen auf das Kind (»Detouring«) oder ein übermäßiges Harmonisieren (Minuchin et al, 1995). Reich betont, dass Minuchin selbst das Konzept als post-hoc-Modell verstand: eine Beschreibung dessen, wie sich Familien im Kontakt mit den Therapeuten selbst präsentierten – nicht als Erklärung, weshalb das Kind erkrankte. Insofern sei es methodisch wichtig, genau hinzusehen. Beobachtungsstudien und Fragebogenuntersuchungen hätten bereits bei Minuchin et al. zu unterschiedlichen Ergebnissen geführt, was in der Auslegung teils zu wenig berücksichtigt werde. Zwar könne man in manchen Familien tatsächlich eine ausgeprägte Konfliktvermeidung beobachten – aber eben nicht bei allen.

Das Modell von Minuchin sei inzwischen durch ein komplexes »Biobehaviorales Familienmodell« abgelöst, das unterschiedliche Ebenen der Krankheitsentstehung und -aufrechterhaltung sowie salutogenetische Faktoren differenziere (Reich, 2020).

8.6 Eine Kinder- und Jugendpsychiaterin über Bewegungen im Fach

Professorin Dr. Beate Herpertz-Dahlmann ist Kinder- und Jugendpsychiaterin und war bis 2023 Direktorin der Klinik für Kinder- und Jugendpsychiatrie, Psychosomatik und Psychotherapie an der Uniklinik RWTH Aachen. Sie gehört zu den renommiertesten Expertinnen für Essstörungen in Deutschland und koordiniert zurzeit die Revision der Leitlinien zur Behandlung von Anorexia nervosa. Ein Gespräch über gemeinsame Wege zwischen Fachkräften, Betroffenen und Eltern.

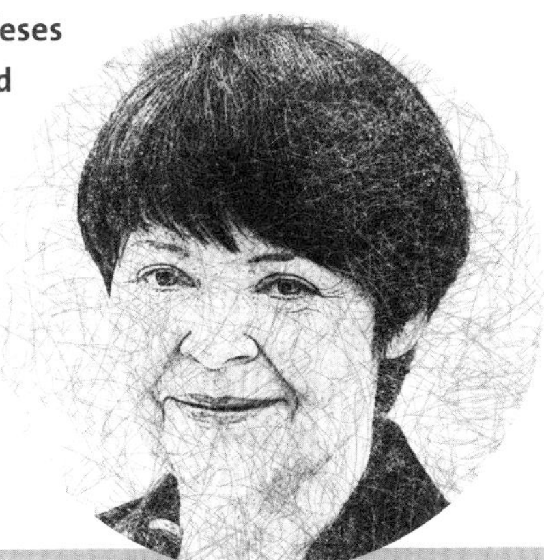

Porträt von Prof. Dr. Beate Herpertz-Dahlmann

Frau Herpertz-Dahlmann, ich habe für dieses Buch mit vielen Menschen gesprochen und viele Texte gelesen, unter anderem auch Ihre. Sie schreiben darin von einer »Parentektomie«, also dass bestimmte fachliche Sichtweisen auf Anorexia nervosa in den letzten Jahrzehnten zu einem Misstrauen gegenüber Familien geführt hätten, das in Behandlungen auch heute noch kontraproduktiv wirken könne. Es gebe keine wissenschaftliche Grundlage für »Schuldzuweisungen« gegenüber Familien. Andererseits sagen mir manche Fachleute: »Moment mal, uns ging es nie um Schuld, sondern um Verantwortung, und wenn die Familie nicht Teil des Problems wäre, könnte sie auch nicht Teil der Lösung sein«. Ist der Stand der Fachdebatte, dass um diese Frage noch gerungen wird?

Beate Herpertz-Dahlmann: Ich glaube, Ihre Frage ist einfacher zu beantworten, als Sie denken. Der Punkt ist, dass Familien immer erst dann gesehen und untersucht werden, wenn das Kind schon krank ist. Durch eine Krankheit des Kindes verändern sich Familienstrukturen. Wenn ich ein Kind habe, das verhungert, verändere ich mich als Mutter. Man fängt an, sich um Dinge zu kümmern, um die man sich bei einer gesunden 16-Jährigen nicht kümmern würde. Da würde man nicht hinterherlaufen, um zu gucken, ob sie gegessen hat oder gerade eine kilometerlange Runde dreht. Diese »typischen Muster« entwickeln sich in einigen Familien, weil die Krankheit des Kindes da ist. In anderen Familien entwickeln sie sich nicht. Es sagt nichts über Ursachen aus. Wir sehen diese Verhaltensweisen auch, wenn Kinder onkologisch erkrankt sind oder Diabetes haben. Leider haben das viele meiner Kollegen – und vor allem die ganz frühen Forschenden – überhaupt nicht beachtet. Sie haben oft den Zustand einer bereits chronischen Erkrankung betrachtet und ihn als »typisch« dargestellt, ohne eine Ahnung zu haben, wie die Familie vor der Erkrankung war.

Was hat es mit der »Harmoniebetonung« auf sich, die manche Fachleute in Familien mit einem Kind mit Anorexia nervosa beobachten und teilweise als »wissenschaftlich gut erforscht« beschreiben?

BEATE HERPERTZ-DAHLMANN: Erst einmal würde ich fragen, zu welchem Zeitpunkt die betroffenen Kinder oder Familien für diese Studien befragt oder beobachtet wurden. Ich habe kürzlich erst mit einem Kollegen darüber diskutiert, dass wir in sehr intensiven Krankheitsphasen manchmal eine ganz starke Hinwendung zur Mutter beobachten und die Kinder – meist Mädchen – ihre Beziehung zur Mutter als sehr harmonisch schildern, die zum Vater hingegen weniger. Manchmal scheint der Vater sogar zum Feind gemacht zu werden, obwohl er gar kein Bösewicht ist. Wir haben dafür keine Erklärung. Vielleicht ist es eine Regression in frühere Entwicklungsphasen, in denen diese enge Bindung notwendig war. Ich wäre allerdings sehr vorsichtig, daraus allgemeine Aussagen abzuleiten. Wir sehen nämlich auch, dass diese Mädchen sich ganz normal abnabeln, sobald sie wieder gesund sind. Hinzu kommt, dass wir in Familien mit Anorexia nervosa einen höheren Bildungsstand haben als in der Normalbevölkerung. Das wird auch manche Erziehungsmethode beeinflussen. Womöglich wird in diesen Familien weniger gestraft und die Beziehungen werden entsprechend harmonischer erlebt. Für jede Forschung zur Anorexie gilt, dass wir vergleichen müssen. Auch beim Mikrobiom [Bakterien im Darm] hat es keinen Sinn, erst dann zu forschen, wenn die Patienten akut krank sind – es ist bloß einfacher, wenn die Patienten gerade im Krankenhaus sind. Und wir sollten unsere Beobachtungen hinterfragen.

Als meine Tochter akut krank war, habe ich ständig gelesen und gegoogelt und immer wieder versucht, etwas Hilfreiches zu finden. Die Diagnostik zog sich stark in die Länge, auch der Beginn einer Behandlung. Die Infos, die man etwa bei der Bundeszentrale für gesundheitliche Aufklärung findet, habe ich als sehr vorsichtig und wenig handlungspraktisch wahrgenommen. Wäre es möglich,

Eltern in dieser Situation bereits konkretere Ratschläge zu geben? Oder ist es gefährlich, weil die falsch verstanden oder ohne therapeutische Hilfe falsch umgesetzt werden könnten?

Beate Herpertz-Dahlmann: Wenn ich Ratschläge geben würde, wäre das: »Sprechen Sie ganz früh mit Ihrem Kind darüber, ob es Probleme mit dem Essen hat. Achten Sie genau darauf, wie oft es sich wiegt oder ob es beim Essen etwas weglässt. Und setzen Sie durch, dass Ihr Kind jede Woche beim Arzt gewogen wird. Darin würde ich Eltern absolut bestärken. Ich würde mich aber schwertun, zu sagen: Zwingen Sie das Kind fünfmal am Tag zum Essen. Ich erhalte nicht wenige Berichte von Eltern, die schreiben, dass ihr Kind sich komplett von ihnen abgewendet habe, weil es so gelaufen sei und die Kinder dies als Tortur und als Zwang erlebt hätten. Damit wäre ich sehr vorsichtig. Ich würde auch nicht empfehlen, besonders kalorienreiche Nahrungsmittel ohne Wissen des Kindes ins Essen zu mischen.

Ich habe den Rat, heimlich Kalorien unterzumischen, von anderen Eltern bekommen und zeitweise auch befolgt. Ironischerweise aber erst, nachdem eine erste Behandlung schwierig gelaufen war. Unter anderem muss die Annahme, dass es zwischen Eltern und Kindern zu Konflikten beim Essen komme, in unserer Klinik so stark gewesen sein, dass ich gar keinen Anhaltspunkt bezüglich des Kalorienbedarfs oder der Essensmengen meiner Tochter bekam. Tatsächlich war ich zunächst sehr vorsichtig gewesen und habe erst durch den Rat anderer Eltern gelernt, autoritärer zu sein und Information einzufordern. Das finde ich auch nachträglich noch hilfreich. Insgesamt habe ich Eltern-Selbsthilfe als sehr empowernd empfunden, mich dann aber wieder zurückgezogen, weil ich den Eindruck hatte, dass persönliche Erfahrungen Einzelner zu sehr dominierten. Zudem fehlt mir in der Eltern-Selbsthilfe der Austausch mit Betroffenen und Fachleuten. In der späteren ambulanten Therapie meiner Tochter hat der Austausch zu dritt dann sehr gut funktioniert.

Beate Herpertz-Dahlmann: Grundsätzlich ist es gut und wichtig, dass sich Eltern zusammenschließen und versuchen, gemeinsam Wege aus der Erkrankung zu finden. Es gibt aber ein paar Entwicklungen, bei denen wir aufpassen müssen, dass kein Nebeneinander entsteht – also, dass sich die Eltern-Selbsthilfe in die eine Richtung entwickelt und die therapeutische Landschaft in eine andere. Ich finde zum Beispiel beim Family Based Treatment schwierig, dass Gespräche in der ersten Behandlungsphase hauptsächlich mit den Eltern stattfinden. Meine Erfahrung ist, dass die Jugendlichen es als sehr wichtig erleben, dass man als Therapeut auch für sie da ist. Das bedeutet nicht, dass man die Eltern außen vorlassen soll. Aber umgekehrt: Die Jugendlichen auszuschließen, ist für mich ganz schwer verständlich. Es gibt ja genügend Patienten, die nicht wegen Konflikten mit ihren Eltern magersüchtig werden, sondern aus anderen Gründen: weil der Freund Schluss gemacht hat oder weil es ein Erlebnis gab, durch das sie sich von ihren Peers abgelehnt fühlten und sie abnehmen wollten, um mehr Anerkennung zu bekommen. Das hat mit den Eltern überhaupt nichts zu tun, aber die Jugendlichen sagen es nicht, weil sie danach nicht gefragt werden. Manchmal habe ich auch die Befürchtung, dass in der Eltern-Selbsthilfe der Gedanke entsteht: Wir schaffen das auch ohne Therapeuten. Das wird in manchen Fällen klappen, in anderen nicht. Deshalb sind Kooperation und Austausch zwischen Betroffenen, Eltern und Fachleuten sehr wichtig.

Noch mal zurück zur Empfehlung an die Eltern: Ich habe erlebt, dass meine Tochter sehr stark abnehmen musste und wir – während der Corona-Pandemie – von der KJP nach Hause geschickt wurden, weil ihr BMI nicht niedrig genug war, um als Notfall zu gelten. Gibt es für solche Situationen wirklich nichts, was man Familien präventiv an die Hand geben kann?

Beate Herpertz-Dahlmann: Das Problem liegt an einer anderen Stelle. Wir sehen im Moment, dass viele Behandelnde über die atypische Anorexia nervosa nicht ausreichend informiert sind. Die Situation ist erst während der Corona-Pandemie entstanden: Viele Mädchen haben in dieser Zeit zwar alle Symptome gezeigt, aber ihr Gewicht hat einen bestimmten Schwellenwert nicht unterschritten. Dieses Wissen ist anfangs nicht überall angekommen. Ich hoffe, dass es jetzt besser ist. Wir versuchen, das bei den neuen Leitlinien zu berücksichtigen, und ich predige bei jeder Kinderarztfortbildung: »Schauen Sie nicht nur auf die Kilogramm-Zahl, sondern fragen Sie bitte, in welchem Zeitraum wieviel abgenommen wurde.« Wir ändern im Moment vieles, etwa beim Zielgewicht: Da gehen wir weg von der 25. BMI-Perzentile und achten stattdessen mehr auf das Lebenszeitgewicht, sprich das durchschnittliche Gewicht, welches das Kind während seines bisherigen Lebens hatte. Wenn das Gewicht einer Person immer auf der 50. Perzentile war, soll sie im Normalfall auch dahin zurück, und wenn ein Mädchen immer auf der 10. Perzentile war und menstruiert hat, ist das auch in Ordnung. Der Fehler liegt also nicht daran, dass Sie irgendetwas hätten machen müssen, sondern dass Ihre Tochter zu spät aufgenommen wurde, weil man zum damaligen Zeitpunkt über die atypische Form der Anorexia nervosa zu wenig wusste.

Ich hatte oft das Gefühl, dass die Menschen in den Kliniken wahnsinnig unter Stress standen. Das hat mir leidgetan. Es ist sicherlich hart, wenn man als Aufnahmeärztin Familien in Not wieder nach Hause schicken muss. Gibt es denn eine Diskussion dazu, wie es diesen Menschen eigentlich geht, anhand welcher Kriterien sie entscheiden und wie sie damit umgehen können, wenn Behandlungsplätze fehlen?

Beate Herpertz-Dahlmann: Ich glaube, die Psychohygiene der Behandler ist zweitrangig. Es nutzt den Patienten wenig, wenn ein Therapeut abends zu seinem Coach geht und sich ausweint. Wir müssen zuerst fragen, wie wir die Patienten in Bezug auf Quantität und Qualität befriedigend behandeln können. Damit kann man an die Politik herantreten und deutlich machen, dass es mehr Behandlungsplätze braucht oder eine bessere Kommunikation zwischen Kliniken und ambulant Behandelnden. Wir müssen eine optimale Weiterbildung unserer Fachkollegen fordern. In Deutschland müsste viel mehr für die Behandlung von Essstörungen getan werden. In England gibt es ein Gesetz, dass jedes Kind innerhalb von vier Wochen einen Behandlungsplatz bekommt. Davon sind wir meilenweit entfernt. Die Handlungsanweisung muss also an andere Stellen gerichtet werden, nicht an die Familien. Und wir brauchen Zeit, die Entwicklungen zu verstehen, die sich während der Pandemie aufgetan haben.

Während ich mit meiner Tochter auf eine Behandlung wartete, kroch ich selbst auf dem Zahnfleisch. Ich bin alleinerziehend und mein Netzwerk war mit der Erkrankung überfordert. Einmal landete ich wegen einer Angstattacke im Krankenhaus und verstand gar nicht, was mit mir los war. Könnte man Eltern raten, diese eigene Belastung stärker zu betonen, um für ihr Kind einen Klinikplatz zu bekommen?
Beate Herpertz-Dahlmann: Definitiv ja. In den S3-Leitlinien ist ein Kriterium für die stationäre Aufnahme, dass die Familie nicht mehr in der Lage ist, das Problem zu händeln. Insofern wäre das eine absolute Aufnahme-Indikation.

Ich habe oft mitbekommen, dass Eltern auch mit Jugendämtern Kontakt hatten. Etwa bezüglich Paragraph 35a SGB VIII, weil Eltern und Kliniken unterschiedliche Vorstellungen von Behandlung und Nachsorge hatten oder auch Eltern sich untereinander uneinig waren, wie eine Behandlung aussehen könnte. Das ist ja sehr schwierig einzuschätzen, wenn eine Fachkraft im Thema nicht zuhause ist. Was empfehlen Sie Jugendamtsmitarbeitenden, die mit solchen Fällen zu tun haben?
Beate Herpertz-Dahlmann: Letztendlich geht auch das nur wieder durch Fortbildung und Netzwerke. In NRW haben wir jetzt wieder eine Landesfachstelle für Essstörungen. Da können Sozialarbeitende sich informieren und fortbilden. Im neuen Landespsychiatrieplan von NRW ist auch eine engere Kooperation festgelegt, um diese Kommunikationsprobleme zu verringern. Leider laufen diese Dinge häufig nicht gut, und letztendlich hängt vieles davon ab, wie interessiert Einzelne sind. Wir müssen fordern, dass sich die entsprechenden Institutionen regelmäßig treffen und austauschen. Ich glaube, dass die Entwicklung auch dahin geht. Sie bessert sich auch, weil die Medien differenzierter berichten, z. B. dass es nicht immer um die Familie geht. Die Idee von der Schuld der Eltern ist aber in manchen Institutionen leider noch da.

Wie häufig erleben Sie Konflikte zwischen Eltern? Ich habe das erlebt und als Krisenreaktion wahrgenommen: Der Vater meiner Tochter und ich sind sehr unterschiedlich und es war fast logisch, dass wir sehr unterschiedlich auf die Erkrankung reagierten. Ich wollte sehr schnell eine Therapie und Klinikbehandlung, er gar nicht. Ich habe ihn aber überzeugt, weil die Verantwortung im Alltag aus verschiedenen Gründen sehr stark bei mir liegt und ich Angst hatte, zusammenzuklappen. Der Konflikt war für meine Tochter und mich sehr anstrengend. Mein Eindruck war, dass diese Krisenreaktion von Fachkräften sehr skeptisch betrachtet, aber nicht offen besprochen wurde und der Blick davon wegging, was das Kind eigentlich gebraucht hätte.

BEATE HERPERTZ-DAHLMANN: Solche Konflikte gibt es ganz oft. In einer neuseeländischen Studie haben viele Elternpaare berichtet, dass sie viel mehr Partnerschaftsprobleme hatten als vor der Erkrankung ihres Kindes. Das finde ich auch normal, das finden Sie bei vielen psychischen Erkrankungen. Wenn ein Kind ADHS hat, haben Eltern mehr Gründe zur Auseinandersetzung, als wenn ein Kind ganz normal die Schule durchläuft und keinerlei Schwierigkeiten hat. Hier müssen wir wieder aufpassen, dass sich der Blick nicht verdreht. Nach der alten Theorie sieht eine Institution einen Elternkonflikt und betrachtet ihn als ursächlich für die Erkrankung. Es kann aber Konflikte zwischen Eltern geben, die die Gesundung eines Kindes erschweren, etwa weil es nicht mehr nach Hause in die elterliche Konfliktsituation will. Jüngst habe ich eine Supervision in einem Fall gemacht, in dem die Mutter einen neuen Partner hat, mit dem sich das erkrankte Kind nicht gut versteht. Es gibt ein neues Geschwisterkind, und die Patientin fühlt sich zurückgesetzt. Das hat in dem Fall eine Bedeutung, weil sich in der Klinik alles um die Patientin dreht und sie alles tut, um »krank« zu bleiben. Es kommt also zur Erkrankung ein Faktor hinzu, der die Gesundung erschwert. Da müssen wir Kliniken gemeinsam mit Jugendämtern schauen, wo wir die Familien unterstützen können, und das Problem auch sehr früh ansprechen.

Sie arbeiten bei den neuen S3-Leitlinien mit dem Netzwerk Magersuchteltern zusammen. Wie läuft das genau?

BEATE HERPERTZ-DAHLMANN: Das läuft sehr gut, weil es eine einfache Diskussion ist. Die Eltern sagen »dies oder jenes finden wir gar nicht gut, das sollten wir ändern«, dann diskutieren wir das und kommen zu einem gemeinsamen Beschluss oder Kompromiss. Ich wünsche mir dringend die Einsicht, dass wir solche gemeinsamen Foren weiterhin brauchen, denn die Arbeit an den Leitlinien wird nächstes Jahr abgeschlossen sein.

Was befürchten Sie, wenn die Kooperation nach Abschluss der S3-Leitlinien nicht kontinuierlich erhalten bleibt?

BEATE HERPERTZ-DAHLMANN: Die Eltern betonen sehr ihren Stellenwert, auch zurecht, und fühlen sich häufig von den Therapeuten nicht gesehen. Also mahnen sie oft an, dass ihnen zum Beispiel das Gewicht ihres Kindes nicht mitgeteilt wird. In dem Moment verstehen sie aber oft nicht, in welchem Konflikt der Therapeut ist, wenn die Patientin gesagt hat: »Du darfst meinen Eltern das Gewicht auf keinen Fall sagen.« An der Stelle wäre es gut, man würde Verständnis füreinander entwickeln und Kompromisse finden. Also zum Beispiel mit dem Kind auszumachen: »Wenn du in einen kritischen Bereich kommst, informiere ich deine Eltern – aber nicht über jedes Kilogramm.« Ich habe vor wenigen Tagen mit einer 18-Jährigen gesprochen, die ich für unglaublich gefährdet halte. Sie macht ein kalorienzehrendes Sportprogramm, über das ich die Eltern gern informieren möchte. Aber ich bin in einem großen Konflikt, weil sie 18 ist und sagt, das käme nicht in Frage. In solchen Situationen wäre es gut, wenn man jeweils die Seite des anderen verstehen würde. Ich kenne nicht wenige Therapeuten, die wegen solcher Themen schlaflose Nächte haben und wirklich nicht wissen, was sie tun sollen.

In Ihren Artikeln nehme ich einen sehr verbindenden Tonfall wahr. Sie betonen das »Wir«, etwa: »Wir sind als Fach zu lange von bestimmten Prämissen ausgegangen« oder »Wir als Fach müssen lernen, international nach Lösungen zu schauen.« Ist meine Einschätzung richtig, dass Sie versuchen, niemanden vor den Kopf zu stoßen und alle mitzunehmen?

BEATE HERPERTZ-DAHLMANN: Ja, weil ich glaube, jemanden zu verteufeln ist das Schlechteste, was man tun kann. Ich bin mir darüber bewusst, dass nicht jede Behandlung, wie sie in Deutschland läuft, gut ist. So denke ich zum Beispiel: »Das kann doch nicht wahr sein, weshalb werden hier in der Klinik Kinder mit Anorexia nervosa im Rollstuhl gefahren?« Es macht aber keinen Sinn zu sagen: Ihr lebt völlig hinter dem Mond. Klüger ist es zu fragen: Wie ändern wir das? Wie kommen wir dahin umzusetzen, was der aktuelle Stand der Wissenschaft empfiehlt? Und ich habe ja auch Fehler mitgemacht als junge Ärztin. Das »Wir« schließt mich ein.

Viele Texte in diesem Buch sind kritisch. Ich versuche, immer beides hervorzuheben: gute und schlechte Erfahrungen. Andererseits möchte ich realistische Momentaufnahmen und Gespräche zeigen, wie sie (unter Eltern) in sehr belasteten Lebenssituationen stattfinden. Die Reaktionen sind erstaunlich positiv, aber es gibt auch Menschen, die sagen: »Da mache ich nicht mit, das kann Familien abschrecken und Fachkräfte verletzen«. Eine Interviewperson fragte sogar, ob sie auch positive Erfahrungen teilen dürfe – sie schien also vorauszusetzen, dass ich als mitbetroffene Mutter sehr kritisch sein wolle. Welche Erfahrungen machen Sie, wenn Sie Begriffe einbringen wie »Parentektomie«, oder offen darüber sprechen, was nicht gut ist?

Beate Herpertz-Dahlmann (lacht): Teils, teils. Ich erlebe auch viele als sehr offen. Gerade komme ich von einem Seminar, bei dem es ein sehr schönes Miteinander gab und alle wirklich sehr froh waren über neue Ideen, wie sie es angehen könnten. Viele Fachkräfte sind sehr engagiert, aber ihnen fehlt Wissen und nach einer Fortbildungswoche fühlen sie sich viel sicherer. Viele kennen mich inzwischen persönlich, und ich bin den vielen Mails gar nicht gewachsen, in denen sie mir teils sehr detailliert Befunde ihrer Patienten mitteilen und fragen: Was sollen wir tun? Da hat sich etwas verändert, und darauf müssen wir weiter hinarbeiten. Die Politik müsste uns mehr in der Forschung unterstützen, damit wir wirklich wissen, was gut für unsere Patienten ist und wie wir die Kommunikation verbessern können. Wir brauchen Qualitätszirkel, bei denen Therapeuten und Ärzte zusammenkommen und auch mal die Perspektive betroffener Eltern hören. Die wiederum hören bei der Arbeit an den Leitlinien auch Perspektiven junger Betroffener, die sagen: »Ich hätte aber nicht gewollt, dass meine Eltern bestimmte Dinge wissen.« Bei den letzten Leitlinien haben noch fast keine Betroffenen mitgearbeitet, jetzt schreiben sie an den Empfehlungen mit. Das ist eine sehr intensive, gemeinsame Arbeit, und das finde ich gut.

8.7 Impulse und Übungen

Übung für Eltern: Reframing einer enttäuschenden Erfahrung

Lernziele: Die Teilnehmenden setzen sich mit der Perspektive von Eltern nach kränkenden oder irritierenden Systemerfahrungen auseinander. Sie üben, als Beratende die Selbstdeutung der Betroffenen nach einer solchen Erfahrung wieder zu stärken und Handlungsmacht herzustellen.

Übung 1: Der folgende Text richtet sich direkt an Eltern. Lesen Sie ihn aufmerksam durch. Beobachten Sie, was er in Ihnen auslöst:

- An welchen Stellen berührt oder irritiert mich der Text?
- Wo spüre ich Zustimmung, Widerstand oder Rechtfertigungsimpulse?
- Welche Gefühle von Eltern werden sichtbar, die im professionellen Alltag leicht übersehen werden?

Übung 2: Passen Sie Inhalte für sich an. Welche Frage würde Sie stellen, umformulieren oder streichen?

Übung 3: Überlegen Sie einen Satz, der ihre professionelle Haltung in solchen Situationen beschreibt, z. B.:

- Ich kann oder möchte einzelnen Eltern in solchen Situationen nicht weiterhelfen, weil mir wichtig ist, immer alle Perspektiven zu kennen; auch die der beteiligten Fachkräfte.
- Ich begleite Eltern darin, ihre Erfahrung ernst zu nehmen, ohne sie darauf zu reduzieren.

Übung für Eltern: mit enttäuschenden Erfahrungen im Behandlungssystem umgehen

Diese Übung unterstützt Sie als Eltern dabei, eine kränkende oder irritierende Erfahrung neu zu sehen – etwa, wenn ihre Familie in einem Bericht gegenüber der Krankenkasse sehr defizitorientiert dargestellt wurde oder Ihr Kind für einen Behandlungsplatz abgelehnt wurde, den Sie sich sehr wünschten. Es soll nicht darum gehen, Ihre Erfahrung schönzureden. Vielmehr geht es darum, was Ihnen hilft, selbst (wieder) aktiv zu werden und selbstbewusst zeigen zu können, wer Sie sind und was Sie leisten.

Schritt 1: Warum war ich verletzt?

Nehmen Sie sich ein paar Minuten Zeit, um Antworten auf folgende Fragen aufzuschreiben oder laut auszusprechen:

- Was genau war für mich oder für mein Kind an dieser Situation enttäuschend, irritierend oder verletzend?
- Was war mir wichtig, wurde aber nicht gesehen oder missachtet?
- Gab es etwas, das ich mir gewünscht hätte, in Bezug auf Gespräche, Haltung oder Unterstützung?

Schritt 2: Was war richtig an meinem Verhalten?

- Was für eine Logik hatte meine Haltung oder Entscheidung, jenseits der Fremdeinschätzung?
- Was wusste ich über mein Kind oder meine Familie, was im System vielleicht nicht sichtbar war?
- Inwiefern war meine Reaktion ein Ausdruck von Verantwortung, Wissen oder Integrität?

Schritt 3: Der Perspektivwechsel

Sind Sie bereit für einen neue Perspektive? In Schritt 3 geht es darum, auf »die andere Seite« zu wechseln. Sie nehmen also die Perspektive einer außenstehenden Beobachterin ein. Wenn Ihnen das schwerfällt, kann das bedeuten, dass Sie Ihre Krisenerfahrung noch besser verarbeiten müssen. In diesem Fall können Sie den Schritt überspringen – oder Sie lassen einen Freund, eine Freundin den Perspektivwechsel für Sie vollziehen. Vielleicht brauchen Sie auch Unterstützung von einer Person, die in einer Klinik arbeitet und die Prozesse von innen kennt.

- Was könnte die Fachkraft »gesehen haben«, was ich nicht erfahren habe?
- Was musste die Klinik womöglich absichern, verwalten oder begründen?
- Was von den Zuschreibungen, Hypothesen oder familienbezogenen Diagnosen war systembedingt und nicht persönlich gemeint?

Schritt 4: Die neue Haltung

Jetzt formulieren Sie einen neuen inneren Leitsatz, der Ihre Würde wahrt und gleichzeitig die Realität anerkennt.

- Was nehme ich aus der Erfahrung mit?
- Wie möchte ich zukünftig solche Situationen für mich einordnen, ohne zynisch zu werden, aber auch nicht naiv?
- Was hat mich oder mein Kind durch diese Erfahrung stärker gemacht (ohne die Schwierigkeiten schönzureden)?

Beispielsätze:

- »Ich kann Systeme kritisch sehen, ohne mich darin klein zu fühlen.«
- »Ich bin ein Mensch, der vorausschauend denkt und differenzieren kann. Auch dann, wenn man mir das nicht zutraut.«
- »Diese Erfahrung war schmerzhaft, aber sie hat uns klüger, klarer und wachsamer gemacht.«

Reframing-Übung für Fachleute: Zwischen Haltung und System

Lernziele: Diese Übung lädt dazu ein, belastende berufliche Situationen nicht vorschnell zu rechtfertigen oder zu verdrängen, sondern differenziert zu betrachten. Im Mittelpunkt steht die Frage, wie Fachkräfte unter schwierigen strukturellen Bedingungen handeln, sprechen und Haltung bewahren können.

Diese Übung unterstützt Sie dabei, berufliche Situationen zu reflektieren, in denen Sie sich in einem ethisch-professionellen Dilemma befanden. Zum Beispiel bei einer Entscheidung, die medizinisch oder sozialrechtlich geboten war, aber Ihrem eigenen Menschenbild widersprochen hat. Sie will helfen, die eigene Integrität zu klären und neue Handlungsspielräume zu entdecken, ohne in Ohnmacht oder Zynismus zu verfallen.

Übung für Fachkräfte: mit Belastungen im Behandlungssystem umgehen

Schritt 1: Die innere Spannung benennen

Denken Sie an eine konkrete Situation – wie etwa die Ablehnung eines Patienten oder einer Patientin, eine fachliche Empfehlung, die Sie geschrieben haben, obwohl sie Sie selbst nicht ganz überzeugte, einen Arztbrief, den Sie anders hätten schreiben wollen. Beantworten Sie schriftlich oder im Gespräch mit Kolleginnen und Kollegen folgende Fragen:

- Was war meine eigene fachliche oder menschliche Haltung in dieser Situation?
- Worin lag die Spannung zwischen dem, was ich vertreten wollte, und dem, was ich vertreten musste?
- Was konnte oder durfte ich (nicht) aussprechen?

Schritt 2: Systemische Logik erkennen

- Welche strukturellen oder rechtlichen Rahmenbedingungen haben mein Handeln bestimmt?
- Welche Nachweise musste ich erbringen (z. B. Diagnose)?
- Wer hätte meine Entscheidung infrage gestellt (Kasse, MDK, Leitung, Träger)?
- Welche Folgen hätte es gehabt, wenn ich »einfach menschlich« entschieden hätte?

Schritt 3: Die eigene Rolle entlasten

Sie sind Teil eines Systems – aber nicht das ganze System. Überlegen Sie:

- Wofür habe ich mich in dieser Situation eingesetzt – auch im Kleinen?
- Wem habe ich vielleicht trotzdem etwas ermöglicht – subtil, implizit oder mit Zwischentönen?
- Habe ich durch mein Handeln etwas oder jemanden geschützt, auch wenn es nicht gesagt werden konnte?

Schritt 4: Reframing-Sätze finden

Formulieren Sie ein bis zwei Sätze, die Ihre fachliche Integrität wahren und gleichzeitig den systemischen Rahmen anerkennen – für sich selbst oder zur späteren Kommunikation mit Betroffenen.

Schritt 5: Handlungsspielraum für die Zukunft erweitern

- Wie könnten Sie in einer ähnlichen Situation zukünftig klarer oder transparenter kommunizieren, ohne sich selbst zu gefährden?
- Gibt es einen Satz, den Sie sagen könnten, um ehrlicher zu sein, ohne illoyal zum System zu wirken?
- Wie können Sie systemische Zwänge sichtbar machen, statt sie unkommentiert wirksam werden zu lassen?

Abschluss-Impuls

Was bleibt von dieser Reflexion? Sagen oder schreiben Sie einen Satz, der Ihre Haltung stärkt, auch unter strukturellen Bedingungen. Beispiele:

- »Ich bin nicht das System. Aber ich bin verantwortlich dafür, wie ich im System mit Menschen umgehe.«
- »Auch wenn ich nicht alles entscheiden kann, kann ich entscheiden, wie ich Menschen begegne.«

Schuldgefühle vs. Schutzgefühle

Lernziele: Die Teilnehmer lernen, zwischen elterlichen Schuldgefühlen, Ohnmachtsgefühlen und Schutzbedürfnissen zu unterscheiden und diese in ihrer Beratungspraxis angemessen zu berücksichtigen.

Übung: Lesen Sie die drei Texte »Schuldgefühle«, »Unschuldig-schuldig und schuldig-schuldig« und »Aber es geht doch darum, dass unsere Kinder wieder ohne Angst essen lernen?« im Team. Notieren Sie Ihre Gedanken:

Diese Fragen können Ihnen bei der Reflexion helfen:

- Was spüre ich beim Lesen?
- Was kann mir helfen, diese Gefühle in etwas Konstruktives umzuwandeln?
- Welche Erfahrungen aus meiner Praxis passen zu den drei Texten?
- Wie spreche ich mit Eltern, die sich schuldig fühlen?
- Mit welchen Impulsen oder Gedanken kann ich Eltern helfen, zwischen Schuld-, Ohnmachtsgefühlen und der Notwendigkeit, ihr Kind zu schützen, zu differenzieren?
- Wie kann ich als Fachkraft damit umgehen, wenn ich erwarte oder annehme, dass mein Gegenüber Schuldgefühle hat, was aber nicht zutreffen muss?

Drei Perspektiven auf Beziehung

Lernziele: Die Teilnehmenden fördern ihre professionelle Haltung, Empathie und Selbstreflexion im Umgang mit Familien, indem sie den Blick von Bewertung über Verständnis hin zu eigener Beteiligung an einer Beobachtung verschiebt.

Aufgabe 1: Überlegen Sie konkrete Beispiele, die Sie im Behandlungsalltag mit Eltern irritiert haben. Sie können sich an diesen Beispielen orientieren:

- Eltern sprechen viel über mögliche eigene Fehler und tauschen sich darüber mit Außenstehenden (Fachkräfte, Familie, Selbsthilfegruppen) aus.
- Eltern stellen viele Detailfragen (Gewicht, Energiebedarf, Zielgewicht, Sportfreigaben) und fordern Begründungen für Entscheidungen.
- Eltern reagieren irritiert auf bestimmte Formulierungen und äußern die Sorge, fehlinterpretiert zu werden.
- Ein Elternpaar reagiert unterschiedlich stark auf die Erkrankung (alarmiert vs. beschwichtigend), streitet über Behandlungswege oder signalisiert eigene Belastungsgrenzen erst sehr spät (»Wir können das nicht mehr tragen«).

Aufgabe 2: Gehen Sie die Beispiele anhand der Tabelle durch: Gibt es Zuschreibungen, die aus Ihrem Team heraus über die Familie getroffen werden könnten? Was verändert sich durch Reframing, also eine weitere Perspektive auf die Beobachtung? Wie wirkt sich ein Perspektivwechsel aus, der Sie selbst in die Situation einbezieht?

TABELLE 3: Drei Sichtweisen auf Irritationen

Ausgangspunkt (Zuschreibung)	Reframing (verständnisorientiert)	Perspektivwechsel (selbstreflexiv)
Die Familie verhält sich irritierend.	Sie sind überfordert, das ist verständlich.	Ich selbst bin irritiert oder verstehe etwas nicht.
Die Eltern haben Schuldgefühle, derer sie sich nicht bewusst sind.	Die Eltern leiden unter innerem Druck und verteidigen sich.	Widersprüche oder Intransparenz müssen aufgelöst werden (z. B. unklare Rollenerwartungen, ambivalente Zuschreibungen).
Die Eltern sind in Beziehungsmustern verfangen.	Sie präsentieren uns alte, nicht aufgelöste Dynamiken in der Familie.	Wir sind selbst Teil der Beziehung und wirken an dem Muster mit, das wir beschreiben (z. B. als stille Beobachter, aktiv Handelnde).

Elterliche Schulddynamiken: eine Orientierung für die psychosoziale Beratung

Lernziele: Die Teilnehmenden erkennen typische Schuldfallen, in die Eltern in Kontakt mit dem Hilfesystem geraten können. Sie entwickeln entlastende, beziehungsstärkende Beratungsimpulse und reflektieren ihre eigene Rolle bei der Entstehung, Verstärkung oder Entschärfung von Schuldgefühlen.

Aufgabe 1: Lesen Sie die Spalte „Schuldfallen" in der Tabelle aufmerksam durch. Markieren Sie Aussagen oder Beschreibungen, die Sie aus Ihrer Praxis wiedererkennen, z. B. aus Gesprächen mit Eltern, aus Teamdiskussionen oder Fallbesprechungen, aus eigenen inneren Reaktionen (Ungeduld, Rechtfertigungsdruck, Rückzug). Wählen Sie eine Schuldfalle, die Ihnen besonders vertraut erscheint oder Sie aktuell beschäftigt. Tipp: Es geht nicht darum, „richtige" oder „falsche" Haltungen zu identifizieren, sondern um Wiedererkennen und Verstehen.

TABELLE 4: Schuldfallen von Eltern im Kontakt mit dem Hilfesystem

Schuldfallen	Beratungsimpuls / Reframing	Anregung
Eltern erleben sich als unterlegen und unfähig, etwas aufrecht zu erhalten, das nur unter institutioneller Kontrolle möglich war.	Schuldgefühle sind Ausdruck von Machtungleichgewicht, nicht von persönlichem Versagen.	»Dieses Schuldgefühl kommt nicht von Ihnen. Es entsteht dort, wo Macht und Abhängigkeit nicht gut reguliert werden.« – »Ihr Erleben ist real. Sie haben nicht versagt, sondern haben in einem übermächtigen System überlebt.«
Wenn Eltern wissen, dass bestimmte Theorien über Familien existieren, können sie Zuschreibungen antizipieren oder bereits internalisiert haben (Selbststigmatisierung).	Internalisiertes Fremdbild enttarnen – eigene Perspektive stärken.	»Sie haben etwas erkannt, was viele nicht aussprechen. Ihre Wahrnehmung ist wichtig.«
Eltern erleben sich als zu beobachtende Objekte im therapeutischen System. Die Folge kann Selbstzweifel, Rückzug oder Abwehrhaltung sein.	Beziehung statt Beobachtung ermöglichen.	»Sie sind hier nicht als Fall, sondern als Mensch, der fühlt, denkt und handelt.«
Eltern können durch Experteneinschätzungen einen fundamentalen Teil ihrer Identität verlieren, etwa, wenn ihre Anwesenheit oder Bedenken als hinderlich oder riskant dargestellt werden.	Das Gefühl von Schuld oder Schuldzuweisung ist oft Ausdruck von Bindung und Angst, nicht von Inkompetenz.	»Ihre Reaktion zeigt, wie sehr Sie verbunden sind; nicht, dass Sie ungeeignet sind.«
Das »Einbeziehen« von Eltern in Therapien und Klinikaufenthalte kann ambivalent wirken, etwa durch unterschiedliche Vorstellungen unter Fachkräften, fehlende Ressourcen wie Zeit, Personal und Räume. Eltern sollen mitmachen (dürfen), können aber nicht mitgestalten. Ihre Rolle wird auf Zuschauen oder Umsetzen reduziert.	Teilhabe ernstnehmen und Grenzen offen kommunizieren.	»Es ist verständlich, dass Sie sich fremdgesteuert fühlen. Das ist kein persönliches Problem, sondern strukturell bedingt.«
In therapeutischen Settings wird häufig betont, wie wichtig die Eltern sind. Andererseits erleben sie Ausschluss, z. B. durch wenig Gespräch, einseitige Darstellungen und festgelegte Formulierungen in Dokumenten oder Begrenzung der Eltern-Kind-Kontakte als therapeutisches Instrument. Das kann als Doppelbotschaft wirken.	Widersprüche benennen, ohne zu relativieren.	»Doppelbotschaften wie diese entstehen aus Spannungen im System, nicht aus Ihrer Unfähigkeit.«

FORTSETZUNG TABELLE 4: Schuldfallen von Eltern im Kontakt mit dem Hilfesystem

Schuldfallen	Beratungsimpuls / Reframing	Anregung
Eltern können mit subtilen Idealbildern konfrontiert sein: sie sollen präsent, reflektiert, belastbar, aber nicht zu emotional oder kritisch sein. Abweichungen von normativen Erwartungen werden als stille Bewertung wahrgenommen.	Abweichen ist kein Scheitern, sondern menschlich und normal.	»Wenn Sie Widerstand spüren, ist das ein Zeichen für Ihre Intuition. Ihre Reaktion zeigt, dass Sie mitfühlend und wach sind.«
Eltern sollen Verantwortung übernehmen, haben aber kaum Handlungsspielraum. Das führt zu einem Gefühl der Ohnmacht, das sich in Schuldgefühle umwandeln kann.	Ohnmacht ist ein Schutzmechanismus, der seine Berechtigung hat.	»Sie haben Angst, weil Sie Ihr Kind lieben. Das zeigt Ihre Bindung, nicht Ihr Scheitern.«
Fachkräfte können durch ihr Erfahrungswissen aus professioneller Distanz urteilen, während Eltern aus unmittelbarer Sorge und Nähe heraus handeln. Ihre emotionale Kompetenz kann dabei unterschätzt oder entwertet werden.	Nähe und Sorge sind keine Schwäche, sondern Ressource.	»Ihre Intuition ist ein Teil Ihrer Stärke, nicht das Gegenteil von Professionalität.«
Manche Eltern bringen belastende Erfahrungen aus früheren Behandlungen mit. Diese können nachwirken und die Sorge verstärken, wieder »verurteilt« zu werden; manchmal, bevor ein Gespräch überhaupt beginnt.	Erlebte Stigmatisierung anerkennen.	»Diese Erfahrung prägt Sie, sie darf da sein.« – »Ihre Sorge vor Bewertung ist nachvollziehbar. Sie schützt Sie vor erneutem Schmerz.«
Werden strukturelle Hürden im Hilfesystem nicht thematisiert (z. B. fehlende Therapieplätze, lange Wartezeiten, starre Abläufe, Personalwechsel), geraten Familien ins Zentrum der Kritik (»Wie konnte es überhaupt so weit kommen«). So kann sich Systemkritik auf das Familiensystem verlagern.	Entlasten durch Kontextualisierung.	»Sie tragen Verantwortung, die eigentlich systemisch gelöst werden müsste.«
Wenn Eltern-Kind-Beziehungen therapeutisch instrumentalisiert werden (z. B. durch Einschränkung oder als Belohnung), können Loyalitätskonflikte oder Schuldgefühle entstehen: »Wenn ich mein Kind liebe, muss ich das Spiel mitspielen« oder »Ich bin Mittel zum Zweck«.	Loyalitätskonflikte und Bindung in Alarmbereitschaft anerkennen, nicht bewerten.	»Sie fühlen sich instrumentalisiert. Das ist nachvollziehbar und muss benannt werden.«

Aufgabe 2: Arbeiten Sie nun mit der zweiten Spalte »Beratungsimpuls/Reframing«. Lesen Sie den zugehörigen Beratungsimpuls zur gewählten Schuldfalle. Klären Sie für sich: Was wird hier neu gerahmt? Welche Deutung von Schuld wird bewusst aufgebrochen oder verschoben? Wie verändert sich der Blick auf die Eltern, wenn dieser Impuls ernst genommen wird? Tauschen Sie sich ggf. mit Kolleginnen, Kollegen aus: Fällt Ihnen dieser Reframing-Schritt leicht oder schwer? Wo kollidiert er mit eigenen professionellen Routinen oder institutionellen Vorgaben?

Aufgabe 3: Richten Sie nun den Blick auf die dritte Spalte »Anregung«. Lesen Sie die vorgeschlagenen Formulierungen als Beziehungsangebote, nicht als feste Sätze. Überlegen Sie: In welcher Situation könnten solche Aussagen hilfreich sein? Welche Haltung wird damit transportiert (z. B. Entlastung, Anerkennung, Kontextualisierung)? Formulieren Sie – ggf. schriftlich – eine eigene Version der Anregung, angepasst an Ihre Sprache, Ihr Setting und Ihre Rolle. Optional: Was würde sich im Gespräch verändern, wenn diese Haltung früher oder expliziter benannt würde?

Aufgabe 4: Zum Abschluss reflektieren Sie einzeln oder im Team: Wo könnten strukturelle Bedingungen (Zeitdruck, Rollenunklarheit, institutionelle Macht) Schuldgefühle bei Eltern verstärken? An welchen Stellen tragen Fachkräfte – oft unbeabsichtigt – zur Internalisierung von Schuld bei? Was können Sie konkret tun, um Schuld zu entlasten, Verantwortung klar zu verorten, und Beziehung statt Bewertung zu ermöglichen?

9 Ansprüche, Erwartungen und schwere Entscheidungen

9.1 »Ich kenne viele Eltern, die hätten gar nicht die Kapazitäten, den Genesungsprozess ihres Kindes zu unterstützen«

Tabea – eine Genesungsbegleiterin und Mutter erzählt

> *Okay, es ändert sich gerade was. Es gibt viel mehr Eltern, die reingucken oder mitarbeiten wollen. Das ist aber noch nicht lange so, es sind auch noch nicht viele und es ist beim Fachpersonal noch nicht angekommen. Also, ich habe viel Austausch mit Personal in der Psychiatrie. Mit Pflegepersonal, Ärzten und Therapeuten, die mich als Genesungsbegleiterin buchen und mit mir Gespräche führen, um einfach mal jemanden außerhalb ihrer Fachwelt zum Reden zu haben. Um über ihre Probleme, über ihre Ansichten oder auch einen Klienten zu sprechen, bei dem sie einfach nicht weiterkommen und mal einen anderen Blick von außen brauchen. Eine gute Freundin von mir hat bis vor ein paar Jahren niemandem, nicht einmal ihrer engsten Familie gesagt, dass sie in der Psychiatrie arbeitet. Psychiatrie ist ein Bereich, der oft noch mit Scham besetzt ist. Deshalb geht es sicher manchmal auch von den Eltern aus, dass sie gar nicht den Kontakt zu den Behandelnden ihrer Kinder wollen. Und ich kenne viele Eltern, die hätten auch gar nicht die Kapazitäten, den Genesungsprozess ihrer Kinder zu unterstützen. Nicht bös gemeint, aber die haben alle Hände voll damit zu tun, ihr eigenes Leben auf die Reihe zu kriegen. Für mehr ist da gar kein Platz. Unterstützen kann ich aber nur, wenn ich selbst stabil bin, wenn ich reflektiert bin, wenn ich wirklich weiß, was ich tue. Also, ganz ehrlich? Ich kenne nur wenige Menschen, denen ich das zutrauen würde.*

Kerstin – eine Mutter erzählt

> *Sicher gibt es auch kritische Momente. Es ist selten, aber es kommt vor, dass die Verbindung zwischen mir und den Eltern, die ich begleite, abbricht. Typischerweise passiert das, wenn sich Eltern nicht einig sind, wenn sie nicht voll dahinterstehen oder weil sie einfach noch nicht so weit sind und sich nicht vorstellen können, ihrem jugendlichen Kind vorzugeben, dass und wie viel es essen muss. Dann sagen sie zu mir: »Wir haben unsere Tochter gefragt – und sie hat ›nein‹ gesagt.« Es wird*

also das kranke Kind gefragt, ob es gegen die Anorexie kämpfen möchte, und das sagt aufgrund der Krankheit: »Nein, will ich nicht«. Das ist schwierig. Aber da sehe ich auch Handlungsspielraum bei mir. Es ist bei der Erkrankung ganz wichtig, zuerst eine gute Beziehung zu den Eltern aufzubauen. Das Kind kommt im zweiten Schritt dazu. Anorexie ist eine Erkrankung, die massiv die Wahrnehmung und das Urteilsvermögen beeinflusst, und auch die Beziehungsfähigkeit. Manche Eltern sind geradezu erleichtert, wenn sie von mir hören: »Sie sollten jetzt eine Zeit lang die Zügel übernehmen.«

Vanessa – eine Mutter erzählt

Nach meinen Erfahrungen gehören regelmäßige Elterngespräche zu den KJP-Aufenthalten meiner Tochter. Die waren alle zwei Wochen eine Stunde. Ich fand die Gespräche sehr wertvoll. Nur schwierig war manchmal das Gefühl, dass ein stückweit »gegeneinander« gearbeitet wird. Also natürlich steht das betroffene Kind an erster Stelle und die Behandlung gilt ihr oder ihm, jedoch wird hier das System der Familie teilweise vergessen. Ich fand, es gab wenig Aufklärung über das Krankheitsbild Borderline und wenig Handlungsideen für den Alltag. Aber wertvoll fand ich das Gefühl, nicht allein zu sein und Verständnis entgegengebracht zu bekommen für die Ist-Situation, aber auch alles, was schon hinter uns lag.
Als meine Tochter in der stationären Jugendhilfeeinrichtung war, wurden die Gespräche von den Betreuern übernommen. Es war für mich eher schwierig, das abzugeben, aber nicht immer anders möglich, weil der Fahrtweg mehrere Stunden gedauert hätte und wir Eltern ja nun mal berufstätig sind. In der Kommunikation mit dem Jugendamt hat mir oft Ehrlichkeit gefehlt. Ich habe für vieles Verständnis, wenn ich verstehe, warum so gehandelt werden muss und man sich mir gegenüber nicht in Ausreden verstrickt. Allerdings hat sich in den vielen Jahren, in denen wir mit dem Jugendamt zusammengearbeitet haben, in unserem Bezirk viel zum Guten verändert. Seitdem die Stelle des Jugendamtsleiters neu besetzt wurde, nehme ich viel mehr Ehrlichkeit wahr und wir Eltern erleben ein gemeinsames Arbeiten an Zielen. Ob es daran liegt, dass eine neue Generation frischen Wind bringt, oder an einer positiveren inneren Einstellung des neuen Leiters, weiß ich nicht. Hauptsache, die Kommunikation ist auf Augenhöhe und basiert auf Vertrauen.
Für mich funktioniert gute Zusammenarbeit nur über Beziehung. So ist es zum Beispiel mit unserem neuen Erziehungsbeistand. Er soll eigentlich nur mit unserer Tochter arbeiten, aber durch ihre Erkrankung kann sie Termine mit ihm kaum einhalten. Also arbeitet er jetzt auch mit uns als Familiensystem. Das finde ich sehr hilfreich und ich weiß, dass er das vor dem Jugendamt rechtfertigen muss. Schwierig war anfangs, unsere kontroverse Meinung in Einklang zu bringen. Der Erziehungsbeistand war zu Beginn davon überzeugt, dass unsere Tochter mit

uns spiele, dass sie konsequenter erzogen gehöre, ich zu weich sei – ausgerechnet ich! Jetzt ist er sechs Monate bei uns, spricht von ihr als »Systemsprenger« und hat inzwischen selbst die Erfahrung gemacht, dass kaum eine Konsequenz wirkt. Ich glaube, es ist eine Generationenfrage. Er ist schon in Rente und arbeitet noch stundenweise für das Jugendamt. Und manchmal hat er eben dieses altmodische Denken, sie solle mit 15 ihre Termine selbst vereinbaren, ich solle sie nicht hinfahren, das Blut nach den Selbstverletzungen solle sie selbst wegwischen, et cetera. Ihre Therapeutin sagt dagegen, sie könne krankheitsbedingt eben nicht alles allein, und das denke ich auch.

9.2 Eine Supervisorin über Erwartungen an professionelle Hilfe

Prof. Dr. Sabine Pankofer lehrt seit 1998 Psychologie in der Sozialen Arbeit an der Katholischen Stiftungshochschule München (KSH). Seit über 20 Jahren ist sie als zertifizierte Supervisorin/Coach (DGSv) im Feld der Sozialen Arbeit unterwegs, leitet seit zwölf Jahren die Ausbildung in Supervision und Coaching an der KSH und engagiert sich berufspolitisch unter anderem als Aufsichtsrätin der Deutschen Gesellschaft für Supervision und Coaching (DGSv).

Frau Pankofer, manchmal erleben Sozialarbeitende das Gefühl, dass »Dritte« – also beispielsweise Angehörige ihrer Adressatinnen – von ihnen stellvertretend Dinge erwarten, die sie nicht leisten können oder die nicht ihrem Auftrag entsprechen. Manche fühlen sich sogar als »inkompetent« abgestempelt, wenn sie bestimmten Wünschen nicht nachkommen. Sind das typische Themen bei Ihnen in der Supervision?

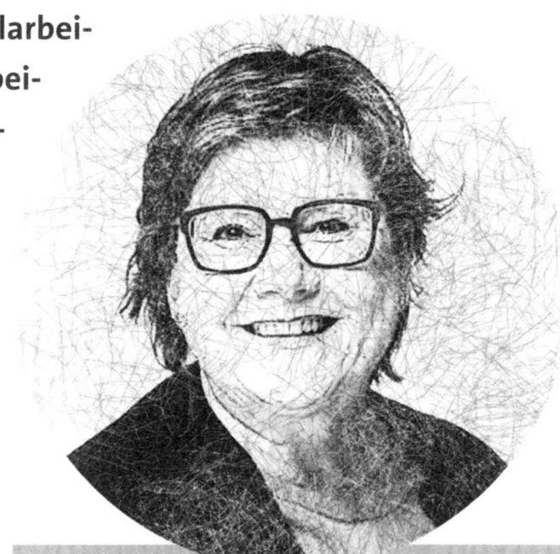

Porträt von Prof. Dr. Sabine Pankofer

SABINE PANKOFER: Der Umgang mit Erwartungen ist ein ganz wichtiges Thema in der Sozialen Arbeit. Ich bin nicht nur Supervisorin, sondern auch Professorin. Im ersten Semester haben wir ein Modul »Handlungslehre«, in dem es genau um diese Fragen geht: Was ist Soziale Arbeit, was tut sie und was ist ihr

Auftrag? Wie gehen wir mithilfe von Gesprächsführung an die Aufträge heran, die Menschen an uns richten? Am allerwichtigsten finde ich es, zu sagen, dass jede Anfrage legitim ist.
Wenn wir von »Dritten« den starken Wunsch nach Veränderungen, Lösungen oder gar »Wundern« wahrnehmen, gilt es zunächst, den Auftrag dahinter wahrzunehmen und zu klären, was für wen die Handlungsoptionen sind. Auch, wenn wir die dahinterstehenden Probleme nicht unmittelbar lösen können. Das hätten vor allem Studierende am Anfang oft sehr gerne. Es klappt aber leider nicht immer. Mein Ansatz ist deshalb, zu sagen: Soziale Arbeit arbeitet nicht an den Problemen von Menschen, sondern mit Menschen, die Probleme haben. Es geht um Hilfe zur Selbsthilfe.

Wie kommen solche Themen bei Ihnen in der Supervision an?
SABINE PANKOFER: Mit Angehörigen zu arbeiten, ist eine komplexe Aufgabe, auf die wir in der hochschulischen Ausbildung oft zu wenig vorbereiten. Ich erlebe manchmal bei Sozialarbeiterinnen und Sozialarbeitern, dass sie in einer Überforderungssituation die legitimen Fragen Dritter schlicht abwehren. Das hat auch damit zu tun, dass wir oft eine Fantasie und einen eigenen Wunsch nach Veränderungsmöglichkeiten haben, die gar nicht im Rahmen oder in den Kernkompetenzen Sozialer Arbeit liegen. Verhaltensveränderung – also mit etwas aufzuhören, etwas anders zu machen – ist eins der allerschwierigsten Dinge überhaupt. Als Psychologin beschäftige ich mich mit Störungsbildern und Persönlichkeitsveränderung. Oft verändern sich Dinge oder Handlungsweisen erst, wenn kritische Situationen entstehen, in denen die üblichen Alternativen nicht mehr funktionieren. Die Aufgabe von Sozialarbeitenden ist es, Menschen in solchen Krisen zu begleiten. Wenn man es reduziert betrachtet, dann sind die »Aufträge Dritter« meist Anfragen, die Menschen aus einer Not heraus an sozialarbeitende Personen richten. Es gilt, diese Not zu verstehen und sich zwischen Lösungsmöglichkeiten zu bewegen. Das geht nicht, wenn Widerstand entsteht, egal auf welcher Seite.

Sondern?
SABINE PANKOFER: Indem wir in Beziehung treten und drinbleiben, auch wenn die Menschen ärgerlich werden, Druck erzeugen oder resignieren. Es ist wichtig zu sagen: »Ich verstehe euer Bedürfnis, aber meine Möglichkeiten sind begrenzt. Vielleicht haben wir Glück und können gemeinsam einen Impuls setzen, der eine Veränderung in Gang setzt.« Was wir anbieten können, ist tatsächlich erst einmal »nur«, einen Ort zu bieten, in dem es legitim ist, frustriert zu sein, Gefühle zu haben, angestrengt zu sein oder nicht weiter zu wissen. Und dann auf die Ressourcen zu schauen, Möglichkeiten auszuloten, kreative Impulse zu setzen und eine andere Perspektive einzubringen.

Welche Instrumente schlagen Sie vor?

Sabine Pankofer: Der Perspektivwechsel, der im sogenannten ↗ Reframing erfolgt, ist aus meiner Sicht eines der wichtigsten Arbeitsinstrumente für Sozialarbeitende. Manchmal denkt man: »Da schreit einer ständig rum!« Aber vielleicht gelingt es ihm ja, sich lautstark Raum zu verschaffen? Wenn wir als Sozialarbeitende beobachten, dass Dritte sich aus unserer Sicht an Alltagsungerechtigkeiten abkämpfen, wütend oder fordernd wirken, kann das bedeuten, dass sie eine Handlungsmöglichkeit zurückgewinnen möchten, um mit der eigenen Machtlosigkeit umzugehen. Wenn man es so betrachten kann, dann ändert sich sofort die Perspektive und ein ressourcenorientierterer, stärkender Blick wird möglich. Hier wird das Konzept der Salutogenese relevant, das uns fragen lässt: »Wie gelingen Dinge?« Indem wir die Bedürfnisse und den Sinn hinter dem Verhalten erkennen, gelingt es uns, in Kontakt zu kommen. Und die Beziehung ist das wirksamste Mittel in der Sozialen Arbeit, um etwas in Bewegung zu bringen.

Zudem haben Sozialarbeitende durch ihre rechtlichen, strukturellen, fachlichen oder strategischen Kenntnisse auch den Auftrag, zu prüfen, ob es Wege gibt, auf die Angehörige selbst gar nicht kommen würden – sei es, die Situation zu verstehen und in ihr eigenes Leben zu integrieren oder Handlungsmöglichkeiten zu entwickeln. Das kann auch bedeuten, nicht zu handeln, sondern etwas akzeptieren zu lernen. Aber die Lernprozesse können wir unseren Adressatinnen und Adressaten – dazu zähle ich jetzt auch die Angehörigen – nicht abnehmen. Wenn es gelingt, dass Menschen ihre Stärken und Möglichkeiten besser spüren und einsetzen, sprechen wir vom sogenannten Empowerment. Das beinhaltet, dass wir ihre System- und Denklogik akzeptieren und, wenn möglich, Macht an sie abgeben. Mit den Konsequenzen müssen wir dann aber auch leben. Das ist manchmal anstrengend und frustrierend, weil unser Handeln so begrenzt erscheint. Andererseits ist es auch ermutigend, weil man diese Prinzipien in jeder Situation anwenden kann.

Ich höre immer wieder aus Gesprächen mit Sozialarbeitenden heraus, dass sie sich instrumentalisiert fühlen. Dieses Gefühl, überrollt zu werden von Ereignissen, ohne sich zunächst auf ein Ja oder Nein festlegen zu wollen, ist sicherlich vielen vertraut. Oft braucht man einen eigenen Raum, um zu verstehen: »Was passiert hier eigentlich gerade?« Aber woher kommt dieses Gefühl der Instrumentalisierung? Steht es im Zusammenhang mit Zeitdruck oder einer eigenen Unsicherheit? Und wie können wir es besser einordnen?

Sabine Pankofer: Instrumentalisiert fühlt man sich, wenn man gegen die eigenen Vorgaben oder Möglichkeiten handelt oder handeln soll, für die Bedürfnisse von

anderen Menschen. Das kann heißen: Ich bin irgendwo mitgegangen und auf einmal bin ich nicht mehr die Person, die entscheidet.
Ich erinnere mich zum Beispiel an eine Sozialarbeiterin in der Geflüchtetenhilfe, die einmal sehr aufwändig eine Wohnung für eine geflüchtete, mehrköpfige Familie organisiert hat – und dann stellte sich heraus, dass entgegen der Vereinbarung Familienmitglieder aus der Wohnung ausgezogen waren und damit der Anspruch der verbliebenen Einzelperson auf diese größere Familienwohnung verloren gegangen war, ohne dass die Sozialarbeiterin darüber informiert wurde. Als dann die Räumungsklage drohte, kam es zu einem großen Konflikt und Vorwürfen gegenüber der Sozialarbeiterin, was sie alles hätte tun sollen. Der Kern ihres Problems lag unter anderem darin, dass sie die Sozialarbeiterin als Vertreterin eines wohlfahrtsstaatlichen Sozialsystems sahen, in dem sie machtvoll agieren und Dinge erreichen konnte, aber auch als die Person, die ihnen das scheinbar einfach wieder wegnehmen konnte. Dass die Sozialarbeiterin »nur« die Bedingungen eines Wohlfahrtssystem umgesetzt hatte, war kaum mehr kommunizier- und verstehbar. Ein ähnliches Muster kann auch bei Angehörigen auftreten, wenn sie verzweifelt nach Hilfe suchen.
Das Gefühl einer Instrumentalisierung kann auch entstehen, wenn sich emotionaler Druck aufbaut oder suggeriert wird, es läge an der helfenden Person, ob etwas passiert oder nicht passiert. In solchen Situationen ist es wichtig, dieses unangenehme Gefühl zu reflektieren und sich zu fragen: »Was passiert mit mir?« Es ist entscheidend, dass wir aus dieser Erfahrung keine Frustration, Vorurteile oder Reaktanz entwickeln – darunter versteht man einen inneren Widerstand gegen Verbote oder äußeren Druck, was die Tendenz verstärkt, das zu tun, was verboten oder unerwünscht ist. Schwierig wird es also vor allem dann, wenn Professionelle emotional stark engagiert sind und erleben, dass Klientinnen und Klienten ihre eigene Logik haben und ganz anders reagieren oder handeln, als es für die Sozialarbeitenden nachvollziehbar ist und die ganze geleistete Arbeit scheinbar nutzlos war. Das ist emotional nicht einfach. Ich erlebe das oft in der Supervision.

Gibt es denn einen Weg zurück, wenn ich merke, dass ich für meine eigenen Ansprüche bereits einen Schritt zu weit gegangen bin?

Sabine Pankofer: Auch hier ist der Weg aus meiner Sicht, immer wieder zu fragen: Was ist das legitime Bedürfnis der Menschen, das dahinterstand, bevor sie versucht haben, mich zu »instrumentalisieren«? Als Supervisorin begleite ich eine insoweit erfahrene Fachkraft für Kinderschutzfragen, die Einrichtungen berät, jedoch selbst keinen Einfluss nehmen kann. In solchen Fällen sind oft zerstrittene Eltern involviert. Es geht um Gewalt und Menschen, die hohe Bedürfnisse haben, sie als Unterstützerin zu gewinnen. Die Fachkraft hat aber den Auftrag, allen gerecht zu werden. Und das erzeugt Gefühle. In der Supervision beginnen wir oft, mit genau diesen Gefühlen von Widerstand, Ärger, Unwillen und Sich-benutzt-Fühlen zu arbeiten und sie zu klären. Zum Beispiel mit der Frage, mit wem sich die Fachkraft im System identifiziert. Im nächsten Schritt analysieren wir, welche Bedürfnisse anderer Personen legitim oder nicht am Kindeswohl orientiert sind. Und dann überlegen wir, wer wo realistisch Einfluss nehmen kann. Auch hier müssen wir bescheiden sein. Soziale Arbeit verfolgt in der Theorie sehr hohe normative Ideale und die brauchen wir auch. Dennoch ist es eine lebenslange Aufgabe, den Spagat zwischen ethischen Vorgaben und der profanen, komplexen, widersprüchlichen Praxis auszuhalten.

In der Praxis scheinen solche »hohen Ideale« von Sozialarbeitenden manchmal mit einfachen, alltagspraktischen Dingen zu kollidieren. Auch das kann dazu führen, dass Angehörige sehr lautstark protestierten. Ein Beispiel: Ein Mädchen zieht in eine Wohngruppe, in der die Sozialpädagogen sagen »Wir wollen dich nicht auf eine Diagnose reduzieren.« Also lesen sie ihre Arztbriefe nicht. Obwohl die Jugendliche Antipsychotika und Ritalin nimmt, wird ein Jahr lang kein Blutbild gemacht.

SABINE PANKOFER: Ideale und Pragmatik stehen oft in einem unauflösbaren Widerspruch zueinander. Es ist schon ein wichtiger Schritt, zu akzeptieren, dass beide Seiten ihre Berechtigung haben. Allerdings haben wir hier ein Beispiel, das sich ganz praktisch lösen ließe. Man könnte festlegen, dass nur die Leitung die Akten liest und die medizinische Vorgeschichte im Blick behält. Den Kolleginnen und Kollegen wird mitgeteilt, was im Alltag konkret zu beachten ist. Ich kann den Impuls, sich die Akten nicht anzuschauen, nachvollziehen, weil ich selbst aus der Jugendhilfe komme. Auch wir haben oft sechs Wochen lang die Akten nicht gelesen, um nicht über die Akten eine Bestätigungslogik für eine vermeintliche Problematik zu zementieren, die jemand anderes den Adressatinnen und Adressaten bereits zugeschrieben hat. Irgendwann zeigen sich die Probleme von allein und der fachliche Anspruch ist, eine eigene Perspektive entwickeln zu können. Aber ganz ohne Absicherung zu arbeiten, finde ich fahrlässig und hat auch mit dem Ideal von Entstigmatisierung nichts zu tun.

Ideale und Pragmatik stehen oft in einem unauflösbaren Widerspruch zueinander. Es ist schon ein wichtiger Schritt, zu akzeptieren, dass beide Seiten ihre Berechtigung haben.

In der Sozialen Arbeit müssen wir uns sowieso bewusst sein, dass wir nie alle Eventualitäten abdecken können. Wir hinken der Realität oft hinterher und das ist in Ordnung, denn wir haben Wahrnehmungen für Aspekte, an die vor zwanzig Jahren noch niemand dachte – wie Traumareaktionen oder eigenartig wirkende Symptome von körperlicher oder sexueller Gewalt. Trotz aller Aufmerksamkeit passieren aber oft andere Dinge, als erwartet. Es braucht Mut, in diese Unsicherheit zu gehen, aber man muss aus Erfahrungen auch lernen, um immer wieder weitermachen zu können. Hier hilft Supervision, durch die im Denken oder Handeln wesentliche Veränderungen möglich werden.

Sie haben bis hierher viele Ambivalenzen angedeutet: systemisches versus parteiliches Denken, Idealismus versus Pragmatismus, Fehlerfreundlichkeit versus Fehlervermeidung. Wie können Teamleitungen, Führungskräfte, Supervisorinnen und Supervisoren helfen, zwischen all diesen Ambivalenzen das Gleichgewicht zu finden?

Sabine Pankofer: Unter Druck trifft man selten gute Entscheidungen. Ich versuche, mit und in der Supervision Ruhe hereinzubringen, gemäß dem Leitsatz: »Wir haben keine Zeit, also lasst uns langsam vorgehen«. Den finde ich sehr beruhigend. Ich stelle immer wieder fest, dass Sozialarbeitenden gar nicht bewusst ist, von wie vielen Widersprüchen sie eigentlich umgeben sind. Erwachsene haben andere Perspektiven als Kinder, Gesunde andere als Kranke und die gute Frage ist immer: »Wer ist gerade meine Klientin, mein Klient?« Oder systemisch betrachtet: »Welche Aufträge werden mir im System von wem gegeben – und was passiert, wenn ich auf welche Perspektive reagiere?« Hier wird die große Komplexität noch mal sichtbar und ganz ehrlich: Der systemische Blick macht es uns leider nicht leichter, sondern verlangt sehr viele Fähigkeiten zum ständigen Perspektivwechsel, ohne sich zu verzetteln – oder eben sich instrumentalisieren zu lassen. Das ist nicht einfach.

Mit viel Erfahrung kann man in komplexen Situationen und auch unter Zeitdruck intuitiv oder erfahrungsgeleitet vorgehen. Doch spätestens, wenn Dinge schieflaufen, braucht es eine gute Analyse und Führungskräfte, die sich den Raum dafür nehmen. Auch das ist übrigens ein Widerspruch: Ich erlebe Teams, die wahnsinnig beansprucht sind – und weil sie so wenig Zeit haben, reduzieren sie die Reflexions- und Nachdenkzeiten. An diesem Punkt finde ich es wichtig, nicht nur durchzuhalten und zu jammern, sondern Überlastungsanzeigen zu formulieren und klar zu differenzieren, was nicht bewältigt werden kann und welche Gefahren dadurch drohen.

Wie sieht so eine Belastungsanzeige aus?

Sabine Pankofer: Je nach Organisation kann das formal im Beschwerdemanagement geregelt sein, es geht aber auch informell. Ich würde über die Teamleitung gehen, damit sich die Beschwerde von der Fachkraft wegbewegt. Eine einzelne

Person kann an einer solchen Situation ohnehin wenig ändern. Aber es kann ein Gefühl der Entlastung sein, wenn die Belastung dokumentiert ist. Wenn sie nicht dokumentiert und benannt ist, kommen auch Leitungen oft nicht auf die Idee, etwas zu ändern–wenn sie das überhaupt können. Ich musste schmunzeln, als ich in der Anfrage für dieses Interview las, dass Angehörige »Wunder« von Sozialarbeitenden erwarteten. Von uns Supervisorinnen und Supervisoren erwarten die Teams oder Führungskräfte oft dasselbe. Meine Antwort darauf ist: »Wenn ich Wunder wirken könnte, würde ich das gerne tun. Aber vielleicht reicht es, wenn wir uns die Realität ein bisschen genauer anschauen?«
Als Supervisorinnen und Supervisoren erleben wir immer wieder »unmögliche« Aufträge. Manchmal will die Leitung erreichen, dass ich die unangenehmen Dinge verkünde, was eigentlich ihr Job ist. Das mache ich nicht. Generell will ich als Supervisorin nicht alles vertreten oder rechtfertigen. In unserem wohlfahrtsstaatlichen Sozialsystem sind Sozialarbeitende tatsächlich auch diejenigen, die Menschen zu ihrem legitimen Recht verhelfen können und müssen. Weil es so kompliziert geworden ist – für uns alle. Das fängt schon an, wenn ich einen Handyvertrag haben will und dafür die Frage beantworten muss: »Was sind Sie für ein Handytyp?« Und dabei wollte ich bloß telefonieren. In der Sozialen Arbeit haben wir Komplexität auf einer anderen Ebene, mit widersprüchlichen Erwartungen und Menschen, die in alle Richtungen an uns ziehen. Wir sollten Wege finden, ruhig zu bleiben und zu sagen: »Guter Versuch, aber klappt nicht bei mir.« Unter Druck ist unsere notwendige Leichtigkeit, Klarheit und die Wissensfundierung schnell gefährdet.

Hilft Supervision, eine eigene, persönliche Kurzdefinition des eigenen Helferberufs zu finden und zu leben – auch, damit helfende Profis sich weniger erklären müssen?

Sabine Pankofer: Wir versuchen vom ersten Tag des Studiums an, daran zu arbeiten. Im ersten Semester fragen wir: »Warum studieren Sie Soziale Arbeit?« Dann sieht man glänzende Augen und die Studierenden sagen: »Weil wir helfen wollen.« Ja, und dann sprechen wir erst einmal darüber, dass Hilfe ein komplexer und schwieriger Begriff ist, der viele Seiten hat. Allein der Satz »Wir werden dir schon helfen« bewegt sich je nach Wahrnehmung zwischen Drohung und Unterstützungsangebot. Wir müssen also bei Nachfrage legitimieren können, worauf wir uns im konkreten Fall beziehen, und das kann sein, dass es für etwas keine Ressourcen gibt. Punkt. Sozialarbeitende sollten ehrlich und professionell mit Erwartungen umgehen, selbst wenn sie manchmal unter Druck geraten. Und dann vielleicht politisch aktiv werden, um Veränderungen der Verhältnisse zu ermöglichen.

In der Supervision liegt der Fokus meist auf den aktuellen Aufgaben und der praktischen Umsetzung der nächsten Schritte. Aber sie zielt auch darauf ab, dass Fachkräfte erfolgreich arbeiten können, einen Unterschied durch ihre Arbeit machen und diesen erkennen. Dazu gehört auch, die Grenzen des Handelns wahrzunehmen und anzuerkennen. Und dann weiter zu denken unter dem wunderbar paradoxen Motto: »Wir haben keine Chance, aber wir nutzen sie.« Den Möglichkeitsraum mit einem Lächeln ob der Paradoxie zu erweitern, ist eine mögliche Aufgabe der Sozialen Arbeit und der Supervision.

9.3 »Schwere Entscheidung«

Vanessa – eine Mutter erzählt

> *Nun ist es so weit. Ich stehe seit einer halben Stunde vor der KJP und versuche mich irgendwie auf das vorzubereiten, was gleich kommen wird. Aber kann ich das? Kann eine Mutter so was jemals? Es war die schwierigste Entscheidung, die ich in meinem Leben treffen musste. Jetzt in diesem Moment kommt es mir vor, als wäre sie Jahre her. Dabei habe ich den Anruf vom Jugendamt erst vor ein paar Stunden erhalten. Sie haben eine Bereitschaftspflegefamilie für unsere Tochter gefunden. Die Übergabe soll jetzt in der Klinik stattfinden.*
> *Die Entscheidung, dass meine Tochter nicht mehr bei uns leben kann, fiel gestern. Ein Anruf der netten Psychiaterin, die mir die Pistole auf die Brust setzte: Wo sollte Yuri in Zukunft leben? Zu Hause oder nicht? Die Psychiaterin sagte, sie dürfe die Entscheidung selbst nicht treffen, nicht mal eine Empfehlung dürfe sie geben. Wir Eltern müssten uns entscheiden. Es war die schwerste Entscheidung, die ich je treffen musste. Und doch schien es nur einen Weg zu geben.*
> *Denn wie sollte ich mit Yuris immer stärker werdendem selbstverletzendem Verhalten umgehen? Mit ihren impulsiven Ausbrüchen und Kontrollverlusten, die uns immer wieder zwangen, die Polizei einzuschalten? Wie damit umgehen, dass meine Tochter sich das Leben nehmen wollte? Wie hätten wir es zu Hause schaffen können, dass sie gesund wird?*
> *Die Belastung, unter der jeder einzelne von uns stand, war enorm. Heute weiß ich das. Damals haben wir alle einfach funktioniert. Leichter wurde es, weil alles einvernehmlich war. Meine Tochter wollte in eine Jugendhilfeeinrichtung. Weil es keine freien Plätze gab, blieb nur der Weg über eine andere Familie, die Bereitschaftspflegefamilie.*
> *Ausweis und Krankenkarte wurden ausgetauscht. Ich war unfähig, etwas zu sagen, war nur körperlich anwesend, konnte die »Pflegefrau«, wie ich sie nannte, kaum*

anschauen. Ich packte mit meiner Tochter die Koffer, wir fielen uns in die Arme und weinten heftig. Ich sprach ihr Mut zu, wir würden es schaffen, sie würde es schaffen, ich wäre immer für sie da. Papa wäre immer für sie da. Selbst die nette Ärztin hatte Tränen in den Augen, als sie mich verabschiedete, auch sie sprach mir Mut zu. Sagte Worte, die unendlich guttaten: »Yuri ist ein tolles Mädchen, Sie schaffen das«. Dann stand ich allein da. Nicht nur Yuri wurde entlassen, sondern auch wir Eltern. Ich ging allein nach Hause. Ängste, Sorgen und Schuldgefühle plagten mich und doch auch das Wissen, dass es so nicht weitergegangen wäre.

Noch vier Monate zuvor konnte ich Yuri kaum noch helfen. Ihr innerer Druck brach in überdimensionalen Wutattacken aus. Sie bedrohte Lehrer, flog von der Schule, von wo ich sie schon zuvor immer wieder hatte abholen müssen. Ein Verhalten, das sich seit frühester Kindheit zeigte und sich trotz Therapien und jeglicher Hilfeversuche verschlimmerte, bis sie mich mit dem Messer bedrohte und von der Polizei in die KJP gebracht wurde. »Nun wird ihr endlich geholfen«, dachte ich da. Doch man schickte uns wieder nach Hause: »Ihre Familie ist ja durch den Autismus Ihres Sohnes schon bekannt, sie schaffen das gut zu Hause. Und auf unserer Warteliste steht Ihre Tochter ja schon.« Außerdem könne ich sie doch für ein paar Stunden zur Oma bringen, bis sie sich beruhigt habe. Ich war außer mir, verzweifelt, aufgelöst und sprachlos. Gehen mussten wir trotzdem, es gab keinen Platz in der KJP.

So viel lag hinter uns. Aber noch mehr vor uns. Plötzlich steckte ich in einem System, das noch kaputter schien, weil es nach außen kaum kommuniziert wird. Ich war entsetzt von der Bereitschaftspflegefamilie. Es gab keine Regeln, Yuris Handykonsum steigerte sich plötzlich auf zehn bis 14 Stunden am Tag, sie hatte einen Fernseher im Zimmer, erzählte von Horrorfilmen, die sie sich in der Nacht ansehen konnte. Schule hatte sie keine, da ja auf einen Platz in der stationären Jugendhilfe gewartet wurde und Yuri als schwer beschulbar galt. Die Pflegeeltern stritten sich vor ihr darüber, wer von beiden auf die blöde Idee gekommen sei, noch das andere Kind aufzunehmen, das bei ihnen zeitweise auch untergebracht war.

Ich setzte mich mit dem Jugendamt auseinander, wollte wissen, welche Aufgaben Bereitschaftsfamilien haben. Keine, hieß es. Essen, Trinken und ein Dach über den Kopf, aber die Bereitschaftspflege habe keine pädagogischen Aufgaben. Ich solle ruhig sein, sonst würde die Familie Yuri nicht behalten und das Jugendamt könne sie gerade sonst nirgends unterbringen. Hätte ich nicht zufällig eine Freundin bei dem Gespräch dabeigehabt, hätte mir das keiner geglaubt. Wahrscheinlich hätte ich mich selbst in Frage gestellt.

Nach der Bereitschaftsfamilie folgte die stationäre Jugendhilfe. Doch von den Wahlmöglichkeiten, die man gesetzlich theoretisch hat, war keine in Sicht. Ich hatte kein gutes Bauchgefühl zu der ersten Einrichtung. Es war eine nette Wohngruppe mit gutem und fürsorglichem Personal, aber die Rahmenbedingungen stimmten nicht: Es gab keine therapeutische Anbindung, wenig Strukturen und Regeln und genau die brauchte Yuri doch so sehr. Ein Jahr war sie dort. Es folgten wieder Psychiatrieaufenthalte, Schulängste, zunehmende Selbstverletzungen, bis hin zu einem Suizidversuch mit Notfalleinweisung ins Krankenhaus. Meine Sorgen wurden kaum ernst genommen, Yuris Probleme als Pubertät abgetan. Ich forderte eine Versetzung in eine spezialisierte Einrichtung ein, kämpfte mit dem Jugendamt, mit der Wohngruppe. Die Therapie, die für Yuri notwendig gewesen wäre, wurde dort gar nicht erst beantragt, Medikamente ohne unser Wissen angepasst. Als ich die zuständige Ärztin kontaktierte, ermahnte sie mich, dass ich ja eine andere Psychiaterin suchen könne. Doch das war aussichtslos. Kein ambulanter Arzt im Einzugsgebiet nahm Neupatientinnen und Neupatienten auf.

Ich musste aushalten, dass keine der Blutkontrollen stattfand, die die Klinik empfohlen hatte. Ich arbeite seit vielen Jahren in einem Krankenhaus und weiß, wie wichtig Blutkontrollen bei Spiegelmedikamenten sind. Doch mein Einfluss als Mutter schien mir genommen zu sein. Sorgeberechtigt zu sein, spielte scheinbar keine Rolle mehr, seit meine Tochter in einer Jugendhilfeeinrichtung lebte.

Es war schwierig. Ich forderte mehr und mehr Rechte ein und holte mir Unterstützung. Dann endlich eröffnete sich die Option einer intensivpädagogischen Wohngruppe, die mehrere hundert Kilometer entfernt war. Sie ist spezialisiert auf Jugendliche mit selbstverletzendem Verhalten, inklusive therapeutischem Angebot. Ich war den Tränen nahe vor Erleichterung, als Yuri einziehen konnte. Hier würde alles besser werden.

Yuri wurde uns nicht genommen, weil sie nicht bei uns leben durfte, sondern sie kann nicht bei uns leben, wenn wir unsere gute Beziehung zu ihr bewahren wollen. Wir möchten ihr schöne Zeiten ermöglichen, die im Alltag mit ihrer ausgeprägten Besonderheit nicht umsetzbar sind. Doch auch in der neuen Wohngruppe blieben die versprochenen regelmäßigen Gespräche aus. Ich hatte wieder das Gefühl, dass die Jugendhilfe das Familiensystem nicht beachtet. Yuri war nicht nur weit weg, sondern es entstand eine Mauer zwischen uns. Informationen schienen im luftleeren Raum zu hängen. Auch hier kam ich wieder ins Fordern, was mich überforderte, denn ich wollte einen guten Austausch. Ich möchte, dass Yuri gesund wird. Dazu gehört doch selbstverständlich, dass Eltern dazugehören und gebraucht werden. Wie sollen Zusammenhänge erkannt werden, wenn man nicht miteinander spricht?

Yuris komplexes Symptombild hat eine Geschichte: Mein Päckchen ist zu Yuris Paket geworden. Durch meine eigene Kindheit, die von sexuellem Missbrauch geprägt ist, habe ich ein ähnliches Symptombild wie sie. Ich habe es ihr unbewusst vorgelebt, bis ich eine eigene Therapie gemacht habe. Ich habe mein Trauma an meine Tochter weitergegeben. Doch meines ist heute greifbar, Yuris versteckt sich hinter einem Vorhang, der erst geöffnet wurde, als uns endlich jemand zuhörte. In ihren Arztbriefen stehen nur Diagnosen und Tests wie IQ-Test, Autismus- und ADHS-Tests. Doch der familiäre Hintergrund wird in einem Satz abgehandelt, obwohl er so wichtig ist. Wäre ich anders einbezogen worden, hätte ich helfen können. Ich ahnte schon lange, welches Päckchen Yuri trägt, doch es fiel mir schwer, es in Worte zu fassen. Manchmal dissoziierte ich in den Familiengesprächen, manchmal saß ich eine Stunde lang vor dem Telefon und schaffte es nicht, in der Wohngruppe anzurufen. Sie haben das lange nicht verstanden. Bis ich ihnen eine E-Mail schickte mit dem Betreff »Ohnmacht und Verzweiflung«.

Ich möchte nicht immer fordern. Ich möchte, dass Eltern auch in der stationären Jugendhilfe selbstverständlich dazugehören. Wir als Eltern sind Menschen mit eigenen Erfahrungen, Ängsten und Sorgen. Es war nie meine Absicht, meiner Tochter eine solche Last mitzugeben Die Hilfe sollte nicht nur dem Kind dienen, sondern immer auch der Rückführung in die Familie. Und da sind wir jetzt. Yuri lernt, mit ihren Gefühlen umzugehen und wir lernen, mit ihrem Verhalten umzugehen. Das ist nur möglich, weil es endlich die geforderte Zusammenarbeit gibt und Informationen in beide Richtungen ausgetauscht werden. Trotz der ersten Unstimmigkeiten bin ich der jetzigen Jugendhilfeeinrichtung sehr dankbar. Sie durchschauen Yuri, halten an ihr fest und stehen alle Gefühlsausbrüche mit ihr zusammen durch, ohne sie aufzugeben. Der Weg bis hierhin war sehr steinig, und am Ziel sind wir noch lange nicht. Dennoch kann ich es wieder sehen.

9.4 Ein Psychiater über das Bauchgefühl von Eltern

Manchmal stehen Eltern zwischen Ratschlägen der Fachkräfte und ihrem eigenen Bauchgefühl, das auch auf Wissen über das eigene Kind basiert. Ein erfahrener Psychiater bespricht an konkreten Fallbeispielen, wie Angehörige lernen können, ihrer Intuition und Erfahrung zu vertrauen, ohne eine professionelle Behandlung zu untergraben – und ab wann es ratsam ist, alternative Wege zu gehen.

Herr Hinüber, Sie haben jahrzehntelang Angehörige von Menschen mit psychischen Erkrankungen beraten. Wie kam es dazu?
WASSILI HINÜBER: Das hat früh begonnen. Ich kam 1982 als Assistenzarzt in die Psychiatrie. Da war der Schwung der ↗ Psychiatrieenquete noch spürbar und mein Chef hat mich viel ausprobieren lassen. Ich habe eine Angehörigen- und Ehemaligengruppe in einer Suchtklinik gegründet und schnell gemerkt, dass ich da viel mehr Informationen bekomme, als wenn ich auf der Station mit den Patienten rede. Die Fremdanamnese ist mindestens genauso wichtig.

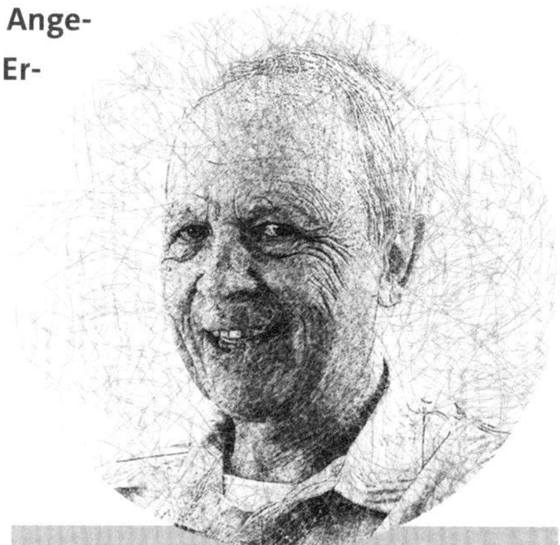

Porträt von Dr. Wassili Hinüber

War das nur nützlich oder haben Sie auch ein Herz für Angehörige?
WASSILI HINÜBER: Ich fühle mich schon sehr auf der Seite der Angehörigen, weil ich im Lauf der Jahre oft mitgekriegt habe, dass sie beiseitegeschoben werden und in den Kliniken noch nicht einmal an die Ärzte herankommen, die sich hinter der Schweigepflicht oder ähnlichem verstecken. Da habe ich Tipps gegeben, wie man damit umgehen oder anders an Informationen kommen kann.

Gibt es einen Rat, den Sie Angehörigen fast immer geben?
WASSILI HINÜBER: Was man von Fachleuten hört, ist das eine. Das andere ist ein Bauchgefühl der Angehörigen. Das sollte man sich nie einfach ausreden lassen, sondern lieber eine Zweitmeinung einholen. Das Bauchgefühl hat übrigens nichts mit dem zu tun, was man sich im Internet anliest. Das kann auch Mist sein.

Ein Bauchgefühl wäre, wenn eine Mutter sagt: »Mein Kind braucht viel Struktur« oder »Obwohl es schon 15 ist, ist es aus bestimmten Gründen gerade okay, wenn es bei uns im Bett schlafen möchte«?
WASSILI HINÜBER: Zum Beispiel. Solche Konstellationen sind im Einzelfall denkbar. Wer sollte es besser wissen als die Mutter? Das gibt es auch umgekehrt: Manche Eltern haben Kinder, die schon über fünfzig sind. Dann denken sie eher darüber nach, dass die nicht plötzlich allein dastehen sollen, wenn sie selbst nicht mehr da sind. Aus diesem Gefühl heraus versuchen sie, sich stärker zu distanzieren oder herauszufinden, wer ihre begleitende Rolle später übernehmen kann, wenn es sie dauerhaft braucht.

Manchmal erleben Eltern in der Kinder- und Jugendpsychiatrie Situationen, die erst befremdlich und dann schwierig werden. Das kann mit einem Gefühl beginnen: »Die Leute gucken mich so komisch an« oder »Ich glaube, dass etwas mit dem Medikament meines Sohnes nicht stimmt, aber wie sage ich das den Ärzten?«
WASSILI HINÜBER: Sie müssen damit auf einen Arzt treffen, der sich vorstellen kann, dass Sie etwas anderes sehen, als er gerade sieht. Das fällt unter das Kapitel »Menschen ernst nehmen«. Dazu gehört natürlich, Angehörige ernst zu nehmen – und auch mal vom Lehrbuch abzuweichen. Wenn Patienten keine Medikamente nehmen oder nicht zu einem neuen wechseln wollen, habe ich oft vorgeschlagen: »Lassen Sie es uns sechs Wochen lang ausprobieren und dann sagen Sie mir, wie Sie damit klarkommen. Dann ändern wir die Dosierung oder behalten sie bei oder wir setzen das Medikament wieder ab.« Das funktioniert mit fast allen Therapiemaßnahmen, weil es nie einen festgeschriebenen Weg gibt. Auch in der Zusammenarbeit mit Angehörigen ist es oft leichter, wenn man ihre Bedenken nicht einfach zurückstellt, sondern einen klaren zeitlichen Rahmen für eine Maßnahme bespricht.

Fachleute könnten also sagen: »Wir probieren etwas aus und meine Aufgabe ist sicherzustellen, dass wir uns nach einigen Wochen über die Erfahrungen austauschen.« Angehörige könnten das vermutlich auch vorschlagen, sind aber darauf angewiesen, dass ein entsprechendes Setting da ist?
WASSILI HINÜBER: Genau. Sie können als Angehörige immer Vorschläge machen. Manche Ärzte verstecken sich hinter Lehrbüchern und sagen »Nein, in der Leitlinie steht das anders« oder »Ich würde es nicht empfehlen«. Es braucht oft Berufserfahrung, um den Mut zu haben, etwas anders zu machen. Heute haben Sie selten die Wahl, einen erfahrenen Arzt zu finden. Viele Menschen sind froh, wenn Sie überhaupt einen finden. Dennoch rate ich zum Arztwechsel, wenn man partout nicht zurechtkommt oder einer immer seine Ideen durchsetzen will. Das geht in der Regel nicht gut, man muss alle drei Seiten hören: Betroffene, Angehörige und Profis.

Ich habe ein paar Beispiele mitgebracht, in denen Eltern bei der Behandlung ihrer Kinder ein ungutes Gefühl hatten. Die Mutter eines jungen Mannes erzählte etwa, sie könne sich bei den Familiengesprächen in seiner Klinik nur schwer konzentrieren. Obwohl sie eigentlich eine taffe Person sei, fange sie dann meist an zu weinen und habe das Gefühl, von den Behandelnden nicht mehr ernst genommen zu werden. Wie kann sie damit umgehen?
WASSILI HINÜBER: Erst mal ist es schlimm, wenn die Mutter nicht ernst genommen wird, weil sie emotional ist. Genau das unterstreicht ja ihre Not. Das kann sie auch deutlich sagen, also den Ball zurückspielen und nicht das Gefühl auf sich sitzen lassen, dass ihre Not nicht wichtig oder nicht ernst sei.

Und wenn sie dadurch erst recht befindlich wirkt?
WASSILI HINÜBER: So was müssen die Behandelnden verstehen.

Ein anderes Mädchen erzählt seinen Eltern, ihre Bezugspflegerin in der Klinik habe ihr nach dem ersten Familiengespräch geschildert, wie sie die Eltern wahrgenommen habe. Die sind irritiert, weil die Wahrnehmung nicht zu ihrem Selbstbild passt, sich die Situation in der Klinik fremd anfühlte und sie es unangenehm finden, so interpretiert zu werden.
WASSILI HINÜBER: Das ist ein eindeutiger Kunstfehler, weil die Pflegerin eine Spaltung zwischen der Patientin und ihren Eltern herstellt, statt mit ihnen zusammenzuarbeiten. Das geht überhaupt nicht.

Die Eltern des Mädchens sagen: »Die Klinik wird ein Feedback von uns bekommen, aber erst, nachdem unsere Tochter entlassen wurde.« Aber sollten sie es nicht lieber gleich ansprechen, damit die Klinik noch eine Chance hat, etwas zu ändern?
WASSILI HINÜBER: Ich finde den Weg der Eltern richtig, weil sie das Vertrauen schon verloren haben. Sie wissen nicht, ob es an ihrer Tochter ausgelassen wird, wenn sie das Thema ansprechen. Und so eine Therapie würde ich auch definitiv nicht weiterempfehlen.

Ein weiteres Beispiel: Der Psychiater eines 16-Jährigen geht in den Ruhestand und die Familie sucht jemanden, der nun regelmäßig Formulare unterschreibt, damit seine Schulbegleitung, der Transport zur Schule und seine Kunsttherapie vom Jugendamt weiterbezahlt wird. Hier geht es um viel Geld, das die Familie regelmäßig vorstreckt, bis Hilfen bewilligt oder manchmal auch eingeklagt sind. Der Junge hat viele Diagnosen und es sind viele Fachleute beteiligt. Nun findet sich aber nur eine Kinder- und Jugendpsychiaterin mit freien Plätzen, und die verstrickt sich im Erstgespräch mit dem Jungen in einen Streit darüber, dass er keine weitere Diagnostik machen und keine Medikamente nehmen will. Sie sagt:

»Ich nehme dich auf, wenn du grundsätzlich dazu bereit bist.« Was können die Eltern tun?
WASSILI HINÜBER: Das klingt ja ein bisschen nach Erpressung. Die Eltern könnten sich eventuell an den zuständigen Sozialpsychiatrischen Dienst wenden. Da gibt es in der Regel einen Arzt, an den man sich wenden kann. Oder an den Jugendpsychiatrischen Dienst im Gesundheitsamt, weil der Patient nicht volljährig ist.

Hat die Familie auch ohne Medikamente und Diagnostik ein Recht auf Versorgung?
WASSILI HINÜBER: Versorgung ja, bei entsprechenden Voraussetzungen, Behandlung nein, weil diese an eine Diagnose gebunden ist, sonst kann nicht abgerechnet werden. Es muss jedoch bei vorliegender Diagnose nicht zwingend eine erneute Diagnostik laufen. Es gibt das Bundesnetzwerk unabhängiger Beschwerdestellen in der Psychiatrie. Dort könnte die Familie diese Frage stellen.

Dürfen Fachleute sagen: »Wenn du keine Medikamente nimmst, bist du nicht compliant, sprich konform, also bekommst du keine Hilfe?«
WASSILI HINÜBER: Das machen leider viele, auch wenn der richtige Weg anders ist. Denn irgendetwas ist immer verbesserungsfähig und Medikamente sind oft wirklich nicht das Allheilmittel. Leider ist es bei uns in Deutschland nicht üblich, sich mit allen Beteiligten hinzusetzen und zusammenzutragen, was gerade notwendig wäre oder was man ausprobieren kann. Ich habe damit ziemlich gute Erfahrungen gemacht. In unserem Krankenhaus gab es zum Beispiel manchmal Konflikte mit Betreuern, die eine andere Sichtweise hatten als wir Ärzte. Dann haben wir uns im Rahmen unseres Ethikkomitees ausgetauscht – Behandelte, Angehörige, Bezugspersonen und Fachleute – und vielleicht erst mal nur eine Minimallösung gefunden, aber es war eine gemeinsame Lösung. In der Deutschen Gesellschaft für Sozialpsychiatrie schwebt uns vor, dass wir in jeder deutschen Region Partner haben, die sich für genau solche Patienten zuständig erklären und solche offenen Dialoge einberufen können.

Das nächste Beispiel: Eine junge Therapeutin in einem Ausbildungszentrum macht nach abgeschlossener Diagnostik ein Elterngespräch. Die Eltern sind froh darüber, bringen Fragen mit – aber dann lässt die Therapeutin einen Film laufen, den die Eltern aus der Selbsthilfe schon kennen. Als die Dreiviertelstunde vorbei ist, wirkt die Therapeutin erleichtert und die Eltern sind enttäuscht, weil kaum noch Zeit blieb, sich auszutauschen.
WASSILI HINÜBER: Sie hätten allerdings gleich sagen können, dass sie den Film schon kannten.

Ja, aber sie wollten nicht, dass es für die Therapeutin unangenehm wird und dachten, sie sei ein wenig überfordert damit, Elterngespräche zu führen.

WASSILI HINÜBER: Das war offensichtlich auch so. Einen Film zu zeigen, bringt keinen Dialog, das ist Zeitschinden. Die Eltern könnten sich an die Leitung des Ausbildungszentrums wenden oder mit der Therapeutin direkt darüber sprechen, ob es noch jemand anderen gibt, dem sie ihre Fragen stellen können. Das ist natürlich schwierig für die Therapeutin, aber sie ist ja noch in der Ausbildung, also muss sie das aushalten können. Eigentlich sollte die Therapeutin gar nicht mit den Eltern allein gelassen werden. Es geht hier ja nicht um eine Laborsituation, sondern um eine Echtsituation. In den Anfängen der Familientherapie lief das über eine Trennscheibe, hinter der die Ausbilder saßen. Wenn etwas völlig schieflief, unterbrachen sie das Gespräch und der Psychologe in Ausbildung wurde noch mal gebrieft.

Ein weiteres Beispiel: Eine Mutter erzählt, sie habe den Behandelnden ihres Kindes sehr offen von schwierigen Situationen erzählt, die während des langen Wartens auf einen Behandlungsplatz passiert seien. Zum Beispiel sei sie wegen mancher Krankheitssymptome ihres Kindes manchmal sehr wütend geworden. Sie habe das Gefühl in der Krisensituation für »typisch« gehalten zu werden, aber in dem Moment nichts daran ändern zu können – und war froh, endlich darüber reden zu können. Später habe sie das Gefühl bekommen, dass durch diese Offenheit ihre Kompetenz als Mutter angezweifelt wurde und sie frage sich, ob sie sich selbst als »taffer« oder »gesünder« hätte darstellen müssen, um den Behandelnden ein sicheres Gefühl zu vermitteln.

Darin steckt also die Frage: Was brauchen Behandelnde, um Eltern vertrauen zu können und in einer Krise nicht gleich den Kinderschutzfall oder die dysfunktionale Familie zu sehen?

WASSILI HINÜBER: Das geht in Richtung Fürsorgepflichten. Sie finden in der Kinder- und Jugendpsychiatrie immer wieder Situationen, in denen das Gefühl entsteht: »Wenn wir jetzt nichts tun, sind wir womöglich für eine Kindeswohlgefährdung mitverantwortlich.« Das gibt es in der Erwachsenenpsychiatrie genauso und hat wiederum mit den Menschen in der Psychiatrie zu tun: Welches Risiko glauben sie, mittragen zu können? Und da muss man sortieren. Erst mal ist es wichtig, dass überhaupt Eltern da sind. Dass die mal nicht mehr können, muss im Denken der Psychiatrie inbegriffen sein. Oft können wir uns als Außenstehende Dinge nicht vorstellen. Aber ein Mensch, der Depressionen hat, leistet Schwerarbeit, und so kann es auch Angehörigen gehen, wenn sie stark belastet sind. Wenn es um Fragen der Fürsorge oder des Kindeswohls geht, sind Behandelnde oft schnell an dem Punkt, dass sie Verantwortung abschieben wollen. Die Verantwortung ist aber von der Psychiatrie und den Eltern gleichermaßen zu tragen. Es geht darum, sich zusammenzuraufen und zu gucken, was man gewinnbringend für das Kind tun kann.

All die von mir genannten Beispiele sind relativ kompliziert. Zumindest kann sich das in der Situation so anfühlen. Wenn Menschen belastet sind, fällt es oft schwer, Dinge auf den Punkt zu bringen. So kommt zu der Frage: »Spreche ich es überhaupt an?« noch die Frage: »Wie spreche ich es an?«
WASSILI HINÜBER: Da ist es gut, wenn man das rechtzeitig vor dem Termin alles aufschreibt, in Ruhe durchliest und vielleicht noch mal kürzt oder verändert. Vielleicht schaut auch ein Freund mal drüber, wie man es noch besser auf den Punkt bringen kann. Das Aufgeschriebene kann man zum Termin mitnehmen.

Oder vorher per E-Mail schicken?
WASSILI HINÜBER: Das würde ich nicht unbedingt machen, das wird aus Zeitgründen meist gar nicht gelesen. Aber Sie könnten eine Kopie dalassen, so dass das Gegenüber später noch einmal einen Blick darauf werfen kann.

Okay, und dann gibt es Situationen, in denen wirklich nichts mehr geht. Die Eltern haben alles versucht, die Profis haben alles versucht, aber in der Behandlung gibt es Konflikte. Vielleicht hakt irgendetwas in der Beziehung oder es ist gar keine Beziehung entstanden. Oder es werden Schwierigkeiten angesprochen und das Gegenüber reagiert nicht gut. Ab welchem Zeitpunkt können Eltern sagen: »Jetzt macht es keinen Sinn mehr, jetzt müssen wir erst mal wieder auf eigenen Füßen stehen, auch wenn es sich vielleicht gefährlich anfühlt«?
WASSILI HINÜBER: Da komme ich jetzt wieder mit meinem Bauchgefühl. Wenn Sie die Situation von allen Seiten beleuchtet haben und nicht weiterkommen, braucht es wirklich manchmal eine Auszeit oder eine ganz neue Idee. Manchmal kann man auch jemanden kontaktieren, an den man noch gar nicht gedacht hat.

Wie viele Kompromisse sollten Eltern eingehen, bevor sie in der Behandlung ihres Kindes die »Reißleine« ziehen?
WASSILI HINÜBER: Man kann Kompromisse eingehen, die nicht wehtun, mit denen Sie sich ganz gut fühlen. Aber zu sagen: »Na gut, dann versuche ich mit aller Gewalt, meiner Tochter deutlich zu machen, dass sie doch Medikamente braucht«, das wäre kein guter Kompromiss.

Und wenn die Eltern sich nicht trauen, können auch behandelnde Profis die »Reißleine« ziehen?
WASSILI HINÜBER: Ja, aber nicht indem man behauptet, dass der Patient »austherapiert« oder »nicht compliant« sei. So etwas passiert in der Erwachsenenpsychiatrie

leider häufig. Die Profis könnten mit der Familie offen sprechen: »Wir haben das Gefühl, dass es hier gerade nicht weitergeht. Wie können wir eine Pause hinkriegen, so dass es für alle okay ist?« So muss sich niemand schlecht behandelt fühlen und es entsteht kein Beziehungsabbruch.

Wie können Angehörige taktisch vorgehen, damit es nicht zum Bruch mit Fachleuten kommt?
Wassili Hinüber: Vorschläge machen und nicht darauf beharren, dass das, was Sie sagen, richtig sei. Sonst kommt es zum Kampf und den verlieren Sie immer. Versuchen Sie, miteinander abzuwägen und so ins Gespräch zu kommen, als würden Sie etwas verkaufen. Machen Sie den Arzt zu Ihrem Partner, damit Sie das Kind gemeinsam behandeln können. Das ist zwar eigentlich die Aufgabe des Arztes, aber wenn er es nicht tut, können Sie es versuchen. Am besten argumentieren sie auch nicht mit etwas, das Sie im Internet gelesen haben. Dagegen sind viele Ärzte allergisch.

Aber dürfen Eltern sagen: Wir haben in unserer Online-Selbsthilfegruppe die S3-Leitlinien bekommen und es kommt uns gerade so vor, als ob Sie hier etwas anderes tun?
Wassili Hinüber: Auf die Leitlinien können Sie sich immer berufen. Wenn davon abgewichen wird, muss der Arzt Ihnen erklären, warum er das tut. Das ist seine Pflicht.

Und wenn der Arzt denkt, es sei nicht gut für das Kind, wenn er den Eltern antwortet – zum Beispiel, weil er sie für zu kontrollierend oder ihre Beziehung zum Kind für symbiotisch hält?
Wassili Hinüber: Das ist ganz schlecht. Etwas zu verschweigen geht gar nicht, so verliert man Vertrauen. Das sehe ich eher aus ärztlich-ethischem als aus einem rechtlichen Gesichtspunkt. Vor allem in der Kinder- und Jugendpsychiatrie müsste man solch einen Eindruck auch nachweisen können. Ich würde als Arzt durch Gespräche überprüfen, was an meinem Eindruck dran ist. Bis dahin, dass ich vielleicht sage: »Könnten Sie sich vorstellen, dass Sie sich zu sehr um Ihr Kind kümmern?«

Umgekehrt können Eltern sagen: »Gut liebe Fachleute, wir probieren mit euch aus, wie es läuft, wenn wir nicht über die Therapie informiert sind – und nach drei oder vier Wochen gucken wir, wie es uns allen damit geht und entscheiden neu«?
Wassili Hinüber: Genau. Solche Auszeiten sind manchmal nicht schlecht.

Angenommen, Eltern kämen mit solchen Fragen in eine Familienberatungsstelle oder zur Schulsozialarbeiterin ihres Kindes. Wie gut ist die psychosoziale Landschaft für solche schwierigen Fragen und Anliegen von Eltern vorbereitet?

Wassili Hinüber: Ich glaube, das ist sehr unterschiedlich. Ich bin sehr gut mit einem Jugendamtsleiter bekannt, zu dem ich jeden in solch einer Situation schicken würde. Der hat ein offenes Ohr und versucht, auch die dicksten Probleme zu lösen. Aber Jugendämter unterscheiden sich enorm. Ich habe einige Jugendämter erlebt, deren Klienten bei uns in der Tagesklinik waren. Es kam vor, dass wir dort quasi kostenlose Supervision boten. Ich denke, auch hier sollte man ausprobieren mit der Brille: »Hilft mir diese Beratung?« Und sonst, weitersuchen.

Gibt es Methoden, die Profis helfen, bei solch schweren Entscheidungen zu beraten?

Wassili Hinüber: Ja, diese Methoden. Die gibt es bestimmt, aber man muss sie auch anwenden wollen. Aus meiner Sicht ist das nichts, was man in irgendwelche Leitlinien packen kann. Die Psychiatrie ist eine enorm anstrengende Arbeit. Man muss sie gern machen und ein Händchen dafür haben. Wer das nicht kann, ist in dem Job falsch. Wer lernen will, wie Betroffene, Angehörige und Fachleute konstruktiv und kritisch zusammenarbeiten, dem empfehle ich den ↗ Offenen Dialog als Methode. Es wäre wunderbar, wenn mehr Menschen diese Ausbildung machen würden.

Wenn ich mit Menschen aus der Kinder- und Jugendpsychiatrie spreche, sagen die manchmal: Wir brauchen Trialoge oder offenen Dialoge nicht, weil wir die Eltern sowieso einbeziehen. Glauben Sie, dass dieser Bereich der Psychiatrie anders funktioniert?

Wassili Hinüber: Das kann ich schwer beurteilen, weil ich nur wenig Einblick in die Kinder- und Jugendpsychiatrie habe. Es gibt ein paar Kliniken, wo ich denke, da würde ich meinen Sohn oder meine Tochter mit einer psychischen Erkrankung jederzeit hinschicken, weil es dort die Offenheit gibt, Dinge gemeinsam auszuprobieren. Was schlecht läuft, höre ich meist nur über Dritte. Aber »brauchen wir nicht« finde ich als Argument immer schwierig. Schließlich gibt in der Kinder- und Jugendpsychiatrie nicht nur Eltern, sondern auch andere, die sich kümmern: Wenn Eltern tagsüber arbeiten und das psychisch kranke Kind von den Großeltern betreut wird, gehören die in einen offenen Dialog mit dazu.

Ist es okay, die Behandler seines Kindes zu fragen, ob sie eigentlich eine Supervision haben – oder wirkt das übergriffig?

Wassili Hinüber: Die Frage können Sie stellen, ja. Es gibt viel zu wenig Supervision beziehungsweise viel zu viele Situationen, in denen sie notwendig wäre. Manche Institutionen scheuen das Geld. Aber Supervision ist nicht gleich Supervision, da muss man genau hinschauen. Und es kommt natürlich auf den Kontext an, in dem Sie das fragen, es kann durchaus beim Befragten so ankommen, als ob Sie meinen, er hätte die Supervision dringend nötig.

9.5 Impulse & Übungen

Elternrollen: Selbstverortung als Team

Lernziele: Die Teilnehmenden reflektieren ihre impliziten und expliziten Zuschreibungen von Elternrollen und entwickeln ein gemeinsames, bewussteres Verständnis von Eltern als Teamakteuren im Behandlungsprozess.

Schritt 1: Erfahrungen sammeln

Sammeln Sie gemeinsam Ideen, in welchen Rollen Ihnen Eltern begegnen oder welche Rollen ihnen in Ihrem Team zugeschrieben werden. Eine Person moderiert und stellt Rückfragen. Die anderen sollten die Auflistung möglicher Elternrollen noch nicht gesehen haben.

Schritt 2: Den Blick weiten

Die moderierende Person teilt nun die untenstehende Sammlung möglicher Elternrollen. Gleichen Sie Ihre eigene Sammlung damit ab. Finden Sie in der Liste weitere Elternrollen, an die Sie nicht gedacht haben, die aber in der Praxis durchaus vorkommen?

Schritt 3: Ist-Stand und Wünsche im Team vergleichen

Überlegen Sie nun einzeln, wie häufig oder bewusst Sie die aufgelisteten Rollen in Ihrer Praxis wahrnehmen. Um sich nicht von den anderen Bewertungen beeinflussen zu lassen, macht jede*r den Schritt zunächst für sich allein. Dafür können Sie bei jeder Rolle zwei unterschiedliche Markierungen vergeben (z. B. einen roten und einen grünen Punkt). Die erste Markierung steht dafür, dass Sie diese mögliche Elternrolle in Ihrer Praxis bereits gut im Blick haben. Die zweite steht dafür, dass Sie die Rolle in der Zukunft gern stärken möchten. Sie können bei jeder Rolle eine, beide oder beide Markierungen vergeben. Wenn alle fertig sind, übertragen Sie die Markierungen auf ein gemeinsames Flipchart. Kommentieren Sie die Markierungen Ihrer Kolleg*innen nicht.
Mögliche Eltern-Rollen:

- Eltern als Genesungsbegleitende
- Eltern als Co-Therapierende
- Eltern als Zu-Arbeitende

- Eltern als Informationsquelle
- Eltern als zu Beobachtende
- Eltern als Korrektiv der Profis
- Eltern als eigentlich Mit-zu-Therapierende
- Eltern mit Compliance-Aufgabe
- Eltern als Gesprächsführende
- Eltern als Schwer-zu-Erreichende
- Eltern als Nicht-zu-Erreichende
- Eltern als Zweifelnde
- Eltern als Back-up für Krisen

Schritt 4: Austausch im Team

- Was überrascht uns an unseren Antworten?
- Welche dieser Rollen fördern wir bewusst? Warum?
- Welche Rollen fördern wir eher unbewusst? Sind wir damit zufrieden?
- Gibt es Rollen, die wir in Zukunft bewusst stärken oder vermeiden möchten?
- Welche unserer Methoden passen zu den Eltern-Rollen, die wir stärken möchten?
- Wie gehen wir mit »Ausreißern« um; also mit Eltern, die nicht in die Rollen passen, die wir stärken möchten?

10 Zusammenkommen

10.1 »Wir sind oft selbstwirksamer, als wir denken«

Andrea – eine Mutter erzählt

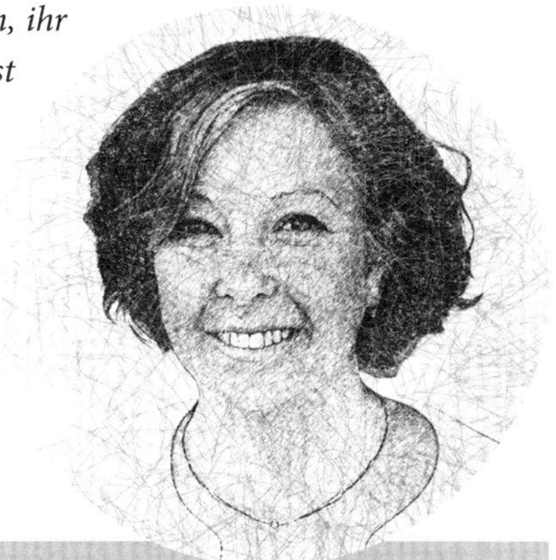

Porträt von Andrea

> *Man kann schlecht einfach sagen: »Eltern, ihr müsst selbstbewusst sein.« Natürlich ist man als Eltern erst mal verunsichert, wenn die Diagnose »Sucht« neu ist und man nicht genügend Hintergrundwissen hat. Heute wäre ich definitiv selbstbewusster und ich würde auch dem Fachpersonal sagen, wenn eine Grenze erreicht ist.*
>
> *Also mein Sohn hatte eine Zeit, in der er sich selbst verletzt hat. Das musste natürlich versorgt werden und natürlich kümmert man sich als Mutter darum. Einmal war das aber konkret ein Tag, an dem ich ganz extreme Zahnschmerzen hatte. Ich hatte einen Zahnarzttermin und ich wusste, der Moritz ist im Krankenhaus versorgt, er wird genäht und dann kommt er wieder mit mir nach Hause. Wir müssen nur noch auf den Arztbrief warten. Da habe ich dann halt gesagt: »Hören Sie zu, ich habe in einer halben Stunde einen Zahnarzttermin, den würde ich wahnsinnig gern wahrnehmen. Wäre das möglich, dass ich danach komme und den Arztbrief hole? Oder Sie schicken mir ihn zu?« Da hat die Ärztin – eine junge Assistenzärztin – die Hand um den Moritz gelegt, hat ihn umarmt und gesagt: »Moritz, jetzt weiß ich voll, was du meinst. Mit solch einer Mama würde es mir auch nicht gut gehen.« Das fand ich so daneben, weil es ja nichts mit der Thematik zu tun hatte. Die Person kannte mich nicht, ich war nicht fordernd oder habe irgendetwas Unverschämtes verlangt. Mein Sohn war wirklich gut versorgt. Das war eines der Erlebnisse, die mich am meisten getroffen haben, und Dinge in der Art habe ich öfter erlebt. Ich habe in dem Moment geschwiegen, ich war betroffen und ich bin auch kein vorlauter Mensch. Ich wusste auch, mein Gott, sie hat in dieser Notaufnahme vielleicht gerade einen 20-Stunden-Tag gehabt. Wer weiß, was die heute schon erlebt hat.*

So habe ich versucht, mich zu regulieren und mich in sie hineinzuversetzen. Und trotzdem war es übergriffig.
Zu Hause habe ich die Situation noch zwei, drei Mal für mich durchgespielt. Heute würde ich sicher den Mund aufmachen. Ich würde dieser Ärztin sagen, dass sie nichts über mich weiß und dass ich mich von ihren Vorurteilen distanzieren möchte. Und das übe ich auch mit anderen Eltern, die ich berate. Was ich bei vielen Familien miterlebe, ist aber, dass Jugendliche so eine Grundwut auf ihre Eltern haben: »Ihr konntet mich nicht beschützen« oder »Du hast gesagt, alles wird gut, aber es ist nichts gut.« Sucht ist eine Zweitdiagnose. Oft steckt ein ADHS dahinter, eine unbehandelte Depression oder Schulangst. Die Kinder erleben, da ist irgendetwas und die Eltern sagen erst einmal: »Naja, das schaffen wir schon, da kümmern wir uns drum.« Irgendwie kriegt man es aber als Familie allein nicht hin. Es gibt vielleicht eine ambulante Begleitung, die nicht funktioniert. Dann gibt es einen Klinikaufenthalt und das Kind fühlt sich im Stich gelassen, weil diese Klinikaufenthalte auch nicht immer zielführend sind. Das ist dann ein maximaler Kontrollverlust beim Kind: »Ich habe meinen Eltern vertraut, die haben gesagt, ich soll dahin gehen und das hat aber nichts gebracht, es hat alles noch schlimmer gemacht.«
Ich hätte mir zum Beispiel gewünscht, dass der Moritz mehr mit einbezogen wird. Das erleben auch andere Familien, dass die wirklich wichtigen Sachen heimlich besprochen werden, ohne dass das Kind dabei ist.
Ich rate das anders. Wenn ein Kind suizidal gefährdet ist, sage ich den Eltern: »Tun Sie die Medikamente weg. Und Ihr Kind darf das wissen, das kann schon damit umgehen.« Also, ich würde eigentlich dazu raten, gemeinsame Gespräche zu führen, wo Ärztinnen und Therapeutinnen gemeinsam mit Eltern und Betroffenen an einen Tisch kommen. Weil ich ganz oft erlebe, dass sich Jugendliche verraten fühlen und das Fachpersonal nicht ganz ehrlich zu ihnen ist. Die Eltern auch nicht immer. Das ist manchmal ein Schutzmechanismus. Aber ich bin überzeugt, dass in dem gesamten Gesundheitsprozess jeder Mitwirkende – Eltern, Kinder, Fachpersonal – spürt, wenn man nicht ehrlich ist. Wenn ich Eltern coache, sind die Jugendlichen oft nicht dabei. Ich bin Heilpraktikerin, dementsprechend mache ich nichts Therapeutisches mit den Jugendlichen. Aber ich sage ihnen: Wenn es die Jugendlichen interessiert, lasst sie nachfragen. Sie sollen wissen, was da passiert.
Je älter sie werden, desto mehr kriegen sie mit, wenn zweideutig geredet wird. Etwa, wenn man Eltern gegenüber nicht das Gleiche sagt, wie den jungen Patienten. Ich erinnere mich an eine Familie mit einem Kind in einer hochdepressiven Phase, das war selbstverletzend und suizidal veranlagt. Die Eltern und das Kind haben das jeweils so empfunden, dass die Therapeuten schon fast versucht haben, den Eltern den schwarzen Peter zu geben. Das war für das Kind erschreckend, weil

es nicht damit umzugehen wusste: »Jetzt sagen die irgendwie, meine Eltern sind schuld.« Die Botschaft hat es aus der Klinik mit nach Hause gebracht, sie haben das zusammen thematisiert und beim nächsten Elterngespräch angesprochen. Das Team in der Klinik war dann schon sehr erschrocken und hat sich entschuldigt. Bei einer anderen Familie ging es darum, ob das Kind nach dem Klinikaufenthalt heim geht oder in eine Wohngruppe kommt. Das war wirklich ein Kommunikations-Missstand: Dem Kind hat man erzählt »Nein, du kannst nicht heim, weil die Mama will das nicht mehr«, und der Mama hat man gesagt: »Nein, das Kind kann nicht heim, das ist kein gutes Umfeld, wir wären dafür, dass es in eine Wohngruppe kommt.« Da waren alle massiv verunsichert. Daheim gab es Vorwürfe, die haben gestritten, weil jeder einen anderen Wissensstand hatte. In dem Fall hat sich das Klinikpersonal ein bisschen herausgemogelt. Die Psychologin hat gesagt: »Ihr habt das alles falsch verstanden.« Solche Dinge spreche ich an, wenn ich mit Kliniken in Kontakt bin, mit Jugendämtern oder mit der Polizei. Wenn Eltern sehr verunsichert sind, rufe ich auch mal mit ihnen zusammen dort an. Ich will darauf aufmerksam machen, dass man sehr achtsam sein muss, was man so sagt. Manche Eltern haben Angst oder Vorurteile, »die nehmen jetzt mein Kind weg«. Dabei wollen die Jugendämter ja wirklich helfen. Und eigentlich sollte jeder Mensch wissen, dass man zum Jugendamt oder in eine Klinik immer jemanden als Begleitperson mitnehmen darf.

Inzwischen bin ich oft im Kontakt mit Kliniken. Wenn man sich kennt, kann man auch sagen: »Ich spreche jetzt nicht auf der Elternebene, sondern ich begleite Familien.« Das interessiert die schon, weil die Institutionen an sich auch überfordert sind mit der ganzen Lage. Die sind auch froh, wenn ihnen mal jemand zuhört. Wir haben nämlich hoch engagierte Menschen in allen Bereichen, in den Jugendämtern, bei den Ärzten, bei den Psychologen, bei den Therapiezentren.

Ich glaube, dass wir unseren Kindern am besten helfen, wenn wir positiv sind. Das heißt nicht, dass ich mit einer toxischen rosa Brille durch die Welt gehe. Ich bin schon sehr realistisch, aber ich bin auch positiv und ich war zu keinem Zeitpunkt hilflos. Wir sind oft sehr viel selbstwirksamer, als wir denken. Selbst wenn die Kinder krank sind, sind wir nicht einer anlaufenden Maschinerie untergeordnet, wo wir nichts mehr verändern können. Wir dürfen unseren Verstand einschalten. Wenn wir glauben, das ist nicht der richtige Weg, dürfen wir auch nach links und rechts schauen und neu justieren. Die Eltern, die zu mir in die Beratung kommen, sind sehr reflektiert – sonst würden sie vielleicht auch gar nicht zu mir kommen. Ich habe bestimmte Module, die ich anbiete. Aber ich sage nicht: »Man muss es so oder so machen«, sondern ich zeige verschiedene Ansätze und wir schauen im Gespräch, wie es für die Eltern passt.

10.2 Ein DBT-Peer-Coach über Gefühle in (Familien-)Gesprächen

Svenja Tebrügge vermittelt als Peercoach der Dialektisch-Behavioralen Therapie (DBT) zwischen Jugendlichen mit einer Borderline-Erkrankung und ihren erwachsenen Bezugspersonen, also Fachkräften und Angehörigen. Sie sagt: »Peer-Coaches können auch Eltern helfen, ihre Kinder besser zu verstehen, ohne dass die Therapie als ›Safe Space‹ angetastet wird.«

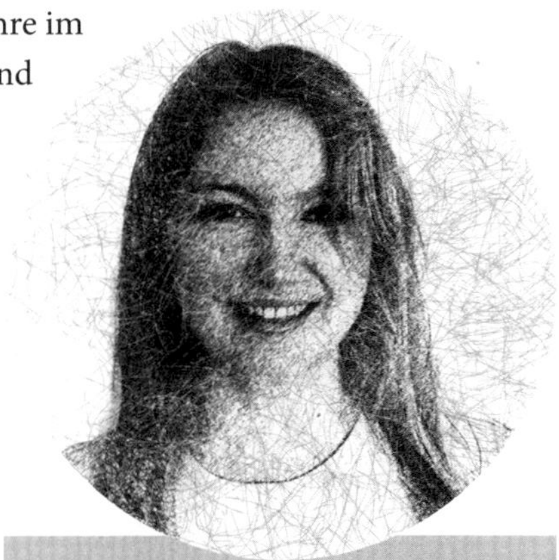

Porträt von Svenja Tebrügge

Sie ist Veranstaltungskauffrau, hat fünf Jahre im Messewesen gearbeitet und ist anschließend dahin zurückgekehrt, wo sie selbst Unterstützung fand: Als Svenja Tebrügge noch akut mit Borderline-Symptomen zu kämpfen hatte, wurde sie von der KJP Würzburg ambulant behandelt. Heute arbeitet sie dort einen Tag pro Woche – für alle drei Stationen und die Ambulanz. Außerdem ist sie beim ↗ Borderline-Trialog Nürnberg angestellt, wo ihre Eltern damals Austausch fanden. »Zu der Zeit durfte Borderline erst ab dem 18. Geburtstag diagnostiziert werden«, erzählt sie, »und sobald ich volljährig war, wurde ich nach und nach an die Dialektisch-Behaviorale Therapie herangetragen. Es war dann nicht mehr verpflichtend, innerhalb der Therapie Familiengespräche zu führen. Für mich war das die richtige Entscheidung, weil ich die Therapie als ›Safe Space‹ für mich haben wollte.« Gleichzeitig brachte es ihr Ruhe zu wissen, dass ihre Eltern sich in trialogischen Veranstaltungen von anderen Betroffenen Erfahrungen einholen konnten. »Meine Eltern waren ja selbst mitten in einer Krise«, sagt sie.

Als DBT-Peercoach auf einer kinder- und jugendpsychiatrischen Station der KJP Würzburg hat sie drei Aufgabenbereiche: Betroffene begleiten, Fachkräfteteams begleiten und an Familiengesprächen teilnehmen. Der Wunsch nach letzterem komme oft in ihren Einzelgesprächen mit jugendlichen Betroffenen auf, die sagen: »Ich will für meine Eltern keine Belastung sein«, aber auch: »Ich will gerade nicht so viel von meinem Privatleben mit ihnen teilen«. Da ist ein Zwiespalt, eine Anspannung, die Svenja Tebrügge sofort spüre, weil sie sie selbst erlebt hat. Sie fragt dann: »Was hältst du davon, wenn wir das mit deinen Eltern besprechen? Also, wo du ihre

Hilfe brauchst und wo sie dir gerade einen Vertrauensvorschuss entgegenbringen müssen, dass du dich selbst meldest, wenn du ihre Unterstützung brauchst?«
Manchmal denkt sie, in den Familiengesprächen zunächst auch eine Anspannung bei den Eltern zu spüren: »Warum ist da noch eine weitere fremde Person dabei, die glaubt, unser Kind besser erklären zu können als wir?« Doch diese Anspannung verfliege im Gespräch meist schnell. »Weil ich oft Dinge in Worte fassen kann, die die Jugendlichen selbst in dieser Klarheit noch nicht parat haben, und ihre Eltern so Antworten auf wichtige Fragen bekommen«, sagt sie. Denn auch, wenn sie keine akuten Borderline-Symptome mehr habe, nehme sie ihre eigenen Gefühle immer noch sehr intensiv wahr. Dadurch könne sie gut spüren, wenn sich die Stimmung im Raum ändert und die Betroffenen auf etwas Gesagtes reagieren. Sie sieht sich in solchen Momenten als Stellvertreterin und Sprachrohr für die Gefühle und Bedürfnisse der Betroffenen. »Im Idealfall befähige ich sie, selbst auszudrücken, was sie gerade fühlen«, sagt sie. »Aber wir vereinbaren vorher, dass sie zu mir herüberschauen dürfen, wenn sie bei einer Formulierung Unterstützung brauchen. Dann springe ich ein und formuliere als Hypothese, was ich gerade glaube, wahrzunehmen.«
Was bewegt die Therapeutinnen und Therapeuten der KJP Würzburg dazu, einen Peercoach als Sprachrohr in die Familiengespräche zu involvieren? »Gute Frage«, sagt Svenja Tebrügge. Sie fühle sich auf jeden Fall ins Team integriert, das sie durch gemeinsame Übergaben und Visiten gut kenne. Sie hat im Rahmen ihrer Ausbildung zum DBT-Peercoach ihr Praktikum in der KJP Würzburg gemacht. Danach habe das Team ein halbes Jahr daran gearbeitet, ihre neue Stelle zu ermöglichen – trotz knapper Ressourcen und obwohl auch die Pflege eine zusätzliche Kraft gut gebrauchen könnte. Es sei dem Team wichtig, eine Person wie Svenja Tebrügge zu halten, die Erfahrung hat und durch ihr junges Alter von 24 Jahren von den Patientinnen und Patienten als nahbar wahrgenommen werde.
Sie vermittelt auch regelmäßig, wenn es zwischen einem Teammitglied und einer betroffenen Person mal schwierig ist. Ein Beispiel, das sie gern erzählt: Eine Patientin sagte ihr, sie könne sich ihrer Therapeutin gegenüber nicht öffnen, weil sie sich unverstanden fühle. Die Therapeutin sage immer, sie können ihr Erleben verstehen – doch das sei nicht möglich, die Therapeutin stecke schließlich nicht in ihrer Haut. »Das war ›nur‹ eine Feinheit in der Kommunikation, die wir gemeinsam besprechen konnten«, sagt Svenja Tebrügge. »Wir haben eine neue Formulierung für die Therapeutin gefunden: ›Ich kann mir nicht vorstellen, wie schwierig es für dich ist, in dieser Situation zu sein.‹ Das hat den Knoten gelöst und die beiden konnten später wunderbar zusammenarbeiten.«
»Validierung«, das ist eine Technik – oder vielmehr eine Haltung –, die für Svenja Tebrügge sehr wichtig ist. »Es zieht sich eigentlich durch mein ganzes Leben«, sagt sie. Jemanden »validieren« heißt für sie, sein Fühlen und Erleben wahr- und ernst

zu nehmen. Das heißt nicht, alles gutzuheißen, was eine andere Person gerade tut, und auch nicht, dass man sich selbst in der beschriebenen Situation genauso fühlen würde. Stattdessen bedeutet es anzunehmen, dass jedes Gefühl seine Daseins-Berechtigung hat und dass es unter den Umständen, in denen sich die Person gerade befindet, Sinn ergibt, dass sie sich genauso fühlt.
Der Trick ist, dass »echtes« Validieren nur gelingt, wenn man sich darüber bewusst ist, was man nicht weiß und auch niemals nachvollziehen können wird. »Pseudo-Validieren« – also Verständnis suggerieren, obwohl es aus nachvollziehbaren Gründen fehlt – kann die betroffene Person stören, im schlimmsten Fall als manipulativ wahrnehmen, nach dem Motto: »Da tut jemand so ›als ob‹, um mich auf seine Seite zu holen.« In den Gesprächen mit Betroffenen und Angehörigen spüre Svenja Tebrügge, dass die Eltern der KJP-Patientinnen und Patienten sich anders positionieren, wenn sie ihnen aktiv Verständnis entgegenbringt. Also etwa: »Ich weiß von meiner eigenen Familie, wie anstrengend und nervenzehrend es für sie war, mit meinen Borderline-Symptomen umzugehen.« Mit den Betroffenen bespricht sie dies Vorgehen zuvor und sagt ihnen, dass sie gleichzeitig immer auf der Seite der Betroffenen steht. Wenn erst einmal ausgesprochen ist, welche Emotionen und Bedürfnisse im Raum sind, würden alle Beteiligten spüren, dass sich die Kommunikation verändere.

10.3 Eine Trialog-Erfahrene über die Chance, aus der akuten Situation heraus zu denken

Trialoge schaffen Räume, in denen sich Rollen verschieben und neu erfahren lassen: Betroffene werden zu Expertinnen und Experten in eigener Sache, Angehörige zu Profis im Miterleben, Fachleute zu lernenden Zuhörenden. Die Sozialpädagogin Anja Link hat den Borderline-Trialog in Deutschland etabliert. Sie erzählt von dessen Entstehung, sich selbst und dem Ziel, anderen jenseits von Zuschreibungen zu begegnen.

Frau Link, wie ist der Borderline-Trialog entstanden?
ANJA LINK: Den Trialog-Gedanken gibt es seit den 80er-Jahren. Damals sind ↗ Psychose-Seminare entstanden, in der Regel als fortlaufende Termine, in denen sich Psychoseerfahrene, Angehörige und Fachkräfte über ihre Sichtweisen auf ein Phänomen oder eine Erkrankung austauschen. Ich habe als Borderline-Betroffene früher selbst an solchen Psychose-Seminaren teilgenommen und fand das Konzept

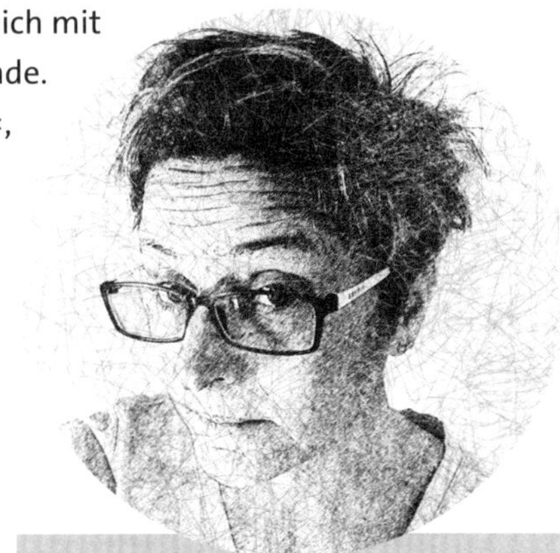

Porträt von Anja Link

richtig gut – aber mir fiel auf, dass ich mich mit meinen Themen einfach nicht wiederfinde. Ich hatte wieder dieses »Alien-Gefühl«, das Borderline-Betroffene ohnehin sehr gut kennen, also ein fehlendes Identitätsgefühl und das Gefühl, nicht dazuzugehören. Die Psychiatrie war für mich immer ein besonderer Ort, wo ich mich weniger ausgegrenzt fühlte. Und trotzdem war wieder das Erleben da: »So richtig gehöre ich auch hier nicht dazu.« Also habe ich mit anderen Betroffenen gesprochen und angefangen, aus der Erfahrungsperspektive heraus Vorträge zu halten. 2004 haben wir mit einem dreiköpfigen Team den ersten bundesweiten Borderline-Trialog geplant, um diese Lücke zu schließen. Damals war gerade ein Buch mit Erfahrungsberichten von Betroffenen herausgekommen. Das war neu und hat uns ermutigt. Unsere Idee war, erst mal diese eine Veranstaltung zu machen und zu schauen, ob sich daraus etwas entwickeln könnte.

Zu Ihrem ersten Borderline-Trialog kamen sofort 300 Menschen. Welche Schlüsse haben Sie daraus gezogen?

Anja Link: Wir hatten einen Vormittag mit Vorträgen, um Informationen aus den drei Perspektiven zu vermitteln. Nachmittags gab es Workshops, um tiefer einsteigen zu können, Diskussionen und Austausch zu ermöglichen. Wir haben unter anderem festgestellt, dass es für Angehörige gar keine Angebote gab. Das ist in unserem System nicht vorgesehen. Wir als Betroffene wussten, dass unsere Familienmitglieder sehr unter den Folgen der Borderline-Störung gelitten und einen schlechten Zugang zu Informationen hatten. Das hat uns darin bestätigt, das Trialog-Konzept fortzuführen. Es alles hat sehr gut funktioniert, weil wir in unserem dreiköpfigen Team den Psychiatriekoordinator der Stadt Nürnberg hatten. Er konnte viele Türen öffnen und die Veranstaltung unkompliziert ermöglichen. Das hat uns sehr viel Mut gemacht. Wir fingen an, im Nürnberger Raum Regionalgruppen zu gründen und es kamen auch aus anderen Städten viele Anfragen nach Vorträgen oder der Frage, ob wir sie unterstützen könnten, weitere Borderline-Trialoge zu gründen.

Ist der Trialog für Sie ein Veranstaltungsformat, eine bestimmte Form der Zusammenarbeit oder eine Haltung?

Anja Link: Für mich ist es eine innere Haltung und Herangehensweise. Wir mussten nach unserem ersten bundesweiten Trialog schnell entscheiden, ob wir das

Projekt an dieser Stelle beenden oder dem Borderline-Trialog einen festen Rahmen geben. Auf ehrenamtlicher Basis wäre das nicht leistbar gewesen. 2006 entstand in Nürnberg die Borderline-Trialog-Stelle und im Konzept haben wir festgehalten, dass es die Aufgabe der Stelle ist, stets trialogisch zu arbeiten – sei es in Beratungen, Infoveranstaltungen, Psychoedukation, Schulungen oder Elternabenden. Ich gehe regelmäßig in eine Klinik, um dialogische Supervision anzubieten. Das heißt, dass ich einen ganzen Tag auf mehreren Stationen verbringe und meine Innenperspektive einbringe. Der Trialog-Gedanke bietet sich aus meiner Sicht auch dafür an, sehr kreativ zu sein: Eine Kollegin aus Stuttgart erzählte mir kürzlich, dass sie den Borderline-Trialog mit einem neuen Team wieder aufgegriffen haben und schnell unglaublich viele Menschen kamen. Sie haben dort Workshop-Gruppen gebildet, die von Betroffenen angeleitet werden. Da wird dann nicht gesagt: »Über Skills dürfen nur die Fachleute sprechen«, sondern: »Wer könnte es besser als die Betroffenen, die wissen, was funktioniert und warum?« Auch die Angehörigen haben sich in diesem Trialog selbst organisiert und überlegt, was sie in die große Runde einbringen können.

Nun gibt es vielleicht kinder- und jugendpsychiatrische Kliniken, die den Trialog gern ausprobieren möchten, aber wenig Ressourcen dafür haben. Mit Peers oder Angehörigen zusammenzuarbeiten, statt einseitig Information zu vermitteln, klingt für viele sicherlich nach einer großen Aufgabe, für die sie sich Sicherheit und gut erprobte Konzepte wünschen. Was würden Sie da raten?
ANJA LINK: Ich höre oft das Argument: »Wir kriegen es nicht bezahlt«. Ich glaube, da darf man kreativ sein und versuchen, umzudenken. Meine Empfehlung ist, klein anzufangen. Zum Beispiel mal eine Betroffene in eine Fachkräfte-Schulung einzubinden oder bei einem psychoedukativen Abend für Angehörige jemanden sprechen zu lassen, der genau den fachlichen Input geben kann, den die Teilnehmenden sich wünschen. Ein kleines Honorar vom Klinikbudget zu bezahlen ist oft einfacher, als neue Stellen zu schaffen. Es gibt auch Fördermittel der Krankenkassen für Selbsthilfe, nach denen man sich erkundigen kann. DBT-Peercoaches und Genesungsbegleiter*innen können mittlerweile zu vielen Krankheitsbildern sehr professionell eine Innenperspektive vermitteln. Ich würde also ausprobieren, unterschiedliche Erfahrungen sammeln, Rückmeldungen von Teilnehmenden und Klinikmitarbeitenden einholen und schauen, welche Wirkung es hat und welche Erkenntnisse sie dadurch gewinnen.

Wäre es auch eine Idee, sich als Klinikteam selbst den »Betroffenen-Hut« oder den »Angehörigen-Hut« aufzusetzen – sprich, dass jeweils eine Fachkraft in Teamsitzungen oder Fallbesprechungen konsequent die jeweilige Perspektive einnimmt?

ANJA LINK: Das wäre mir zu sehr um die Ecke gedacht und gefiltert. Man würde wieder von eigenen Vermutungen ausgehen, wie etwas sein könnte. Das haben wir sowieso schon oft, dass Fachpersonen mit dem arbeiten, was sie mal gelesen oder von anderen Betroffenen gehört haben. Wenn Menschen selbst aus ihrem Leben erzählen, ist das etwas völlig anderes. Dann spürt man, wie zwischen Betroffenen und Fachkräften ein tiefes Verständnis entsteht. Das fühlt sich lebendig an – und immer wieder merken wir, dass wir die Dinge lange anders verstanden haben, weil wir noch nie von einer betroffenen Person selbst gehört haben, wie es wirklich für sie war. Für mich ist auch ein wichtiger Aspekt, nicht aus der akuten Situation heraus zu denken, sondern von jemandem, der schon ein paar Schritte weiter ist, zu hören, wie sein Weg war und wie sein Leben jetzt ist. Das macht Mut, ist nachfühlbar und nicht vergleichbar damit, dass ich über jemanden spreche, von dem ich weiß, dass es ihm jetzt gerade nicht gut geht.

Denken Sie, dass trialogisches Arbeiten auch mit Kindern und Jugendlichen gelingt?

ANJA LINK: Wir diskutieren diese Frage mit den anderen Trialog-Stellen immer wieder. Ich hatte anfangs Bedenken, weil unter 18-Jährige sehr empfänglich für Vorbilder und deren Bewältigungsstrategien sind. Jugendliche gucken sich ganz viel ab, weil sie noch nicht so viel Eigenes haben. Wir kennen das als negativen Effekt von psychiatrischen Stationen, wo man erlebt, dass Jugendliche in einer schlechteren Verfassung wieder rausgehen, weil sie sich dysfunktionale Strategien abgeguckt haben. Ich höre häufig in den Beratungen von Eltern Dinge wie: »Unsere Tochter hat in der Klinik erst gelernt, wie es richtig geht«, also dass die Selbstverletzungen schlimmer wurden oder noch eine Essstörung dazugekommen ist. Diesen Ansteckungseffekt habe ich durch Trialoge anfangs befürchtet, weil die Identitätsbildung bei Borderline sowieso ein Thema ist. Eine junge Erwachsene meinte allerdings, dass sie durch Social Media, Podcasts und Videos von anderen Betroffenen ohnehin viel gebe, was man sich abgucken könne – und es dagegen gut sei, mit dem Trialog einen Rahmen zu haben, der günstige Identifikationsmöglichkeiten schaffe. Also ist eher die Frage: Welche Themen besprechen wir im Trialog? Es nehmen hauptsächlich Menschen teil, die gerne etwas verändern möchten. Die Ausrichtung ist also positiv und noch dazu gibt es einen steuerbaren Rahmen, man kann beispielsweise eingreifen und korrigieren, wenn sich in der Diskussion komische Grundannahmen auftun. Wenn man es so sieht, ist es besser, Jugendliche gezielt in Trialoge einzuladen und gar nicht erst zu warten, ob sie von selbst kommen. Ein Trialog kann sowohl Zugehörigkeit schaffen oder Abgrenzungsmöglichkeiten geben. Und ich glaube, dass beide Effekte für den Prozess hilfreich sein können.

Manche Kliniken haben bereits Selbsthilfeangebote gemacht und dabei erlebt, dass Angehörige für sie nicht greifbar waren, also gar nicht erst zum Vortrag oder zur Gruppe in die Klinik kamen. Eine Schlussfolgerung könnte sein, dass Angehörige sich besser selbst organisieren sollten. Wie denken Sie darüber?
ANJA LINK: Mir kommt spontan der Gedanke, dass eine Klinik vielleicht nicht der beste Ort für eine solche Veranstaltung ist. Vielleicht hat es Sinn, einen Trialog auf »neutralem« Boden stattfinden zu lassen, also in einem Gemeinderaum oder bei einer sozialen Organisation? Man muss sich anschauen, welche Erfahrungen Angehörige mit Kliniken machen. Gerade bei Borderline ist es häufig so, dass Angehörige – ich sage es einfach mal so klar – beschuldigt werden. Ihnen wird Mitverantwortung daran zugeschrieben, dass das Kind überhaupt erkrankt ist, weil sie invalidierend waren, das Kind nicht gut genug aufgefangen haben, et cetera. Also sind Angehörige von vornherein in keiner guten Position. Ich höre in meinen Beratungen von Angehörigen häufig, dass sie schlechte Erfahrungen mit Kliniken gemacht haben. Ich will das gar nicht verallgemeinern. Aber wenn man erlebt, dass ein Selbsthilfeangebot nicht angenommen wird, könnte man die Angehörigen einfach fragen: Welche Erfahrungen habt ihr bisher gemacht? Es gibt auch Kliniken, von denen ich weiß, dass ihre Angebote sehr gut angenommen werden, und das sind die, die auf einem aktuellen Informationsstand sind. Meine Erfahrung ist, dass unsere Angebote insbesondere von den Angehörigen sehr gut angenommen werden. Einfach, weil sie einen hohen Bedarf haben. Sie können zwar in Beratungsstellen gehen, werden aber oft weiterverwiesen, weil die Beratungsstellen nicht auf Borderline spezialisiert sind. Manchmal hilft das, manchmal nicht, und ständig weiterverwiesen zu werden, ist ermüdend. Ansonsten gibt es für Angehörige noch den Weg, selbst eine Psychotherapie zu machen. Das ist dann allerdings an eine Diagnose geknüpft, hat unter Umständen berufliche Konsequenzen und bedeutet, dass Angehörige sich selbst »hilfebedürftig« machen müssen, obwohl sie einfach nur an ihre Grenzen kommen und Informationen und Unterstützung brauchen. Diese Rollenumkehr schafft eine zusätzliche Hürde.

Sie sprechen von Schuldzuweisungen, das finde ich interessant. Viele Fachleute, mit denen ich spreche, weisen das von sich: »So arbeiten wir nicht, das war mal in den 80er-Jahren so, wir haben aber in unseren Ausbildungen gelernt, Schuldzuweisungen professionell zu vermeiden.« Früher oder später fällt in vielen Gesprächen aber doch der eine oder andere Satz, bei dem ich mit meiner Angehörigen-Brille aufmerke und denke: »Ups, da ist ein blinder Fleck.« Und von anderen Eltern psychisch kranker Jugendlicher höre ich immer wieder: »Na ja, es hat sich aber wie eine Schuldzuweisung angefühlt.« Wie können wir auf einen Nenner kommen, um dieses Erleben wahr und ernst zu nehmen?

ANJA LINK: Ich glaube, dass es nicht unbedingt um die krassen Sätze geht, die man jemandem an den Kopf wirft. Das Gefühl der Schuldzuweisung fängt an, wenn Angehörige pauschal ausgegrenzt werden. Sicherlich hat es irgendwo Sinn, zu sagen: »Unsere Patientin ist jetzt volljährig, also gehört das Eltern-System nicht mehr zur Behandlung dazu.« Aber der Widerspruch ist spätestens dann da, wenn es zum Behandlungsabbruch kommt, und das passiert bei Borderline häufig. Es gibt eine Krise in der Therapie, einen Behandlungsabbruch – und wer fängt die Situation auf, wenn die Profis mit ihrem Latein am Ende sind? Die Angehörigen, die in den letzten zehn Wochen null Informationen bekommen haben und in keiner Weise am Therapieprozess beteiligt waren. Ich überspitze das jetzt. Aber so fühlt es sich an, wenn man sich in die Position der Angehörigen wirklich hineinversetzt. Ich erlebe Eltern, die sagen: »Ja, meine Tochter ist volljährig, sie soll in die Eigenverantwortung kommen, eigene Entscheidungen treffen – aber doch nicht so! Denn im Alltag manage ich die Termine und ohne mein Eingreifen würde die Therapie gar nicht funktionieren.« Das ist manchmal ein krasser Widerspruch und man kann Zusammenarbeit im trialogischen Sinne auch gestalten, ohne die Betroffenen bloßzustellen oder über Grenzen zu gehen.

Welche Grenzen meinen Sie?
ANJA LINK: Bei mir gab es früher Situationen, in denen ich nicht gewollt hätte, dass meine Eltern das Ausmaß meiner Selbstverletzungen erfahren, weil ich mir Sorgen um sie gemacht hätte. Ich hätte auch nicht gewollt, dass sie eins zu eins erfahren, was ich in der Therapie geschildert habe. Hier kann man im Sinne der Patienten vorher absprechen, wo es eine Zusammenarbeit geben kann und wo nicht. Natürlich muss man individuell hingucken. Es gibt auch die Familien, in denen Gewalt und Übergriffe stattfinden. Dann sollte man sich natürlich für den Schutz der Patienten entscheiden. Nur wenn man individuell hinguckt, kann man sehen, wo ein System auch stützt. Wenn das der Fall ist, sollte man es auch als gesamtes System unterstützen.

Funktioniert ein Trialog mit Familien, in denen Gewalt und Verletzungen stattfinden?
ANJA LINK: Ja, aber nicht miteinander. Wir hatten anfangs die Vorstellung, dass wir keine Täter im Trialog haben möchten und sehr schnell gemerkt: Es ist eine schöne Idee, aber praxisfern. Erstens gibt es Täter, die gar nicht wissen, dass sie Täter sind. Zweitens: Wieso sollte man Menschen, die Fehler gemacht haben oder in ihrer Erziehung schädlich gewirkt haben, ausgerechnet an dem Punkt ausgrenzen, wenn sie dazulernen möchten? Hier eignet sich der Trialog sehr gut, weil es ein Stellvertreterprinzip gibt: Ich treffe zum Beispiel auf eine Mutter, die aber nicht meine eigene ist. Weil es in unserer Beziehung keine starke Emotionalität und

keine spezifischen Triggerpunkte gibt, können wir uns »neutral« austauschen. Daher empfehle ich in konfliktreichen Situationen, dass Eltern und Kinder unterschiedliche Trialoge besuchen. Schließlich kann es in Trialogen auch darum gehen, Abstufungen zu finden zwischen jenen Fehlern, die ich unwissentlich begehe und jenen, mit denen ich Schaden zufügen will.

In diesem Buch geht es stark um die Zusammenarbeit von Eltern und Fachleuten. Nicht, weil ich die betroffenen Jugendlichen ausklammern möchte, sondern weil ich das Gefühl habe, dass der gezielte Blick auf dieses Zusammenspiel in der Regel oft noch fehlt. Ich wünsche mir, dass Erwachsene es schaffen, in Behandlungssettings eine Verbindlichkeit und eine Zusammenarbeit herzustellen, in der man sich gegenseitig beim Wort nehmen kann – auch, wenn Klinikaufenthalte nur kurz andauern. Manche Eltern haben vielleicht selbst Medizin studiert oder sind von vornherein robuster als andere, wenn sie Unstimmigkeiten bemerken. Anderen fehlen die Worte oder das Selbstbewusstsein oder sie sind so belastet, dass sie ihren eigenen Gefühlen erst einmal nicht trauen – und dann ist der Klinikaufenthalt schon wieder vorbei. Was wäre Ihr Schlüssel, um in solchen knappen Settings Verbindlichkeit und Beziehungen zwischen den Erwachsenen herzustellen?
ANJA LINK: Puh, also mir fällt eigentlich immer wieder der trialogische Gedanke ein. Im Trialog sprechen wir gerade auch die kulturellen Unterschiede an. Ich erlebe immer wieder, dass es keine Rolle spielt, wer was einbringt – wichtig ist, dass jede Perspektive gleich viel wert ist. Ein Vater ist IT-Mensch, der kümmert sich um den Online-Auftritt, eine Mutter hat eine Bäckerei und bringt Gebäck mit. Das wirkt vielleicht erst mal oberflächlich oder als Randphänomen, ist aber sehr wirkungsvoll, weil jeder die Erfahrung machen kann: »Ich kann was beitragen.« Und wer ein paar Schritte gegangen ist, spürt: »Das Borderline-Thema wird für mich selbst immer unwichtiger, aber ich kann anderen noch viel mitgeben und egal, wo ich stehe, ich habe immer meinen Platz im Trialog.«

Das wäre eine gute Antwort auf den Einwand: »Trialog in der Kinder- und Jugendpsychiatrie braucht es nicht, weil die Jugendlichen älter werden und es wünschenswert ist, dass sie sich mit ihrer früheren Erkrankung gar nicht mehr auseinandersetzen wollen.« Schließlich gibt es immer jemanden, der über frühere Erfahrungen sprechen kann – und immer jemanden, der davon lernen kann. Wie Fachleute in pädagogischen und sozialen Berufen, die ja einige Schnittmengen mit der Kinder- und Jugendpsychiatrie haben.
ANJA LINK: Ich denke gerade an eine Schulsozialarbeiterin, die in meine Beratung kam. Mein Eindruck war, dass sie durch meine eigenen Erfahrungen einiges mitnehmen konnte. Ich habe ihr erzählt, wie ich Ansprechpersonen wie sie früher wahrgenommen habe und konnte ihr auch eine Perspektive vermitteln,

wie das Leben für Jugendliche mit Borderline weitergehen kann. Wenn es unsere Trialogstelle nicht gäbe, hätte sie wahrscheinlich etwas dazu gelesen, sich mit anderen Fachleuten ausgetauscht oder eine Fortbildung besucht. Das ist auch nicht verkehrt. Aber es vermittelt einen weiteren Blick, wenn man auch die Erfahrungsperspektive kennt. In dem konkreten Fall ging es um ein Mädchen, dessen Borderline-Erkrankung in der Schulklasse immer mehr Raum einnahm, und um die Frage, wie die Erwachsenen damit umgehen sollten.

Wie gehen Sie damit um, wenn Menschen sagen: »Trialog, das ist doch nur ein neuer Name für das, was es schon längst gibt – wie Selbsthilfe, Empowerment, aktives Zuhören …«?
ANJA LINK: Ich denke, das ist einfach eine falsche Vorstellung von dem, was im Trialog wirklich passiert. Ich verstehe schon das Argument. Fachleute sind im Trialog oft unterrepräsentiert und die, die teilnehmen, werden gefragt: »Warum tust du dir das in deiner Freizeit an?« Manchen wird vorgeworfen, sich nicht gut genug abgrenzen zu können. Aber letztendlich bringt es viel in Gang. Betroffene und Angehörige fangen an, sich selbst zu organisieren. So verteilt sich alles auf mehreren Schultern und das kann für Fachleute sehr entlastend sein, weil sie sich sonst für zu viel zuständig fühlen. Ich hatte bei meinen ersten Trialogen etwa noch die Vorstellung, dass ich mich ganz viel einbringen müsse, um andere Teilnehmende anzustecken und zu ermutigen. Inzwischen habe ich gelernt, dass das auch einschüchtern kann, weil sie dann glauben, nicht gut genug zu sein. Man kann im Trialog gut lernen, zu reflektieren, wie man von anderen wahrgenommen wird. Je aktiver die eigene Rolle ist, desto besser sollte man die eigenen Erfahrungen dosieren, um anderen genügend Raum zu lassen. Wie das gelingt, darüber könnten wir uns alle noch viel mehr Gedanken machen.

10.4 **Offener Dialog**

»Manchmal sagst du Dinge immer und immer wieder – und hast das Gefühl, sie kommen bei den Betroffenen einfach nicht an«, sagt Verena Brenner, die als Sozialarbeiterin in einer forensischen Klinik in Baden-Württemberg arbeitet. Zuvor war sie einige Jahre im ambulant betreuten Wohnen für Erwachsene mit psychischen Erkrankungen tätig. Sie machte die Erfahrung: »Wenn Gespräche moderiert werden – und ich als Fachkraft nicht selbst die moderierende Funktion habe, sondern meine Stimme ebenso einbringen kann wie die Betroffenen selbst mit ihren gesunden und kranken Stimmen, ihre Angehörigen, Arbeitgebenden und weitere Menschen aus dem Netzwerk –, dann werde ich plötzlich gehört und verstanden.«

Die Rede ist vom Offenen Dialog, einer Methode, die auf offene Netzwerkgespräche setzt: Zwei Moderierende kommen von außen, sorgen für gleichberechtigtes Zuhören und Reden – und unterstützen das Netzwerk darin, schwierige Situationen zu lösen. Ursprünglich wurde der Offene Dialog in den 1980er-Jahren in Finnland als Instrument für aufsuchende außerstationäre Krisenbehandlung bei Psychose-Erkrankungen entwickelt. Bald darauf konnten Wissenschaftlerinnen und Wissenschaftler nachweisen, dass diese Form von Gesprächen deeskalierend und antipsychotisch wirkt und auch die Gabe von Neuroleptika damit reduziert werden kann. In Westlappland ist der Offene Dialog als Methode flächendeckend verfügbar und öffentlich finanziert. Hierzulande gibt es insbesondere in Norddeutschland Projekte zur Integrierten Versorgung, die mit entsprechenden Prinzipien und Methoden arbeiten. Auch in der Mediation oder in der ambulanten Familienhilfe finden sie sich wieder. Verena Brenner hat im ambulant betreuten Wohnen erlebt, wie hilfreich der Offene Dialog sein kann: »Er funktioniert sehr gut, um mit Menschen, die akut psychotisch sind, über ihr Erleben ins Gespräch zu kommen, aber auch in vielen anderen Situationen«, sagt sie.

»Wenn du dich so oder so verhältst, macht mir das Angst«, »Ich habe mich verfolgt gefühlt«, »Das macht mir Sorgen« oder »Auch ich als Fachkraft weiß gerade nicht, was der richtige Weg ist, aber ich will es gemeinsam mit euch herausfinden.« Solche Sätze können anders, weniger emotional, konfrontativ oder belastend wirken, wenn sie von externen Moderierenden quasi »über Bande gespielt« werden. In jedem offenen Netzwerkgespräch gibt es Momente des Innehaltens und Reflektierens, in dem die Moderierenden noch einmal zur Verfügung stellen, was sie von den Netzwerkteilnehmenden gehört haben. Die Moderierenden unterhalten sich über die Anwesenden so, als ob diese nicht mit im Raum wären, und teilen ihre eigenen Eindrücke, Gedanken und Gefühle. So kann das Netzwerk seine Dynamik von außen betrachten.

»Natürlich kann eine hoch konflikthafte Situation nicht mit einem einzelnen Gespräch gelöst werden«, sagt Verena Brenner, »aber es kann sie bereits entspannen, Begegnung ermöglichen und ist meiner Überzeugung nach nachhaltiger, als wenn ein behandelndes Team bloß Vorgaben macht, was es oft ja auch muss.« Deshalb moderiert sie auf Anfrage immer wieder offene Netzwerkgespräche in einem Verein, der durch Fortbildungen und Informationsgespräche den Offenen Dialog in die psychiatrische Praxis bringen und damit auch ein Verständnis von seelischen Krisen und Krisenbegleitung kultivieren will. Außerdem ist Verena Brenner Co-Trainerin in der Ausbildung zum Offenen Dialog. Vergangenen Sommer hat sie in der forensischen Klinik, in der sie arbeitet, vor einer Leitungsrunde eine Präsentation gehalten, um für den Offenen Dialog als Methode und Haltung zu werben. Sie traf dort auf Interesse für den Vorschlag, Methoden des Offenen Dialogs für Gespräche

mit Angehörigen, die Nachbesprechung von Zwangsmaßnahmen, festgefahrene Therapiesituationen oder auch Kooperationen mit externen Kooperationspartnerinnen und Kooperationspartnern zu nutzen.
»Es gibt in meiner Wahrnehmung schon eine Strömung für eine ›andere Psychiatrie‹, die sich vom rein biologistischen Modell fortbewegt«, sagt Verena Brenner. Sie ist überzeugt, dass der Offene Dialog auch im Zwangskontext hilfreich sein kann – um nachhaltige innere Veränderungsprozesse und Kooperation anzustoßen statt des Fügens in Vorgaben. Erfahrungen mit dem Offenen Dialog in der Forensik gibt es jedoch bisher nur in Norwegen.
Die Prinzipien, die dem Offenen Dialog zugrunde liegen, schaffen eine respektvolle, kooperative Atmosphäre und zielen darauf ab, die Partizipation aller Beteiligten zu fördern. Durch Techniken wie zirkuläres Fragen (z. B. »Was würde sich an unserem Gespräch verändern, wenn Person X jetzt auch hier wäre?«), werden auch die leisen, unbekannten Stimmen im Netzwerk hörbar. Psychotische Erfahrungen werden offen besprochen. Im Dialog soll eine Vielstimmigkeit und gemeinsame Sprache des Netzwerks entstehen. Deshalb arbeiten die Moderierenden nicht mit Paraphrasierung, um die Erzählungen der Teilnehmenden nicht durch ihre eigenen Worte zu verfremden, zu »enteignen« oder den Anschein zu erwecken, es besser zu wissen. Aussagesätze (»So ist es«) werden vermieden. Anders als beispielsweise bei der lösungsorientierten Gesprächsführung ist auch, dass hinter dem Offenen Dialog eine Prozessorientierung steht: Unsicherheiten sollen von allen Seiten ausgehalten werden können. Statt schwierige Themen zu vermeiden, werden Gefühle, Erfahrungen und Gedanken gemeinsam erkundet. Dabei darf es auch laut werden, es darf Polarisierung entstehen. Der Offene Dialog akzeptiert, dass nicht alle Fragen sofort beantwortet werden können.
Entscheidungen werden gemeinsam getroffen: Wie viele Momente des Innehaltens brauchen wir, um im Gespräch einmal zu verschnaufen oder dem Moderationsteam zu lauschen, das seine Reflexionen teilt? Behandlungselemente, wie die Gabe von Neuroleptika oder Klinikeinweisungen, werden offen durchdacht und nach Möglichkeit vertagt, wenn noch kein Konsens entstanden ist. Diskussionen der Professionellen werden bewusst so moderiert, dass die Vielstimmigkeit des behandelnden Teams transparent wird, einschließlich kontroverser Positionen. So können Behandelnde vorleben, dass Einigkeit nicht erzwungen werden kann, weil »Wahrheit« immer vielstimmig ist. Was zunächst ungewohnt wirkt, erleben viele Gesprächsteilnehmenden auf Dauer erleichternd, weil sie Impulse und Entwicklungsmöglichkeiten finden, statt das Gefühl zu haben, Anweisungen folgen zu sollen.
Auch wann und wie viele Netzwerkgespräche geführt werden, entscheiden die Teilnehmenden. »Im Betreuten Wohnen war der Offene Dialog bei uns ein Baustein,

der die alltägliche Begleitung situativ ergänzte«, erzählt Verena Brenner. Sie erinnert sich an einen jungen Mann, der neu in die Wohngruppe kam und der studieren wollte. Es war unklar, ob der Vater ihn finanziell unterstützen würde. Zudem nahm das Team aus der Familie Botschaften und Erwartungen an seine Arbeit wahr, die es klären wollte. Schnell initiierte es ein Netzwerkgespräch, »nicht unbedingt mit dem Ziel, den Vater zum Bezahlen zu bewegen, sondern es ging darum, die Situation zu klären, zu gucken, wer hat welche Bedürfnisse, und mit Klarheit rauszugehen.« Es stellte sich heraus, dass es dem Vater selbst psychisch nicht gut ging und er sich von dem Familiensystem distanzieren wollte. Für die Bezugsbetreuerin des Sohnes war es hilfreich, als Netzwerkteilnehmerin für ihn Partei ergreifen zu dürfen, während die Moderierenden allparteilich blieben. »Ich habe immer wieder erlebt, dass Angehörige sich in solchen Gesprächen zum ersten Mal gehört fühlten«, sagt Verena Brenner, »und es passiert auch, dass ich mir eingestehen muss: ›Jetzt habe ich etwas zum ersten Mal wirklich gehört.‹ Dafür bieten offene Netzwerkgespräche den Raum.«

10.5 Gemeinsam entscheiden, sicher begleiten

> *»Ich glaube, dass es ein grundlegendes Missverständnis gibt in Bezug auf den Anspruch der Partizipation, denn das ist alters- und reifeabhängig. Es ist aus meiner Sicht fahrlässig, wenn das nicht berücksichtigt wird. Für eine Kooperation braucht es Gespräche, Zuhören, Nachdenken und Antworten.«* Eine KJP-Chefärztin
> *»Es ist wichtig, Eltern und Kinder im Sinne von Partizipation mitzunehmen. Zum Beispiel habe ich meinen Teams beigebracht, regelmäßig die Stationsregeln mit den Kindern zu diskutieren. Stationsregeln, die keinen Sinn machen, werden abgeschafft.«* Eine KJP-Chefärztin
> *»Diese Betroffenen, die sich in Gremien engagieren, sind natürlich auch wieder eine Auswahl. Wir nennen die auch gerne Erfahrungsexperten, weil sie auf eine gewisse Weise eine Expertise haben, über ihre Erfahrungen zu reden. Ja, und es gibt 99 Prozent Betroffene, die sich nie so artikulieren würden, die sich auch nie bereit erklären, in so einem Prozess mitzumachen. Deshalb finde ich, wenn man über Betroffenenpartizipation nachdenkt, auch immer wichtig zu bedenken, welche Verzerrungen durch mehr oder weniger mandatierte Betroffenenvertretungen entstehen können. Was sagt der unbekannte Betroffene, der sich nie äußern würde?«* Ein KJP-Chefarzt

»Der Begriff Partizipation wird inflationär verwendet«, sagt Judith Rieger, die im Rahmen ihrer Promotion an der Freien Universität Berlin erforscht, wie dieser kontextualisiert, gedeutet und besonders im Kontext der Kinder- und Jugendhilfe thematisiert wird. »Einerseits erfährt er in der Fachöffentlichkeit viel Zustimmung, andererseits in vertraulichen Gesprächen unter Fachkräften teils auch starke Ablehnung. Es wird aber selten geklärt, was unter Partizipation zu verstehen ist – und diese Unklarheit birgt die Gefahr, dass Partizipation zum programmatischen Füllwort verkommt und letztlich nur eine Form von Scheinbeteiligung aufrechterhält, die Adressatinnen und Adressaten herabwürdigt oder schwächt.«

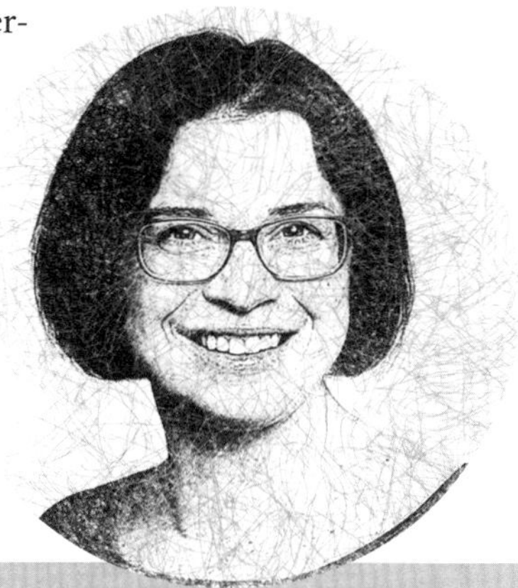

Porträt von Judith Rieger

Scheinbeteiligung ist laut Judith Rieger dadurch gekennzeichnet, »dass zwar formale Partizipationsverfahren angeboten werden, um in der Öffentlichkeit und bei der mindermächtigen Zielgruppe den Eindruck zu erwecken, dass ihre Perspektive einbezogen wurde, während gleichzeitig die Verfügungsmacht über die wirklich wichtigen Entscheidungen bei den Fachkräften oder politischen Entscheidungsträgern verbleibt.« Teilweise werde Partizipation als grundlegender Bestandteil von Professionalität der Sozialen Arbeit interpretiert, die der Ermächtigung benachteiligter Personengruppen dient. Anderswo gelte Partizipation fast schon als technischer Managementstandard, um Qualität und Effektivität zu steigern. Im Kontext der Aktivierungsdebatte seien vermeintliche Partizipationsrechte sogar zu Pflichten verkehrt worden, die Adressatinnen und Adressaten in ihrer selbstbestimmten Einflussnahme stärker beschnitten als zuvor. So hätten sich etwa im Sozialleistungsbezug Verantwortung und Risiken auf Kosten der Leistungsempfangenden verschoben. All diese Thematisierungsweisen verbindet nach Einschätzung von Judith Rieger jedoch, dass sie das Machtverhältnis zwischen Bevölkerung und Staat in sich trügen und sich im Spannungsfeld zwischen gesellschaftlicher Anpassung und individueller Autonomie positionieren.
Für Judith Rieger basiert Partizipation auf transparenten Vereinbarungen, die regeln, wie eine Entscheidung gefällt wird und wie weit das Recht auf Mitbestimmung reicht. »Man kann sie daran erkennen, dass Adressatinnen und Adressaten an relevanten Entscheidungen mitwirken und einen signifikanten Einfluss auf das Ergebnis nehmen können«, sagt sie. »Fachkräfte, die ermächtigend arbeiten, gestalten ihr Handeln auf einladende, vertrauensbildende Weise, die darauf abzielt,

dass Adressatinnen und Adressaten die Zusammenarbeit proaktiv mitgestalten wollen und können oder aber instrumentalisierende Angebote der Scheinbeteiligung bewusst zurückweisen. Die professionelle Gestaltungsmacht wird dafür genutzt, dass sich die Adressatinnen und Adressaten in ihrer Individualität gesehen und ernst genommen fühlen, beziehungsweise dass ihr Recht auf Selbstbestimmung weitestmöglich gewahrt wird.« Wer legt auf welche Weise die Öffnungszeiten einer Einrichtung fest? Wer bestimmt den Ort, an dem die Angebote stattfinden? Wer darf bei Gesprächen dabei sein? Wessen Perspektive ist wichtig, damit Hilfe gelingt? Wer entscheidet darüber, wie wichtig welche Redebeiträge sind, wer wann das Rederecht erhält; und damit auch, wie Themen gesetzt und Ziele gewählt werden? Mit solchen Fragen, die sich auf die Machtasymmetrie beziehen, lasse sich fortwährend überprüfen, ob adressatenorientiert gearbeitet wird. So könne im günstigsten Fall Willkür reduziert beziehungsweise Selbstwirksamkeitsempfinden gestärkt und der Selbstbezogenheit von Expertinnen und Experten und Einrichtungslogiken entgegengewirkt werden.

Je nach Handlungsfeld der Sozialen Arbeit dient Partizipation unterschiedlichen Zielen und Aufgaben, so die Einschätzung von Judith Rieger. So unterscheiden sich die Methoden voneinander – und auch, wie sehr Partizipation als Grundsatz überhaupt verankert ist. In der Kinder- und Jugendhilfe sind beispielsweise nach jahrzehntelanger Auseinandersetzung Beteiligungsrechte explizit gesetzlich festgeschrieben, aber längst nicht in allen Organisationskulturen so selbstverständlich, dass Mitarbeitende immer die Rückendeckung ihrer Vorgesetzten haben, wenn sie sich dafür stark machen, sie im Alltag konsequent umzusetzen. »Das wäre ein wichtiges Signal auf Leitungsebene, um zu zeigen, dass es in der Sozialen Arbeit wichtig ist, verantwortungsvoll mit Machtgefällen umzugehen«, fordert Judith Rieger.

> *Es geht nicht immer darum, die höchste Stufe von Partizipation zu finden, sondern die, mit der gemeinsam definierte Ziele am besten erreicht werden.*

Oft erfordert die Auseinandersetzung mit Partizipation grundlegende Prozesse der Organisationsentwicklung. Vor allem, wenn Strukturen hierarchisch aufgebaut und bürokratielastig sind oder die Perspektive auf die Adressierten stark auf deren Defizite, Probleme und Schwächen ausgerichtet ist. Im besten Fall werde in einem gemeinsamen Prozess geklärt, was innerhalb eines Teams unter Partizipation verstanden werden soll, und die Ziele und Grenzen von Partizipation für die Einrichtung festgelegt, so Judith Rieger. Sie hat solche Prozesse im Rahmen von Praxisentwicklung in Familienzentren, Suchberatungsstellen, den Netzwerken der Frühen Hilfen und in der Erstaufnahme asylsuchender Menschen begleitet. Die jeweiligen Methoden könnten für und mit den Adressierten passend entwickelt

und verbessert werden. Auch, welches Ausmaß an Partizipation sinnvoll ist, könne für jede konkrete Situation oder Aufgabe ermittelt werden.
Judith Rieger hat zusammen mit der Professorin für Sozialraumorientierung Gaby Straßburger das Modell der Partizipationspyramide entwickelt, das dabei hilft, Ressourcen, Herausforderungen, Spannungsfelder und Erfahrungshorizonten aller Beteiligten – auch der Fachkräfte – abzuwägen. Es geht nicht immer darum, die höchste Stufe von Partizipation zu finden, sondern die, mit der gemeinsam definierte Ziele am besten erreicht werden. Eine grundlegende Voraussetzung sind die Vorstufen von Partizipation: Demnach ist die Aufgabe von Fachkräften, Adressierte auf einen hohen Grad an Informiertheit zu bringen, damit sie alternative Entscheidungsmöglichkeiten überhaupt abwägen können.

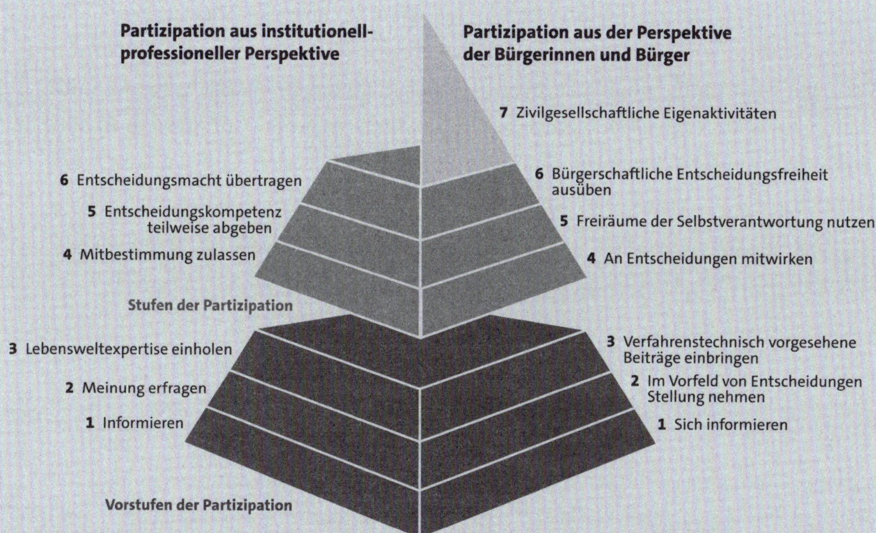

ABBILDUNG 16: Partizipationspyramide
Quelle: Straßburger & Rieger, 2019, Erstveröffentlichung: FORUM sozial – Die berufliche Soziale Arbeit 2/2024, Seite 24

Rechtliche Grundlagen, finanzielle Ressourcen und ein grundsätzliches Zutrauen in die Adressierten vergrößern die Möglichkeiten einer partizipativen Ausrichtung der Arbeit. Die eigenen Werte, das eigene Partizipationsverständnis und den eigenen Umgang mit Macht gut zu kennen, sei ein weiterer wichtiger Schritt. Für gelingende Partizipation ist eine Atmosphäre erstrebenswert, in der sich Adressierte sicher, wohl und kompetent fühlen, »wie Fußballspielende vor einem Heimspiel«, sagt Judith Rieger. Und daraus haben wiederum Führungskräfte großen Einfluss:

Indem sie Mitarbeitenden eigene Entscheidungs- und Kompetenzbereiche einräumen, sie zeitlich, personell und finanziell darin unterstützen, Herausforderungen flexibel anzugehen, oder Verständigung darüber anregen, welches Menschenbild und welche Werte in ihrer Einrichtung zum Ausdruck kommen sollen und kritisch erfassen, welche strukturellen Spannungsfelder sich in der Praxis auftun. Ein typisches Spannungsfeld liegt beispielsweise darin, dass viele Fachkräfte einerseits fachlich fundierte Problemdiagnosen zur Begründung des Hilfebedarfs vorlegen sollen, andererseits aber eine konsequent ressourcenorientierte, dialogisch orientierte Arbeitsbeziehung zu den Adressierten aufbauen wollen.
»Solche Spannungsfelder lassen sich nicht auflösen, aber zumindest immer wieder reflektierend in den Blick nehmen«, sagt Judith Rieger. Auch, damit Partizipation nicht mit zu hohen Erwartungen verknüpft werde, denn das führe in der Praxis oft zu Frust. »Beteiligung beginnt damit, zu fragen: Welchen Beitrag kann ich leisten, dass sich die Handlungsspielräume meiner Adressatinnen und Adressaten erhöhen? Wie gelingt es mir, möglichst ergebnisoffen in Gespräche zu gehen und erst mal »nur« zuzuhören? Welche Arbeitsbedingungen brauche ich, um diesem Anspruch näher kommen zu können?«

Fünf Argumente, um den Partizipationsgedanken in Organisationen zu stärken (vgl. Rieger, 2025)

1. Über Partizipation zu sprechen ist in der Kinder- und Jugendpsychiatrie notwendig. Menschen sind nicht vorhersehbar wie Maschinen oder Gegenstände. Fachkräfte können nicht steuern, wie sie fühlen oder denken sollen. Um Lern- und Entwicklungsprozesse anzuregen, braucht es Dialog, Verhandlung und gegenseitiges Verstehen. Partizipation nur zu fordern, setzt aber viele Fachkräfte sehr unter Druck. Es sollte auch über ein realistisches Maß und Grenzen von Partizipation gesprochen werden.
2. Partizipation kann Machtgefälle abbauen und stärkt demokratische Prinzipien. Jeder Mensch sollte die Möglichkeit haben, gehört zu werden. Das Bedürfnis, sich auszudrücken und die eigene Umwelt zu gestalten, ist essenziell. Partizipation bietet potenziell den Raum, individuelle Rechte wahrzunehmen und sich gegen Benachteiligungen zu wehren.
3. Partizipation fördert Vertrauen, Selbstbestimmung und die Entfaltung des individuellen Potenzials. Wenn Menschen sich ernst genommen fühlen, entsteht Raum für persönliche Entwicklung.

4. Partizipation steigert die Wirksamkeit unserer Arbeit. Sie erzeugt ein Kennenlernen und Verstehen fremder Perspektiven und trägt zu passgenauen, nachhaltigen Lösungen bei. Durch den Abgleich unterschiedlicher Perspektiven auf dieselbe Situation können Fehleinschätzungen vermieden werden.
5. Partizipation bringt Ideen und Lösungen hervor, die in einseitig gesteuerten Prozessen oft übersehen werden. Das heißt, die Ideen führen über das hinaus, was in die Prozesse hineingegeben wurde, indem sie beispielsweise Selbstwirksamkeit stärken oder unvorhergesehene Wege aufzeigen. So kultiviert der Partizipationsgedanke Kreativität und Innovation.

10.6 »Ich hätte mir so eine Art Veto-Recht gewünscht«

Annalena – eine Mutter erzählt

> *Mir fehlt bis heute die Information, weshalb das Entlassgewicht meiner Tochter fast drei Kilo unter der 25. BMI-Perzentile festgesetzt wurde. Ich vermute, dass dies mit dem – aufrecht und gut gemeinten – Wunsch nach Selbstbestimmung der Jugendlichen zu tun hatte.*
> *Am ersten Tag rief mich eine Pädagogin an und sagte, ich sei bestimmt schon darüber informiert worden, dass es einen Rechenfehler gegeben habe. Dieser sei nun korrigiert worden, in Absprache mit dem Chefarzt. Meine Tochter habe sehr selbstbewusst auf einem Zielgewicht bestanden, das im Vorgespräch genannt worden sei, und sie habe dieses Selbstbewusstsein stärken wollen.*
> *Ich war jedoch noch über gar nichts informiert worden. Als mich meine 13-jährige Tochter am Abend über die genauen Zahlen aufklärte, rutschte mir das Herz in die Hose. Der angebliche »Rechenfehler« war durch die Korrektur erst entstanden. Sie kam von einem deutlich höheren Gewicht und war nun mal fast 14, nicht glatte 13, wie die Klinik jetzt als Berechnungsalter annahm.*
> *Etwa eine Woche lang wartete ich darauf, dass sich jemand meldete – ein Therapeut, eine Ärztin. Stattdessen kam ein Brief, in dem stand, »mein Sohn« sei nun auf die Warteliste der Klinik aufgenommen worden (gemeint ist meine Tochter). Da wurde mir klar, wie überlastet die Klinik war.*
> *So wusste ich drei Monate lang, dass ich mein Kind mit einem sehr niedrigen Gewicht zurückbekommen würde – und dass die Anschlussmaßnahme, auf die die Klinik hinarbeitete, eine intensivtherapeutische Wohngruppe, nicht funktionieren*

würde. Dort hätte es wieder einen Mindest-Aufnahme-BMI gegeben, und spätestens dort wäre wieder regulär nach dem Geburtsdatum gerechnet worden.

Die Klinik erklärte mir aber: »Das entspricht so unserem Konzept, wir machen das schon richtig. Tun Sie mal was für sich selbst – gehen Sie ins Kino oder melden sich bei einer Dating-App an.«

Dieses Ausgeblendetwerden war extrem belastend. Meiner Tochter war peinlich, wie über mich gesprochen wurde. Sie erzählte, dass es den Familien ihrer Mitpatientinnen und Patienten ähnlich gehe. Unter den Jugendlichen gebe es die Übereinkunft, dass die Eltern »einfach machen sollen, was die Klinik sagt«, weil es ja schließlich um sie, die Jugendlichen gehe. Aus jugendlicher Sicht kann ich das gut nachvollziehen. Nur verstand ich nicht, was ich aus Sicht der Klinik machen sollte.

Auch das Jugendamt, das ernsthaft unterstützen wollte, war irritiert von den vielen Zahlen, die ich nannte. Die Mitarbeitenden waren nicht auf die Erkrankung spezialisiert, konnten nicht ins Detail gehen, und da keine akute Kindeswohlgefährdung vorlag, bestand auch keine Pflicht, weiter einzugreifen. Es ist ja auch komisch, wenn eine Mutter vermeintlich die Rolle der Ärzte übernimmt.

Später habe ich gelesen, dass die Stärkung von Selbstwirksamkeit in der Pädagogik manchmal wirkt, wie ein Naturgesetz; ein Grundprinzip, das oft nicht mehr angemessen hinterfragt wird. Dabei sind wir schon eine Elterngeneration, die von Alt-68ern erzogen wurde. Wir wurden fürs Leben darauf gebrieft, Dinge kritisch zu hinterfragen (was übrigens eine Paradoxie ist, wenn man die Regel an sich hinterfragt). Unsere Kinder dürfen in der Kita Menschen in Schutzanzügen treten, um Nein-Sagen zu lernen. Und wenn wir Eltern die Handyregeln einschränken wollen, argumentieren sie mit Kinderrechten, weil die Religionslehrerin so was gesagt hat. Das bringen sie alles schon mit in die Kinder- und Jugendpsychiatrie. Nicht alle, aber viele. Ein krankes Kind geht nicht zur Schulsozialarbeiterin und sagt: »Ich möchte bitte beim Essen begleitet werden«, eher im Gegenteil. Eine Anorexie kann hinterrücks und ganz schön gemein sein. Sie weiß, wer was hören will. Und wenn Therapeuten oder Pädagogen auf die Idee anspringen, dass die Eltern zu viel tun oder wollen, wird aus dem Wunsch nach Partizipation eine Überforderung für das Kind. Es ist Aufgabe der Erwachsenen, dieses Spiel zu durchschauen. Es kann nicht die Aufgabe von kranken Kindern sein, Information zwischen Erwachsenen hin- und herzutragen oder ihre Eltern über Essenspläne oder die Berechnung von Zielgewichten zu informieren.

Was ich mir gewünscht hätte? Vielleicht ein Veto-Prinzip. Also etwas, das klar macht: Wenn dieses Wort fällt oder wenn jenes passiert, dann friert die Behandlung quasi ein. Dann kann es keine spontane Entlassung geben. Dann gibt es auch keine weiteren Hypothesen, Bewertungen oder Gespräche, von denen eine Partei ausgeschlossen ist. Dabei müsste klar sein, was das Veto nicht ist: Keine Beschwerde, weil in der Klinik die Socken verschwinden, kein Einwand gegen eine evidenzbasierte

> *Behandlung und auch kein Mechanismus, um krankheitsgetriebene Ziele durchzusetzen (wobei darüber gesprochen werden muss, wie schwer diese von außen zu erkennen sind). Auch ein diffuses Bauchgefühl müsste ein legitimes Veto sein können. Vielleicht reicht auch ein Beschwerdemanagement, das von Anfang an klar benannt ist. Dafür müsste manchen Fachkräften die Angst genommen werden, dass sie mehr arbeiten müssen, wenn man Patienten oder Eltern »zur Beschwerde anregt«. Eine Alternative könnten auch Ombudsstellen sein, wie die, die den abschließenden Austausch zwischen mir und dem Klinikleiter moderierte. Nur, dass es auch hier gut wäre, wenn sie schon früher ins Spiel kämen. Ehrlich gesagt googelt wohl kaum jemand »Ombudsstelle«.*
> *Am wichtigsten wäre für mich, dass alle Beteiligten ohne Angst vor Schuldzuweisungen oder beruflichen Konsequenzen miteinander ins Gespräch kommen können. Schließlich ist es manchmal nur ein blöder Rechenfehler, der Verwirrung stiftet – ein Fehler, der jedem passieren kann, wenn eine Behandlung in die Urlaubszeit fällt, Schichtwechsel ausgeglichen werden müssen und Personal knapp ist. Wenn wir solche Fehler als menschlich akzeptieren und offen darüber sprechen, entsteht die Zusammenarbeit, die wir uns alle wünschen: ein echtes Zusammenkommen von Eltern und Fachkräften, bei dem das Kind im Mittelpunkt steht.*

10.7 Impulse und Übungen

Die Validierungswand

Lernziele: Die Teilnehmenden lernen, die eigenen Gefühle und Reaktionen auf das Erleben anderer zu erkennen und reflektieren. Es soll die Erfahrung gemacht werden, dass auch etwas anerkannt werden kann, was man nicht vollständig versteht. Die Übung sollte idealerweise im Team durchgeführt werden, es geht aber auch einzeln.

Schritt 1: In fremde Perspektiven eintauchen

Wählen Sie aus den untenstehenden Zitaten eines aus, mit dem Sie sich identifizieren können oder das Sie besonders berührt.

Zitat 1

> *Wir haben in unserer Klinik eine angeleitete Selbsthilfegruppe für Eltern angeboten und es kam kaum jemand. Das ist für mich bis heute unverständlich und frustrierend.*

Zitat 2

> *Ich habe erlebt, wie ich für das Behandlungsteam meiner Tochter zur Projektionsfläche wurde. Das ging so weit, dass ihre und meine Einwände in die Interpretationen des Behandlungsteams eingebaut und pathologisiert wurden. Ich habe das ohnmächtig miterlebt und bin in Panik geraten, weil ich sah, dass der Schlüssel zur Genesung meiner Tochter den Empfehlungen der Klinik in vielerlei Hinsicht diametral gegenüberstand.*

Zitat 3

> *In allen Psychiatrien, in denen ich war, haben die Menschen ihr Bestes gegeben. Sie haben angesichts meiner Diagnose nach den höchsten Standards gearbeitet, viel um die Ecke gedacht und neue Methoden ausprobiert. Nur hat leider niemand die Diagnose an sich hinterfragt. Das war nach mehr als zwanzig Jahren mein Schlüssel zu einem eigenständigen Leben. Ich bin nicht wütend, eher traurig darüber. Vielleicht kommt die Wut noch.*

Zitat 4

> *Ich ärgere mich, wenn ich im Bus oder auf der Straße Jugendliche erlebe, die sich anderen gegenüber respektlos verhalten. Und ich ärgere mich, wenn ich beim Elternabend in der Schule meines Sohnes oder als leitende Fachkraft in einer Kinder- und Jugendpsychiatrie erlebe, wie Eltern ihre Kinder trotz ihres abweichenden Verhaltens verteidigen. Ich wünschte mir, dass sich mehr Erwachsene gegen die Haltlosigkeit der Jugend stellen und glaube gleichzeitig, dass viele Familien das nicht können.*

Zitat 5

> *Als ich die zweite Pflegemutter meiner Tochter kennenlernte, spürte ich, wie ich ärgerlich wurde. Ich war davon ausgegangen, dass wir uns kennenlernen und sie mir Fragen stellen würde. Sie war aber allein durch ihre Körperhaltung nur an die Vertreterin des Jugendamts gewandt. Als ich das ansprach, sagte die Jugendamtsmitarbeiterin, sie habe nicht dieses Gefühl, sondern finde unser Gespräch sei gut und auf Augenhöhe. Diese Situation hat sich mir tief eingebrannt, weil die Beziehung zur Pflegemutter schwierig blieb.*

Zitat 6

> *Ich habe bestimmte familientherapeutische Annahmen in meiner beruflichen Laufbahn immer wieder als hilfreich erlebt, wie beispielsweise, dass Familien mit einer Anorexie harmonischer sind als andere Familien oder dass Kinder oft nicht Kind sein dürfen, wenn Eltern selbst eine psychiatrische Diagnose hatten oder haben. Gleichzeitig bin ich immer wieder damit konfrontiert, dass Eltern sich dagegen heftig wehren, sich nicht ernst genommen fühlen oder sogar die Evidenz solcher Annahmen in Frage stellen. Das führt bei mir dazu, dass ich meine Annahmen gern wissenschaftlich beweisen möchte, obwohl es ja um den Einzelfall geht.*

Zitat 7

> *Ich bin sehr dünn und wurde in einer Essstörungsklinik zwangsbehandelt, obwohl ich von Anfang an sagte, dass ich keine Essstörung habe. Man glaubte mir erst, als sich die anderen Patientinnen und Patienten darüber beschwerten, wie fröhlich ich jeden Morgen große Portionen an Nutella-Semmeln aß. Trotzdem würde ich mein eigenes Kind sofort in eine Psychiatrie geben, wenn es Suizidgedanken hätte. Ich kenne eine andere Mutter, die große Angst vor diesem System hatte. Ich habe versucht, sie ihr zu nehmen – erfolglos. Ihr Kind lebt heute nicht mehr. So habe ich gelernt, dass ich andere Menschen nicht retten kann. Ich biete einmal Hilfe an, aber wenn sie nicht genommen wird, lasse ich es sein.*

Zitat 8

> *Wir geben den Jugendlichen in unserer Tagesklinik oft kleine Hausaufgaben mit und wünschen uns, dass die Eltern sie unterschreiben. So wissen wir, dass die Eltern diese Übungen mit im Blick haben. Ich glaube, mir selbst als Mutter würde das ein Gefühl geben von: »Ich kann etwas tun.« Deshalb fällt es mir schwer zu verstehen, wenn Eltern sich nicht beteiligen, obwohl ich vom Kopf her weiß, dass viele von ihnen selbst traumatisiert sind oder schlechte Erfahrungen mit Institutionen gemacht haben.*

Zitat 9

> *Ich war das essgestörte Kind in einem dysfunktionalen Familiensystem. Die Aussage, dass Essstörungen grundsätzlich nichts mit der Eltern-Kind-Beziehung zu tun habe, entspricht nicht meiner persönlichen Erfahrung und Recherche: Es gibt gerade für Essstörungen sehr gut erforschte Wertesysteme und Beziehungsmuster innerhalb der Herkunftsfamilien. Betroffene erleben sehr häufig einen Ich-Verlust: Das Gefühl, die eigenen Gefühle und Bedürfnisse den Bedürfnissen der anderen unterordnen und sich Aufmerksamkeit und Liebe durch besondere Anpassung und Anstrengung »erarbeiten« zu müssen.*

Schritt 2: eigene Gefühle benennen

Beantworten Sie folgende Fragen:
Welche Gefühle löst das gewählte Beispiel in mir aus?

Welche eigenen (beruflichen) Erfahrungen werden dadurch angesprochen?

Schritt 3 (für Teams): Mitfühlen

Teilen Sie sich in Dreiergruppen auf. Teilen Sie nacheinander Ihre Gedanken zum vorangegangenen Schritt, ohne zu diskutieren oder zu bewerten. Durch aktives Zuhören können Sie die Gedanken und Gefühle der anderen validieren (»Habe ich dich richtig verstanden, dass …?«).

Schritt 4 (für Einzelpersonen): Empathie üben

Überlegen Sie, welches der folgenden Lernziele für Sie am besten passt:

Lernziel 1: Validierung trotz Ablehnung: Wann haben Sie in letzter Zeit Widerstand oder Ablehnung von Eltern Ihrer Patient*innen erfahren? Wie sind Sie damit umgegangen? Was hätten Sie tun können, um die Perspektive der oder des anderen besser zu verstehen, ohne Ihre eigene Perspektive unmittelbar aufzugeben?

Ihre Aufgabe für die nächsten Wochen: Versuchen Sie, in schwierigen Gesprächen oder Konflikten die Perspektive der anderen Person zu verstehen und anzuerkennen, auch wenn Sie ihre Meinung nicht teilen oder sie möglicherweise auf Ihre Perspektive ablehnend reagiert.

Lernziel 2: Hilfe anbieten und loslassen können: Gibt es Momente, in denen Sie das Gefühl hatten, dass Sie etwas tun möchten, aber nicht können? Wie haben Sie in diesen Momenten Ihre Hilfe angeboten und gleichzeitig losgelassen? Haben Sie sich verantwortlich gefühlt, als Ihre Hilfe nicht angenommen wurde?

Ihre Aufgabe für die nächsten Wochen: Bieten Sie in Situationen, in denen Sie wenig Kontrolle haben, Unterstützung an, akzeptieren Sie aber gleichzeitig, dass Sie nicht immer die Ergebnisse beeinflussen können. Versuchen Sie dabei, nicht in ein Entweder-Oder zu verfallen, sondern mit Ihren Unterstützungsangeboten beständig zu sein.

Lernziel 3: Eigene Denkmuster wahrnehmen und Perspektive wechseln

Welche Lieblingshypothesen bemerken andere (z. B. Freundinnen und Freunde, Arbeitskolleginnen und Arbeitskollegen) bei Ihnen, wenn es um Eltern von Kindern und Jugendlichen mit einer psychischen Erkrankung geht? Fragen Sie sie! Und überlegen Sie mit ihnen gemeinsam, in welchen Situationen Sie Ihren eigenen Wahrnehmungsrahmen erweitern und offen für neue Perspektiven sein könnten.
Ihre Aufgabe für die nächsten Wochen: Versuchen Sie, die Welt konsequent aus anderen Blickwinkeln zu sehen, um mehr Empathie zu entwickeln. Gehen Sie gezielt ins Gespräch mit Menschen, deren Verhaltensweisen Sie nicht verstehen oder als anstrengend empfinden.

Tipps für ein gelingendes Familiengespräch

Lernziele: Betroffene, Angehörige und Fachkräfte bereiten sich gemeinsam darauf vor, wie sie Familiengespräche gestalten möchten. Dabei entsteht Transparenz über mögliche Aufgaben und Rollen.

Aufgabe: Gehen Sie die Tipps gemeinsam mit Jugendlichen und Eltern durch. Dabei lesen alle Beteiligten die Tipps für alle drei Parteien. Sammeln Sie Eindrücke: Wie wirkt es auf uns, das zu lesen? Welche Formulierungen würden wir gerne anpassen, streichen oder ergänzen? Bei welchen Gelegenheiten können oder sollen die Tipps an wen ausgehändigt werden? Übrigens: Die Tipps stammen von einer jungen Erwachsenen, die früher von Borderline-Symptomen akut betroffen war.

Für Betroffene

- Sei dir deiner Gefühle bewusst. Du bist Expertin, Experte für deine eigenen Erlebnisse. Es ist wichtig, dass du deine Emotionen erkennst und ausdrückst. Wenn es dir schwerfällt, die richtigen Worte zu finden, darfst du dir Unterstützung holen.
- Sprich offen mit deinen Eltern. Es ist wichtig, beide Seiten zu beleuchten. Du darfst ihnen in schwierigen Gesprächen sagen, wenn du dich nicht verstanden fühlst. Du kannst ihnen ruhig mitteilen: »Was du gerade gesagt hast, hat mich nicht validiert. Lass uns das noch mal durchsprechen.« So kannst du deine Bedürfnisse klar äußern und Missverständnisse aus dem Weg räumen. Du darfst Grenzen klar kommunizieren, wenn du gerade etwas nicht teilen möchtest. Du musst aber keine Grenzen ziehen, wo es nicht nötig ist, oder schwierige Familienthemen anbringen, wenn es für dich gerade keine gibt. Familiengespräche dürfen auch verbindend sein.
- Teile deine Gefühle, auch wenn es dir schwerfällt.

Für Eltern

- Nehmen Sie die Gefühle Ihrer Kinder ernst. Für sie ist entscheidend, dass ihre Emotionen wahrgenommen und anerkannt werden. Versuchen Sie lieber zu verstehen, statt sich auf Informationen zu verlassen, die Sie zum Beispiel über die Erkrankung gelesen haben. Die müssen nicht für Ihr Kind gelten.
- Seien Sie aktive Unterstützende. Stellen Sie Ihr Kind in den Mittelpunkt durch Fragen wie: »Fühlst du dich von mir verstanden?« Reflektieren Sie Ihr eigenes Verhalten und entschuldigen Sie sich, wenn Sie merken, dass Sie nicht validierend waren. Manchmal braucht es einen Vertrauensvorschuss und einen Schritt zurück, damit Ihr Kind wieder einen Schritt auf Sie zugehen kann.

Hilfreich kann z. B. sein zu fragen: »Gibt es etwas, das du gerade mit mir teilen möchtest?«, statt: »Erzähl mir, wie (die Therapie/die Schule/der Tag) war.« Wenn etwas schlimm ist, versuchen Sie nicht zu trösten, sondern das Gehörte mitauszuhalten.
- Reflektieren Sie Ihr eigenes Verhalten. Hinterfragen Sie regelmäßig, ob Sie auf Augenhöhe mit Ihrem Kind oder ihren Kindern kommunizieren. Fragen Sie sie um Rat: Ihre Kinder arbeiten in der Therapie intensiv daran, ihre eigenen Gefühle zu validieren, und können Ihnen helfen, es auch zu lernen.

Für Fachkräfte

- Seien Sie transparent über die Ziele und Inhalte von Familiengesprächen. Machen Sie sich bewusst, wer darin welche Rolle einnimmt: Betroffene, Eltern und Sie selbst als Fachleute. Besprechen Sie diese Rollen gemeinsam mit Betroffenen und Angehörigen, etwa: Wer von Ihnen hat Erfahrungsexpertise? Wer hat Expertise im Miterleben einer Krise oder Erkrankung? Wer bringt Fachwissen dort ein, wo es hilfreich ist? Wer bereitet Gespräche vor, wer moderiert sie und stellt sicher, dass Ergebnisse im nächsten Gespräch wieder aufgegriffen werden, weil sich die Perspektiven mit Abstand oft weiterentwickeln?
- Sprechen Sie vor dem Familiengespräch mit den Jugendlichen darüber, dass und weshalb Sie die Gefühle und das Erleben ihrer Eltern validieren werden und dass es nicht bedeutet, dass Sie nicht mehr auf der Seite der Jugendlichen stehen.
- Beziehen Sie das Erfahrungswissen von Betroffenen gezielt in (Familien-) Gespräche ein. Überdenken Sie mit Hilfe von Betroffenen immer wieder Ihre Kommunikation und holen Sie sich Feedback darüber ein, wie Ihre Sprache auf Nicht-Fachkräfte wirkt.

Ein passendes Maß an Partizipation entwickeln

Lernziele: Die Teilnehmenden entwickeln ein differenziertes Verständnis von Partizipation. Sie erkennen notwendige Vorstufen, Voraussetzungen und Abstufungen und übertragen die Erkenntnisse auf ihr Arbeitsfeld. Sie können diese Übungen im Team anwenden. Idealerweise nehmen daran Fachkräfte mit unterschiedlichen Funktionen und aus unterschiedlichen Hierarchie-Ebenen teil.

Schritt 1: In andere Perspektiven eintauchen

Lesen Sie den Text »Ich hätte mir so eine Art Veto-Recht gewünscht« zu dritt oder in drei Kleingruppen. Dabei nimmt jeder Teilnehmer bzw. jede Kleingruppe eine der drei Perspektiven ein: Jugendliche, Eltern, Fachkräfte.

Notieren Sie jeweils:

TABELLE 5: Andere Perspektiven einnehmen

	Welche Gefühle löst der Text bei mir aus, wenn ich die jeweilige Perspektive einnehme?	Wo wird in dem Beispiel Partizipation bereits umgesetzt?	Wird in dem Beispiel Scheinpartizipation eingesetzt? Wo fehlt Partizipation?
Jugendliche			
Eltern			
Fachkräfte			

Tragen Sie die Ergebnisse z. B. auf einem Flipchart in einer gemeinsamen Tabelle zusammen.

Schritt 2: Spannungen benennen

Notieren Sie – weiterhin einzeln oder in Ihrer Kleingruppe – für Ihre jeweilige Perspektive 1–3 zentrale Spannungsfelder oder Konflikte, z. B.:

- Transparenz vs. Überforderung (durch zu viel Information)
- Altersgerechte Partizipation vs. Risiko
- Erweiterung der Fachkräfte-Perspektive vs. Überforderung der Fachkräfte

TABELLE 6: Spannungen benennen

Perspektive	Spannungsfeld 1	Spannungsfeld 2	Spannungsfeld 3
Jugendliche	vs.	vs.	vs.
Eltern	vs.	vs.	vs.
Fachkräfte	vs.	vs.	vs.

Tragen Sie auch diese Ergebnisse in einer gemeinsamen Tabelle zusammen.

Schritt 3: Lösungsideen entwickeln

Diskutieren Sie im Plenum:

- Was könnte in Ihrer Einrichtung helfen, solche Spannungsfelder transparent zu machen oder aufzulösen?

- Wie könnte ein Veto-Prinzip helfen? Welche Regeln wären wichtig?
- Wie könnte der Weg von Patient*innen und Angehörigen in die Organisation hinein und aus der Organisation heraus so gestaltet werden, dass sie die größtmögliche Stufe von Partizipation erreichen?
- Wie kann die Situation so gestaltet werden, dass sowohl die Behandlung als auch ihre Auswirkungen für die Beteiligten handhabbar und gestaltbar bleiben??

Schritt 4: Ergebnisse sichern

Notieren Sie die Lösungsideen, die am sinnvollsten erscheinen:

- Maßnahme/Idee
- Ziel/Wirkung
- Wer ist beteiligt?

Schritt 5: Reflexion und Transfer

Kommen Sie wieder ins Plenum zurück. Ordnen Sie alle entstandenen Lösungsideen einer passenden Stufe der Partizipationspyramide zu.

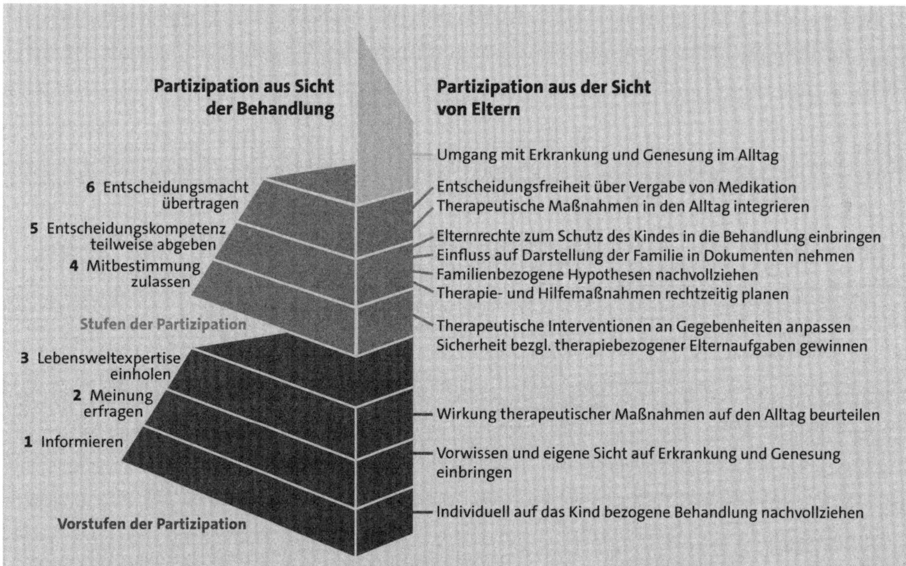
Partizipation aus Sicht der Behandlung
Partizipation aus der Sicht von Eltern
6 Entscheidungsmacht übertragen
5 Entscheidungskompetenz teilweise abgeben
4 Mitbestimmung zulassen
Stufen der Partizipation
3 Lebensweltexpertise einholen
2 Meinung erfragen
1 Informieren
Vorstufen der Partizipation
Umgang mit Erkrankung und Genesung im Alltag
Entscheidungsfreiheit über Vergabe von Medikation
Therapeutische Maßnahmen in den Alltag integrieren
Elternrechte zum Schutz des Kindes in die Behandlung einbringen
Einfluss auf Darstellung der Familie in Dokumenten nehmen
Familienbezogene Hypothesen nachvollziehen
Therapie- und Hilfemaßnahmen rechtzeitig planen
Therapeutische Interventionen an Gegebenheiten anpassen
Sicherheit bezgl. therapiebezogener Elternaufgaben gewinnen
Wirkung therapeutischer Maßnahmen auf den Alltag beurteilen
Vorwissen und eigene Sicht auf Erkrankung und Genesung einbringen
Individuell auf das Kind bezogene Behandlung nachvollziehen

ABBILDUNG 17: Partizipationspyramide am Beispiel von Eltern und Behandlung
Alle Rechte vorbehalten, in Anlehnung an Straßburger & Rieger, 2019

Diskutieren Sie:

- Welche Vorstufen oder Stufen von Partizipation erscheinen realistisch und tragfähig für Ihre Einrichtung?
- Welche Spannungen oder Konflikte bleiben ungelöst und was bedeutet das für unsere Kommunikation mit Angehörigen?
- Welche Ideen lassen sich kurzfristig umsetzen, welche benötigen langfristige Planung?
- Machen Sie eine Abschlussrunde: Was kann jede*r Einzelne in ihrer oder seiner Rolle zu dem gewünschten Maß an Partizipation beitragen?

Praxis reflektieren mit der Partizipationspyramide

Lernziele: Die Teilnehmenden ordnen ihre eigene Praxis anhand von Fallbeispielen auf der Partizipationspyramide ein. Sie reflektieren bestehende Stärken, Lücken und entwickeln Strategien für eine angemessene Einbindung von Kindern und Eltern.

Aufgabe 1: Analysieren Sie die folgenden Fallbeispiele. Überlegen Sie anhand der Grafik, um welche Vorstufe oder Stufe von Partizipation es hier aus Elternsicht geht. Übrigens: Alle Beispiele stammen von Fachkräften und Eltern, die für dieses Buch interviewt wurden.

Beispiel 1: *Ein Kind setzt sich intensiv mit seiner sexuellen Identität auseinander. Die Eltern wundern sich, dass dieses Thema in der Therapie bislang nicht angesprochen wurde.*
Beispiel 2: *Fachkräfte bemerken während eines Gesprächs, dass die Mutter eines Kindes vernarbte Arme hat, die auf Selbstverletzungen hindeuten. Sie scheint sich darüber bewusst zu sein, dass die Narben deutlich sichtbar sind. Die Fachkräfte überlegen nun, wie diese Beobachtung in die Behandlung des Kindes und die Zusammenarbeit mit der Familie einbezogen werden kann.*
Beispiel 3: *Auf die Frage nach ihren Wünschen und Zielen antwortet ein Mädchen mit Anorexia nervosa zunächst, dass es am liebsten zu Hause bei seiner Mutter sein möchte. Fachkräfte interpretieren dies als Hinweis auf eine sehr enge familiäre Bindung. Familiengespräche werden daraufhin mit der Patientin so vorbereitet, dass gezielt mögliche Konfliktthemen angesprochen werden. Vor dem dritten Familiengespräch sagt das Mädchen den Eltern etwas genervt, dass es in der Klinik nicht mehr nach Themen suchen möchte, »über die man sich streiten kann«. Die Eltern sind irritiert, da die bisherigen Familiengespräche für sie nicht fruchtbar und die Konflikte konstruiert erschienen.*

Beispiel 4: *Eine 17-Jährige betreibt ein sehr kalorienzehrendes Sportprogramm, das ihr gesundheitlich stark schadet. Die Fachkraft möchte die Eltern über diese riskante Aktivität informieren, steht aber in einem großen Konflikt, da die Jugendliche das nicht möchte.*

Beispiel 5: *Ein Kind erhält im Refeeding ein Phosphat-Ergänzungsmittel. Beim Wechsel in eine andere Klinik wird dieses Medikament nicht weitergegeben, obwohl sich am körperlichen Zustand des Kindes noch nichts verändert hat. Die Eltern hätten sich gewünscht, dass das Medikament ohne Unterbrechung bereitgestellt wird, und dass sie über das Absetzen vorab informiert werden.*

Aufgabe 2: Überlegen und notieren Sie anhand der Grafik, bei welchen Vorstufen und Stufen von Partizipation Ihre eigene Organisation bereits gut aufgestellt ist und wo noch Handlungsbedarf besteht.

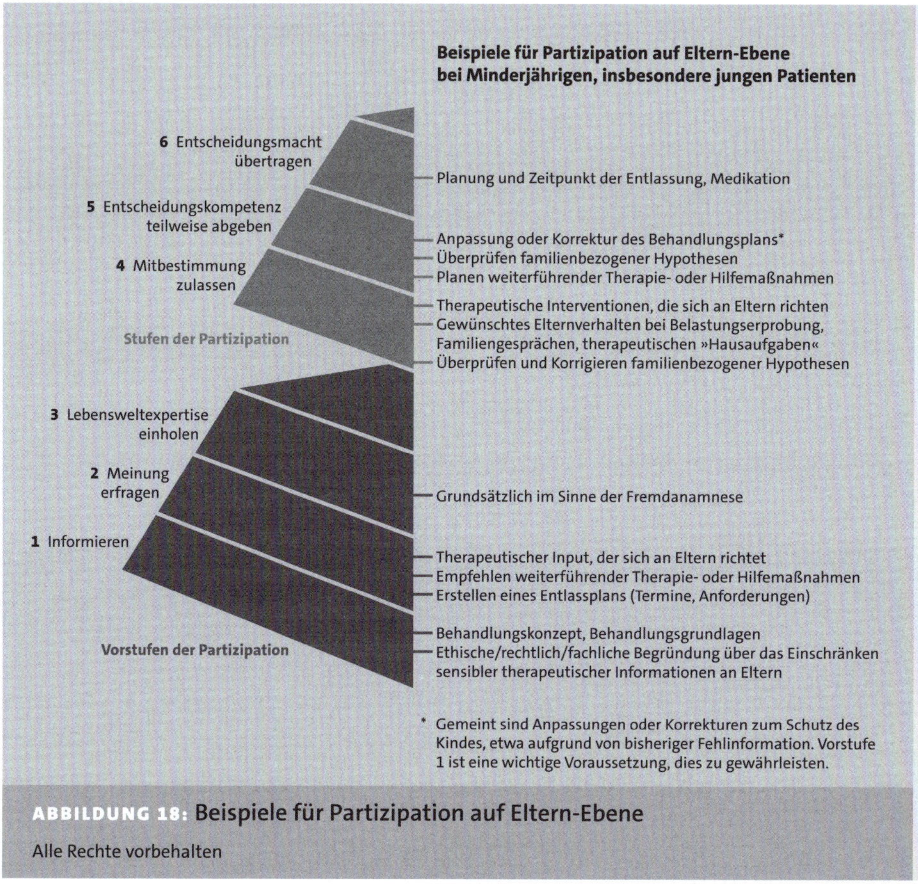

ABBILDUNG 18: Beispiele für Partizipation auf Eltern-Ebene

11 Literaturverzeichnis

ACKERMANN, TIMO (2021): Entscheidungen abwägen, reflektieren und treffen. In: Gedik, Kira; Wolf, Ackermann (Hrsg.): Kinderschutz in der Demokratie – Eckpfeiler guter Fachpraxis. Ein Handbuch. Verlag Barbara Budrich, S. 477.

ALTENDORFER-KLING, ULRIKE; KLIEMANN, ANDRES; FEGERT, JÖRG (2024): Fachtermini aus Medizin und Psychologie als Plädierformeln im Recht – PAS und andere Mythen ohne Evidenzbasierung. In: forum familienrecht der Arbeitsgemeinschaft Familienrecht im Deutschen Anwaltsverein, 3(28), S. 98 – 107.

BANDURA, ALBERT (1965): Influence of models' reinforcement contingencies on the acquisition of imitative responses. In: Journal of Personality and Social Psychology, 1(6), S. 589 – 595.

BEYER, BERIT (2024): Professionelle Nahbarkeit. In: Soziale Arbeit, 2(73), S. 64 – 69.

BIESEL, KAY; WOLFF, REINHART (2014): Aus Kinderschutzfehlern lernen. Eine dialogisch-systemische Rekonstruktion des Falles Lea-Sophie. Transkript Verlag.

BOCK, THOMAS (2012): Eigensinn und Psychose. Noncompliance als Chance. Paranus Verlag.

BREMISCHE BÜRGERSCHAFT (2007): Bericht des Untersuchungsausschusses zur Aufklärung von mutmaßlichen Vernachlässigungen der Amtsvormundschaft und Kindeswohlsicherung durch das Amt für Soziale Dienste. Unter: https://www.bremische-buergerschaft.de/uploads/media/BerichtUAKindeswohl_5cc.pdf, abgerufen am 25.01.2026

BUCHWALD, PETRA; HOBFOLL, STEVAN E. (2004a): Die Theorie der Ressourcenerhaltung und das multiaxiale Copingmodell–eine innovative Stresstheorie. In: Buchwald, Petra; Hobfoll, Stevan E.; Schwarzer, Christiane (Hrsg.): Stress gemeinsam bewältigen. Ressourcenmanagement und multiaxiales Coping. Hogrefe Verlag, S. 11 – 26.

CAREY, BENEDICT (2011): Expert on Mental Illness reveals Her Own Fight. In: The New York Times. Unter: https://www.nytimes.com/2011/06/23/health/23lives.html?pagewanted=1&_r=1&hp, abgerufen am 15.08.2025.

CINKL, STEPHAN; MARTHALER, THOMAS (2009): Expertise/Machbarkeitsstudie für eine unabhängige Kommission zur Untersuchung von gravierenden Kinderschutzfällen. Hrsg.: Brandenburger Ministerium für Bildung, Jugend und Sport. Potsdam. Unter http://stephan-cinkl.de/wp-content/uploads/2011/12/Endfassung-Expertise-20-11-09.pdf, abgerufen am 10.02.2026

DBSH – Deutscher Berufsverband für Soziale Arbeit (2024): *Berufsethik des DBSH*. Ethik und Werte in der Sozialen Arbeit. Unter: https://www.dbsh.de/profession/berufsethik.html, abgerufen am 12.01.2026.

Ernst, Gundula; Franke, Alexa; Franzkowiak, Peter (2022): Stress und Stressbewältigung. In: Bundeszentrale für gesundheitliche Aufklärung (Hrsg.): Leitbegriffe der Gesundheitsförderung und Prävention. Glossar zu Konzepten, Strategien und Methoden. Unter: https://leitbegriffe.bioeg.de/systematisches-verzeichnis/allgemeine-grundbegriffe/stress-und-stressbewaeltigung, abgerufen am 25.01.2026.

Faltermaier, Toni (2023): Salutogenese. In: Bundeszentrale für gesundheitliche Aufklärung (Hrsg.): Leitbegriffe der Gesundheitsförderung und Prävention. Glossar zu Konzepten, Strategien und Methoden. Unter: https://leitbegriffe.bioeg.de/alphabetisches-verzeichnis/salutogenese/, abgerufen am 25.01.2026.

Fegert, Jörg M.; Schnoor, Kathleen; Kleidt, Stefanie; Kindler, Heinz; Ziegenhain, Ute (2008): Lernen aus problematischen Kinderschutzverläufen. Machbarkeitsexpertise zur Verbesserung des Kinderschutzes durch systematische Fehleranalyse. Berlin (Bundesministerium für Familie, Senioren, Frauen und Jugend in Zusammenarbeit, Nationales Zentrum für frühe Hilfe).

Figley, Charles R. (1995): Compassion Fatigue: Coping with Secondary Traumatic Stress Disorder in Those who Treat the Traumatized. Brunner-Routledge.

Freud, Sigmund (1914): Weitere Ratschläge zur Technik der Psychoanalyse. S. Fischer Verlag.

Gostoli, Sara; D'Oronzo, Angelica; Malaguti, Carlotta; Guolo, Francesco; Balducci, Cristian; Subach, Regina; Lodi, Vittorio; Petio, Carmine; Rafanelli, Chiara (2023): Psychopathological Burden among Healthcare Workers during the COVID-19 Pandemic Compared to the Pre-Pandemic Period. In: Int J Environ Res Public Health, 20(24), 7153.

Hammer, Wolfgang (2020): Familienrecht in Deutschland. Eine Bestandsaufnahme. Unter: www.familienrecht-in-deutschland.de, abgerufen am 25.03.2024.

Herpertz-Dahlmann, Beate (2025): Ich habe mich nie hilfloser gefühlt als in dieser Zeit – Ursachen und Folgen der Parentektomie im Rahmen der stationären Behandlung der kindlichen und jugendlichen Anorexia nervosa in Deutschland. In: Zeitschrift für Kinder- und Jugendpsychiatrie und Psychotherapie (53), S. 61 – 63.

Herpertz-Dahlmann, Beate; Zielinski-Gussen, Ingar (2025): Die Bürde der Elternrolle bei Patientinnen und Patienten mit Anorexia nervosa. In: Zeitschrift für Kinder- und Jugendpsychiatrie und Psychotherapie (53), S. 89 – 99.

Hobfoll, Steven E. (1998): Stress, culture, and community. Plenum Press.

Jonas, Klaus; Stroebe, Wolfgang; Hewstone, Miles (2014): *Sozialpsychologie.* VS Springer.

Kappauf, Zola (2024): So viele Kindeswohlgefährdungen wie nie. In: Das Portal der Kinder- und Jugendhilfe. Unter: https://jugendhilfeportal.de/artikel/so-viele-kindeswohlgefaehrdungen-wie-nie, abgerufen am 04.01.2026.

Keltner, Dacher (2016): *The Power Paradox: How We Gain and Lose Influence.* Penguin Press.

Keltner, Dacher; Gruenfeld, Deborah H.; Andersen, Cameron (2003): Power, approach, and inhibition. In: *Psychological Review*, 110, S. 265 – 284.

Kipnis, David (1972): Does power corrupt? In: *Journal of Personality and Social Psychology*, 24, S. 33 – 41.

Meyer, Nikolaus; Alsago, Elke (2023): Prekäre Professionalität. Verlag Barbara Budrich.

Meyer, Nikolaus; Alsago, Elke (2025): Zwischen Professionalität, strukturellen Defiziten und neuer Kälte: Verletzendes Verhalten und Gewalt in der Sozialen Arbeit. In: Nachrichtendienst des Deutschen Vereins für öffentliche und private Fürsorge, 7, S. 310 – 316.

Minuchin, Salvador; Rosman, Bernice; Baker, Lester (1995): Psychosomatische Krankheiten in der Familie. Klett-Cotta.

Misamer, Melanie; Hennecken, Lena (2025): Der machtsensible Umgang mit Adressierten und seine Auswirkungen auf Adressierte und Sozialarbeiter*innen: Eine qualitative Studie. In: Blätter der Wohlfahrtspflege, 2, S. 69 – 71.

Misamer, Melanie (2019): Macht und Machtmittel in der Schule: Eine empirische Untersuchung. Jacobs.

Misamer, Melanie (2023a): *Machtsensibilität.* Ein Handlungskonzept für pädagogische bzw. sozialarbeiterische Interaktionen. In: Socialnet. Unter: https://www.socialnet.de/materialien/29731.php, abgerufen am 04.01.2026.

Misamer, Melanie (2023b): *Machtsensibilität in der Sozialen Arbeit: Grundwissen für ein reflektiertes Handeln.* Kohlhammer.

Misamer, Melanie (2023c): *Das multidisziplinäre dimensionale Machtkonzept.* Basis des Handlungskonzepts Machtsensibilität. *In:* Socialnet. Unter: https://www.socialnet.de/materialien/29969.php, abgerufen am 04.01.2026.

Misamer, Melanie (2024a): Machtsensibilität messen: ein Screening zur Selbsteinschätzung. FORUM sozial, 1, S. 50 – 54.

Misamer, Melanie (2024b): Machtsensibilität. In: Socialnet. Unter: https://www.socialnet.de/lexikon/30146, abgerufen am 04.01.2026.

Misamer, Melanie (erscheint 2026): Diskrepanzen machtbezogener kognitiver Schemata auf interaktionaler und relationaler Ebene: Zur unterschiedlich erlebten Machtanwendung bei Lehrkräften. Politische Psychologie.

Mitchell, Terence; Hopper, Heidi; Daniels, Denise; Falvey, Jane; Ferris, Gerald (1998): Power, accountability, and inappropriate actions. Applied Psychology: An International Review, 47(4), 497 – 517.

Reich, Günter (2020): Paar- und Familientherapie in der Psychosomatik. In: Egle, Ulrich, Heim, Christine, Strauß, Bernhard, von Känel, Roland (Hrsg): Psychosomatik – neurobiologisch fundiert und evidenzbasiert. Ein Lehr- und Handbuch. Stuttgart: Kohlhammer.

Rieger, Judith (2025): Partizipation. In: Socialnet Lexikon, unter https://www.socialnet.de/lexikon/Partizipation, abgerufen am 30.01.2026.

Rosenthal, Robert; Jacobson, Leonore (1968): Pygmalion in the classroom. Irvington Publishers.

Ross, Lee; Lepper, Mark; Hubbard, Michael (1975): Perseverance in self-perception and social perception. In: *Journal of Personality and Socialpsychology*, 32(5), S. 880 – 892.

Russell, Bertrand (1947): *Macht. Eine sozialkritische Studie.* Europa Verlag.

Scholl, Wolfgang (2007): Einfluss nehmen und Einsicht gewinnen – gegen die Verführung der Macht. In: Wirtschaftspsychologie aktuell,14(3), S. 15 – 22.

Scholl, Wolfgang (2012): Machtausübung oder Einflussnahme: Die zwei Gesichter der Machtnutzung. In: Knoblach, Bianka; Oltmanns, Torsten; Hajnal, Ivo; Fink, Dietmar (Hrsg.): Macht in Unternehmen – Der vergessene Faktor. Gabler, S. 203 – 221.

Schweitzer, Jochen; Nicolai, Elisabeth (2010): SYMPAthische Psychiatrie: Handbuch systemisch-familienorientierter Arbeit. Vandenhoeck & Ruprecht.

Sommer, Rebekka (2024): Durchaus gefährlich. In: Deutscher Berufsverband für Soziale Arbeit: FORUM sozial, 2/2024, S. 11.

Statistisches Bundesamt (2025): Mikrozensus 2024, Tabelle 12211-06, unter: https://www.destatis.de/DE/Themen/Arbeit/Arbeitsmarkt/Erwerbstaetigkeit/_inhalt.html#cthovub52, abgerufen am 12.01.2026.

Strassburger, Gaby; Rieger, Judith (Hrsg.) (2019): Partizipation kompakt – Für Studium, Lehre und Praxis sozialer Berufe. Beltz.

Treasure, Janet (2007): Skills-based Learning for Caring for a Loved One with an Eating Disorder. Routledge.

Zimmermann, Janin; Fichtner, Jörg; Walper, Sabine; Lux, Ulrike; Kindler, Heinz (2023): Verdorbener Wein in neuen wissenschaftlichen Schläuchen. Warum wir allzu vereinfachte Vorstellungen hinter uns lassen müssen. In: Kindschaftsrecht und Jugendhilfe, 2/2023, S. 43 – 48 und 3/2023, S. 83 – 89.

12 Glossar

Ein ausführliches Glossar mit Begriffsdefinitionen und Hintergrundinformationen finden Sie im Downloadmaterial dieses Buches unter: https://psychiatrie-verlag.de/product/miteinander-im-system/